骨科基础与临床救治

季庆辉 苏 驰 刘相成 主编

中国纺织出版社有限公司

图书在版编目（CIP）数据

骨科基础与临床救治 / 季庆辉，苏驰，刘相成主编
. -- 北京 : 中国纺织出版社有限公司，2024.4
ISBN 978-7-5229-1747-4

Ⅰ. ①骨… Ⅱ. ①季… ②苏… ③刘… Ⅲ. ①骨疾病
—诊疗 Ⅳ. ①R68

中国国家版本馆CIP数据核字（2024）第085978号

责任编辑：傅保娣　　　责任校对：王蕙莹　　　责任印制：王艳丽

中国纺织出版社有限公司出版发行
地址：北京市朝阳区百子湾东里A407号楼　邮政编码：100124
销售电话：010—67004422　传真：010—87155801
http://www.c-textilep.com
中国纺织出版社天猫旗舰店
官方微博 http://weibo.com/2119887771
三河市宏盛印务有限公司印刷　各地新华书店经销
2024年4月第1版第1次印刷
开本：787×1092　1/16　印张：11.75
字数：226千字　定价：88.00元

编 委 会

前　言

随着科技的发展，骨科医学与其他学科一样迅猛发展，尤其骨科学继承了中国传统医学之精髓，并吸收了西方医学的新观点、新技术和新方法。我国骨科学界走中西医结合之路，勇于探索，敢于实践，在骨与关节病学的许多方面均取得了创新性进展。

《骨科基础与临床救治》充实了骨科基础内容，如骨的构造和生理学、治疗方法等；详细介绍了创伤骨科及骨与关节常见病的病因、临床表现、诊断技术、治疗技术等。本书内容具体、翔实，贴近临床，突出了骨科的整体治疗，有利于临床骨科医生参考。

全书在编写过程中，参考、借鉴了相关文献资料，谨此向所有有关的编者和出版者表示真诚的感谢。由于本书编写时间有限，难免有疏漏和不足之处，欢迎各位同仁及广大读者提出宝贵意见。

编　者
2023 年 12 月

目 录

第一章

骨的构造和生理学

骨是骨骼系统的主要器官，由骨组织、骨髓和骨膜构成。骨骼构成了人体的支架，并赋予人体基本形态，起着保护、支持和运动的作用。在运动中，骨起着杠杆作用，关节是运动的枢纽，骨骼肌则是运动的动力器官。骨骼作为钙、磷、镁等无机矿物质的贮存库和缓冲库，在骨代谢调节激素的作用下，维持矿物质的内环境稳定。骨髓是主要的造血系统和机体免疫系统的组成部分，也是成骨性谱系细胞和破骨性谱系细胞的来源。在活体，骨能不断地进行新陈代谢，并有修复和改建的能力。

第一节　骨组织细胞的功能

骨组织是一种特殊的结缔组织，是骨的结构主体，由数种细胞和大量钙化的细胞间质组成，钙化的细胞间质称为骨基质。骨组织的特点是细胞间质有大量骨盐沉积，即细胞间质矿化，使骨组织成为人体最坚硬的组织之一。

在活跃生长的骨中，有骨祖细胞、成骨细胞、骨细胞和破骨细胞4种类型的细胞。其中骨细胞最多，位于骨组织内部，其余3种细胞均分布在骨质边缘。

一、骨祖细胞

骨祖细胞又称骨原细胞，是骨组织的干细胞，位于骨膜内。胞体小，呈不规则梭形，突起很细小。细胞核为椭圆形或细长形，染色质颗粒细而分散，故核染色浅。胞质少，呈嗜酸性或弱嗜碱性，含细胞器很少，仅有少量核糖体和线粒体。骨祖细胞着色浅淡，不易鉴别。骨祖细胞具有多种分化潜能，可分化为成骨细胞、破骨细胞、成软骨细胞或成纤维细胞，分化取向取决于所处部位和所受刺激的性质。骨祖细胞存在于骨外膜及骨内膜贴近骨质处，当骨组织生长或重建时，它能分裂分化成为骨细胞。骨祖细胞有两种类型：决定性骨祖细胞（DOPC）和诱导性骨祖细胞（IOPC）。DOPC位于或靠近骨的游离面上，如骨内膜和骨外膜内层、生长骨骺板的钙化软骨小梁上和骨髓基质内。在骨的生长期和骨内部改建或骨折修复以及其他形式损伤修复时，DOPC很活跃，细胞分裂并分化为成骨细胞，具有蛋白质分泌细胞特征的细胞逐渐增多。IOPC存在于骨骼系统以外，几乎普遍存在于结缔组织中。IOPC不能自发地形成骨组织，但经适宜刺激，如在骨形态发生蛋白（BMP）或泌尿道移行上皮细胞诱导物的作用下，可形成骨组织。

二、成骨细胞

成骨细胞又称骨母细胞，是指能促进骨形成的细胞，主要来源于骨祖细胞。成骨细胞不但能分泌大量的骨胶原和其他骨基质，还能分泌一些重要的细胞因子和酶类，如基质金属蛋白酶、碱性磷酸酶、骨钙素、护骨素等，从而启动骨的形成过程，同时也通过这些因子将破骨细胞耦联起来，控制破骨细胞的生成、成熟及活化。常见于生长期的骨组织中，大多聚集在新形成的骨质表面。

（一）成骨细胞的形态与结构

骨形成期间，成骨细胞被覆骨组织表面，当成骨细胞生成基质时是活跃的。活跃的成骨细胞胞体呈圆形、锥形、立方形或矮柱状，通常单层排列。细胞侧面和底部出现突起，与相邻的成骨细胞及邻近的骨细胞以突起相连，连接处有缝隙连接。胞质强嗜碱性，与粗面内质网的核糖体有关。在粗面内质网上，镶嵌着圆形或细长形的线粒体，成骨细胞的线粒体具有清除胞质内钙离子的作用，同时也是能量的加工厂。某些线粒体含有一些小的矿化颗粒，沉积并附着在嵴外面，微探针分析表明这些颗粒有较高的钙、磷和镁的踪迹。骨的细胞常有大量的线粒体颗粒，可能是激素作用于细胞膜的结果。例如，甲状旁腺激素能引起进入细胞的钙增加，并随之有线粒体颗粒数目的增加。成骨细胞核大而圆，位于远离骨表面的细胞一端，核仁清晰。在核仁附近有一浅染区，高尔基复合体位于此区内。成骨细胞胞质呈碱性磷酸酶强阳性，可见许多 PAS 阳性颗粒，一般认为它是骨基质的蛋白多糖前身。当新骨形成停止时，这些颗粒消失，胞质碱性磷酸酶反应减弱，成骨细胞转变为扁平状，被覆于骨组织表面，其超微结构类似成纤维细胞。

（二）成骨细胞的功能

在骨形成非常活跃处，如骨折、骨痂及肿瘤或感染引起的新骨中，成骨细胞可形成复层，堆积在骨组织表面。成骨细胞有活跃的分泌功能，能合成和分泌骨基质中的多种有机成分，包括Ⅰ型胶原蛋白、蛋白多糖、骨钙蛋白、骨粘连蛋白、骨桥蛋白、骨唾液酸蛋白等。因此认为其在细胞内合成过程与成纤维细胞或软骨细胞相似。成骨细胞还分泌胰岛素样生长因子Ⅰ、胰岛素样生长因子Ⅱ、成纤维细胞生长因子、白细胞介素 -1 和前列腺素等，它们对骨生长均有重要作用。此外，还分泌破骨细胞刺激因子、前胶原酶和胞质素原激活剂，它们有促进骨吸收的作用。

因此，成骨细胞的主要功能概括起来有：①产生胶原纤维和无定形基质，即形成类骨质；②分泌骨钙蛋白、骨粘连蛋白和骨唾液酸蛋白等非胶原蛋白，促进骨组织的矿化；③分泌一些细胞因子，调节骨组织形成和吸收。成骨细胞不断产生新的细胞间质，并经过钙化形成骨质，成骨细胞逐渐被包埋在其中。此时，细胞内的合成活动停止，胞质减少，胞体变形，即成为骨细胞。总之，成骨细胞是参与骨生成、生长、吸收及代谢的关键细胞。

1. 成骨细胞分泌的酶类

（1）碱性磷酸酶（ALP）：成熟的成骨细胞能产生大量的 ALP。由成骨细胞产生的 ALP 称为骨特异性碱性磷酸酶（BALP），它以焦磷酸盐为底物，催化无机磷酸盐的水解，从而降低焦磷酸盐浓度，有利于骨的矿化。在血清中可以检测到 4 种不同的 ALP 同分异构体，这些异构体都能作为代谢性骨病的诊断标志，但各种异构体是否与不同类型的骨质疏松症

（绝经后骨质疏松症、老年性骨质疏松症，以及半乳糖血症、乳糜泻、肾性骨营养不良等引起的继发性骨质疏松症）相关，尚有待于进一步研究。

（2）组织型谷氨酰胺转移酶（tTG）：谷氨酰胺转移酶是在组织和体液中广泛存在的一组多功能酶类，具有钙离子依赖性。虽然其并非由成骨细胞专一产生，但在骨的矿化中有非常重要的作用。成骨细胞主要分泌组织型谷氨酰胺转移酶，处于不同阶段或不同类型的成骨细胞，其胞质内的谷氨酰胺转移酶含量是不一样的。tTG 能促进细胞的黏附、细胞播散、细胞外基质的修饰，同时也在细胞凋亡、损伤修复、骨矿化进程中起着重要作用。成骨细胞分泌的 tTG，以许多细胞外基质为底物，促进各种基质的交联，其最主要的底物为纤连蛋白和骨桥素。tTG 的活化依赖钙离子，即在细胞外钙离子浓度升高的情况下，才能催化纤连蛋白与骨桥素的自身交联。由于钙离子和细胞外基质（ECM）成分是参与骨矿化最主要的物质，在继发性骨质疏松症和乳糜泻患者的血液中，也可检测到以 tTG 为自身抗原的自身抗体，因而 tTG 在骨的矿化中肯定发挥着极其重要的作用。

（3）基质金属蛋白酶（MMP）：MMP 是一类锌离子依赖性的蛋白水解酶类，主要功能是降解细胞外基质，同时也参与成骨细胞功能与分化的信号转导。

2. 成骨细胞分泌的细胞外基质

成熟的成骨细胞分泌大量的细胞外基质，也称为类骨质，包括各种胶原和非胶原蛋白。

（1）骨胶原：成骨细胞分泌的细胞外基质中大部分为胶原，其中主要为 I 型胶原，占 ECM 的 90% 以上。约 10% 为少量 III 型、V 型和 X 型胶原蛋白及多种非胶原蛋白。I 型胶原蛋白主要构成矿物质沉积和结晶的支架，羟磷灰石在支架的网状结构中沉积。III 型胶原和 V 型胶原能调控胶原纤维丝的直径，使胶原纤维丝不致过分粗大，而 X 型胶原纤维主要是作为 I 型胶原的结构模型。

（2）非胶原蛋白：成骨细胞分泌的各种非胶原成分，如骨桥素、骨涎蛋白、纤连蛋白和骨钙素等，在骨的矿化、骨细胞的分化中起重要的作用。

3. 成骨细胞的凋亡

成骨细胞经历增殖、分化、成熟、矿化等各个阶段后，被矿化骨基质包围或附着于骨基质表面，逐步趋向凋亡或变为骨细胞、骨衬细胞。成骨细胞的这一凋亡过程是维持骨的生理平衡所必需的。和其他细胞凋亡途径一样，成骨细胞的凋亡途径也包括线粒体激活的凋亡途径和死亡受体激活的凋亡途径，最终导致成骨细胞核的碎裂、DNA 的有控降解、细胞皱缩、膜的气泡样变等。成骨细胞上存在肿瘤坏死因子受体，且在成骨细胞的功能发挥中起着重要作用，因此推测成骨细胞主要可能通过死亡受体激活的凋亡途径而凋亡。细胞因子、细胞外基质和各种激素能诱导或阻止成骨细胞的凋亡。骨形态生成蛋白被确定为四肢骨指间细胞凋亡的关键作用分子。此外，甲状旁腺激素、糖皮质激素、性激素等对成骨细胞的凋亡均有调节作用。

三、骨细胞

骨细胞是骨组织中的主要细胞，埋于骨基质内，细胞体所在的腔隙称为骨陷窝，每个骨陷窝内仅有一个骨细胞胞体。骨细胞的胞体呈扁卵圆形，有许多细长的突起，这些细长的突起伸进骨陷窝周围的小管内，此小管即骨小管。

1. 骨细胞的形态

骨细胞的结构和功能与其成熟度有关。刚转变的骨细胞位于类骨质中，它们的形态、结构与成骨细胞非常近似。胞体为扁椭圆形，位于比胞体大许多的圆形骨陷窝内。突起多而细，通常各自位于一个骨小管中，有的突起还有少许分支。核呈卵圆形，位于胞体的一端，核内有一个核仁，染色质贴附核膜分布。HE 染色时胞质嗜碱性，近核处有一浅染区。胞质呈碱性磷酸酶阳性，还有 PAS 阳性颗粒，一般认为这些颗粒是有机基质的前身物。较成熟的骨细胞位于矿化的骨质浅部，其胞体也呈双凸扁椭圆形，但体积小于年幼的骨细胞。核较大，呈椭圆形，居胞体中央，在 HE 染色时着色较深，仍可见核仁。胞质相对较少，HE 染色呈弱嗜碱性，甲苯胺蓝着色很浅。

电镜下其粗面内质网较少，高尔基复合体较小，少量线粒体分散存在，游离核糖体也较少。

成熟的骨细胞位于骨质深部，胞体比原来的成骨细胞缩小约 70%，核质比例增大，胞质易被甲苯胺蓝染色。电镜下可见一定量的粗面内质网和高尔基复合体，线粒体较多，此外还可见溶酶体。线粒体中常有电子致密颗粒，与破骨细胞的线粒体颗粒相似，现已证实，这些颗粒是细胞内的无机物，主要是磷酸钙。成熟骨细胞最大的变化是形成较长的突起，其直径 $85 \sim 100$ nm，为骨小管直径的 $1/4 \sim 1/2$。相邻骨细胞的突起端对端地相互连接，或以其末端侧对侧地相互贴附，其间有缝隙连接。成熟的骨细胞位于骨陷窝和骨小管的网状通道内。骨细胞最大的特征是细胞突起在骨小管内伸展，与相邻的骨细胞连接，深部的骨细胞由此与邻近骨表面的骨细胞突起和骨小管相互连接和通连，构成庞大的网样结构。骨陷窝—骨小管—骨陷窝组成细胞外物质运输通道，是骨组织通向外界的唯一途径，深埋于骨基质内的骨细胞正是通过该通道运输营养物质和代谢产物。而骨细胞—缝隙连接—骨细胞形成细胞间信息传递系统，是骨细胞间直接通信的结构基础。据测算，成熟骨细胞的胞体及其突起的总表面积占成熟骨基质总表面积的 90% 以上，这对骨组织液与血液之间经细胞介导的无机物交换起着重要的作用。骨细胞的平均寿命为 25 年。

2. 骨细胞的功能

（1）骨细胞性溶骨和骨细胞性成骨：研究表明，骨细胞可能主动参加溶骨过程，并受甲状旁腺激素、降钙素和维生素 D_3 的调节以及机械性应力的影响。Belanger 发现，骨细胞具有释放枸橼酸、乳酸、胶原酶和溶解酶的作用。溶解酶会引起骨细胞周围的骨吸收，他把这种现象称为骨细胞性骨溶解。骨细胞性溶骨表现为骨陷窝扩大，陷窝壁粗糙不平。骨细胞性溶骨也可类似破骨细胞性骨吸收，使骨溶解持续地发生在骨陷窝的某一端，从而使多个骨陷窝融合。骨细胞性溶骨活动结束后，成熟骨细胞又可在较高水平的降钙素作用下进行继发性骨形成，使骨陷窝壁增添新的骨基质。生理情况下，骨细胞性溶骨和骨细胞性成骨是反复交替的，即平时维持骨基质的成骨作用，在机体需提高血钙量时，又可通过骨细胞性溶骨活动从骨基质中释放钙离子。

（2）参与调节钙、磷平衡：现已证实，骨细胞除了通过溶骨作用参与维持血钙、磷平衡外，骨细胞还具有转运矿物质的能力。成骨细胞膜上有钙泵存在，骨细胞可能通过摄入和释放 Ca^{2+} 和 P^{3+}，并可通过骨细胞相互间的网样连接结构进行离子交换，参与调节 Ca^{2+} 和 P^{3+} 的平衡。

（3）感受力学信号：骨细胞遍布骨基质内并构成庞大的网样结构，成为感受和传递应力信号的结构基础。

（4）合成细胞外基质：成骨细胞被基质包围后，逐渐转变为骨细胞，其合成细胞外基质的细胞器逐渐减少，合成能力也逐渐减弱。但是，骨细胞还能合成极少部分行使功能和生存所必需的基质，骨桥蛋白、骨连蛋白以及 I 型胶原在骨的黏附过程中起着重要的作用。

四、破骨细胞

1. 破骨细胞的形态

（1）光镜特征：破骨细胞是多核巨细胞，细胞直径可达 50 μm 以上，胞核的大小和数目有很大的差异，15～20 个不等，直径为 10～100 μm。核的形态与成骨细胞、骨细胞的核类似，呈卵圆形，染色质颗粒细小，着色较浅，有 1～2 个核仁。在常规组织切片中，胞质通常为嗜酸性；但在一定 pH 下，用碱性染料染色，胞质呈弱嗜碱性，即破骨细胞具嗜双色性。胞质内有许多小空泡。破骨细胞的数量较少，约为成骨细胞的 1%，细胞无分裂能力。破骨细胞具有特殊的吸收功能，从事骨的吸收活动。破骨细胞常位于骨组织吸收处的表面，在吸收骨基质的有机物和矿物质的过程中，造成基质表面不规则，形成近似细胞形状的凹陷，称为吸收陷窝（Howship lacuna）。

（2）电镜特征：功能活跃的破骨细胞具有明显的极性，电镜下分为 4 个区域，紧贴骨组织侧的细胞膜和胞质分化成皱褶缘区和亮区。①皱褶缘区：此区位于吸收腔深处，是破骨细胞表面高低起伏不平的部分，光镜下似纹状缘，电镜观察是由内陷很深的质膜内褶组成，呈现大量的叶状突起或指状突起，粗细不均，远侧端可膨大，并常见分支互相吻合，故名皱褶缘。ATP 酶和酸性磷酸酶沿皱褶缘细胞膜分布。皱褶缘细胞膜的胞质面有非常细小的鬃毛状附属物，长 15～20 nm，间隔约 20 nm，致使该处细胞膜比其余部位细胞膜厚。突起之间有狭窄的细胞外裂隙，其内含有组织液及溶解中的羟基磷灰石、胶原蛋白和蛋白多糖分解形成的颗粒。②亮区或封闭区：环绕于皱褶缘区周围，微微隆起，平整的细胞膜紧贴骨组织，好像环行围堤，包围皱褶缘区，使皱褶缘区密封，与细胞外间隙隔绝，造成一个特殊的微环境。因此，将这种环行特化的细胞膜和细胞质称为封闭区。切面上可见两块封闭区位于皱褶缘区两侧。封闭区有丰富的肌动蛋白微丝，但缺乏其他细胞器。电镜下观察封闭区电子密度低，故又称亮区。破骨细胞若离开骨组织表面，皱褶缘区和亮区均消失。③小泡区：此区位于皱褶缘的深面，内含许多大小不一、电子密度不等的膜被小泡和大泡。小泡数量多，为致密球形，小泡是初级溶酶体或内吞泡或次级溶酶体，直径 0.2～0.5 μm。大泡数量少，直径 0.5～3.0 μm，其中有些大泡对酸性磷酸酶呈阳性反应。小泡区还有许多大小不一的线粒体。④基底区：位于亮区和小泡区的深面，是破骨细胞远离骨组织侧的部分。细胞核聚集在该处，胞核之间有一些粗面内质网、发达的高尔基复合体和线粒体，还有与核数目相对应的中心粒，很多双中心粒聚集在一个大的中心粒区。破骨细胞膜表面有丰富的降钙素受体和亲破粘连蛋白或称细胞外粘连蛋白受体等，参与调节破骨细胞的活动。破骨细胞表型的标志是皱褶缘区和亮区以及溶酶体内的抗酒石酸酸性磷酸酶（TRAP），细胞膜上的 ATP 酶和降钙素受体，以及降钙素反应性腺苷酸环化酶活性。研究发现，破骨细胞含有固有型一氧化氮合酶（cNOS）和诱导型一氧化氮合酶（iNOS），用 NADPH-黄递酶组化染色，破骨细胞呈强阳性，这种酶是一氧化氮合酶（NOS）活性的表现。

2. 破骨细胞的功能

破骨细胞在吸收骨质时具有将基质中的钙离子持续转移至细胞外液的特殊功能。骨吸收的最初阶段是羟磷灰石的溶解，破骨细胞移动活跃，细胞能分泌有机酸，使骨矿物质溶解和羟基磷灰石分解。在骨的矿物质被溶解、吸收后，接下来就是骨的有机物质的吸收和降解。破骨细胞可分泌多种蛋白分解酶，主要包括半胱氨酸蛋白酶（CP）和基质金属蛋白酶（MMP）两类。有机质经蛋白水解酶水解后，在骨的表面形成吸收陷窝。在整个有机质和无机矿物质的降解过程中，破骨细胞与骨的表面是始终紧密结合的。此外，破骨细胞能产生一氧化氮（NO），NO 对骨吸收具有抑制作用，与此同时破骨细胞数量也减少。

（季庆辉）

第二节　骨的基质

骨的基质简称骨质，即钙化的骨组织的细胞外基质。骨基质含水较少，仅占湿骨重量的 8% ~ 9%。骨基质由无机质和有机质两种成分构成。

一、无机质

无机质即骨矿物质，又称骨盐，占干骨重量的 65% ~ 75%，其中 95% 是固体钙和磷，无定形的钙—磷固体在嫩的、新形成的骨组织中较多（40% ~ 50%），在老的、成熟的骨组织中较少（25% ~ 30%）。骨矿物质大部分以无定形的磷酸钙和结晶的羟基磷灰石 $[Ca_{10}(PO_4)_6(OH)_5]$ 的形式分布于有机质中。无定形磷酸钙是最初沉积的无机盐，以非晶体形式存在，占成人骨无机质总量的 20% ~ 30%。无定形磷酸钙继而组建成结晶的羟基磷灰石。电镜下观察，羟基磷灰石结晶呈柱状或针状，长 20 ~ 40 nm，宽 2 ~ 3 nm。经 X 线衍射法研究表明，羟基磷灰石结晶体大小很不相同，体积为 $(2.5 ~ 5.0)$ nm × 40 nm × $(20 ~ 35)$ nm。结晶体体积虽小，但密度极大，每克骨盐含 1 016 个结晶体，故其表面积甚大，可达 100 m^2。它们位于胶原纤维表面和胶原原纤维之间，沿纤维长轴以 60 ~ 70 nm 的间隔规律地排列。在液体中的结晶体被一层水包围，形成一层水化壳，离子只有通过这层物质才能达到结晶体表面，有利于细胞外液与结晶体进行离子交换。羟基磷灰石主要由钙、磷酸根和羟基结合而成。结晶体还吸附许多其他矿物质，如镁、钠、钾和一些微量元素，包括锌、铜、锰、氟、铅、锶、铁、铝、镭等。因此，骨是钙、磷和其他离子的储存库。骨是钙、磷和镁的储存库。这些离子可能位于羟基磷灰石结晶的表面，或能置换晶体中的主要离子，或者两者同时存在。

骨骼中的矿物质晶体与骨基质的胶原纤维之间存在十分密切的物理—化学和生物化学—高分子化学结构功能关系。正常的羟磷灰石形如长针状，大小较一致，有严格的空间定向，如果羟磷灰石在骨矿化前沿的定点与排列紊乱，骨的矿化即可发生异常，同时也使基质的生成与代谢异常。

二、有机质

有机质包括胶原纤维和无定形基质（蛋白多糖、脂质，特别是磷脂类）。

（一）胶原纤维

胶原纤维是一种结晶纤维蛋白原，被包埋在含有钙盐的基质中。在有机质中，胶原纤维占90%，人体的胶原纤维大约50%存在于骨组织。构成骨胶原原纤维的化学成分主要是 I 型胶原，占骨总重量的30%，还有少量 V 型胶原，占骨总重量的1.5%。在病理情况下，可出现 M 型胶原。骨的胶原纤维与结缔组织胶原纤维的形态、结构基本相同，分子结构为 3 条多肽链，每条含有1 000多个氨基酸，交织呈绳状，故又称三联螺旋结构。胶原纤维的直径为50~70 nm，具有64 nm周期性横纹。I 型胶原由20多种氨基酸组成，其中甘氨酸约占33%，脯氨酸和羟脯氨酸约占25%。骨的胶原纤维和其他胶原蛋白的最大不同在于它在稀酸液中不膨胀，也不溶解于可溶解其他胶原的溶剂中，如中性盐和稀酸溶液等。骨的胶原纤维具有这些特殊的物理性能，是由于骨 I 型胶原蛋白分子之间有较多的分子间交联。骨胶原与羟磷灰石结晶结合，形成了抗挤压和抗拉扭很强的骨组织。随着骨代谢不断进行，胶原蛋白也不断降解和合成。胶原的功能是使各种组织和器官具有强度完整性，1 mm 直径的胶原可承受10~40 kg的力。骨质含的胶原细纤维普遍呈平行排列，扫描电镜下胶原细纤维分支形成连接错综的网状结构。

（二）无定形基质

无定形基质仅占有机质的10%左右，是一种没有固定形态的胶状物，主要成分是蛋白多糖和蛋白多糖复合物，后者由蛋白多糖和糖蛋白组成。

蛋白多糖类占骨有机物的40%~50%，由 1 条复杂的多肽链组成，还有几条硫酸多糖侧链与其共价连接。多糖部分为氨基葡聚糖，故 PAS 反应阳性，某些区域呈弱的异染性。尽管骨有机质中存在氨基葡聚糖，但由于含有丰富的胶原蛋白，骨组织切片染色呈嗜酸性。还有很少脂质，占干骨重量的0.1%，主要为磷脂类、游离脂肪酸和胆固醇等。

无定形基质含有许多非胶原蛋白，占有机物的0.5%，近年来已被分离出来的主要有以下几种。

1. 骨钙蛋白

骨钙蛋白又称骨钙素，是骨基质中含量最多的非胶原蛋白，在成人骨中约占非胶原蛋白总量的20%，占骨基质蛋白质的1%~2%。它一是种依赖维生素 K 的蛋白质，是由47~351个氨基酸残基组成的多肽，其中的2~3个氨基酸残基中含有 γ-羧基谷氨酸残基（GIA）链，相对分子质量为5 900。一般认为骨钙蛋白对羟基磷灰石有很高的亲和力，在骨组织矿化过程中，能特异地与骨羟基磷灰石结晶结合，主要通过侧链 GIA 与晶体表面的 Ca^{2+} 结合，每克分子骨钙蛋白能结合2~3 mol的 Ca^{2+}，从而促进骨矿化过程。骨钙蛋白对成骨细胞和破骨细胞前体有趋化作用，并可能在破骨细胞的成熟及活动中起作用。骨钙蛋白还可能控制骨 Ca^{2+} 的进出，影响肾小管对 Ca^{2+} 的重吸收，提示它参与调节体内钙的平衡。当成骨细胞受1，25-$(OH)_2D_3$刺激，可产生骨钙蛋白。此外，肾、肺、脾、胰和胎盘的一些细胞也能合成骨钙蛋白。

骨钙素的表达受许多激素、生长因子和细胞因子的调节。上调骨钙素表达的因子主要是 1，25-$(OH)_2D_3$，而下调其表达的因子有糖皮质激素、TGF-β、PGE_2、IL-2、TNF-α、IL-10、铅元素和机械应力等。

2. 骨桥蛋白（OPN）

骨桥蛋白又称骨唾液酸蛋白 I （BSP I），属于分泌性磷蛋白。OPN 是一种非胶原蛋白，主要由成骨性谱系细胞和活化型 T 淋巴细胞表达，存在于骨组织、外周血液和某些肿瘤中。OPN 分子大约由 300 个氨基酸残基组成，分子量 44 ~ 375 kDa，其突出的结构特点是含有精氨酸—甘氨酸—天冬氨酸（RGD）基序。骨桥蛋白具有 9 个天冬氨酸的区域，该处是同羟基磷灰石相互作用的部位，故对羟基磷灰石有很高的亲和力。骨桥蛋白浓集在骨形成的部位、软骨成骨的部位和破骨细胞同骨组织相贴的部位，它是成骨细胞和破骨细胞黏附的重要物质，是连接细胞与基质的桥梁。骨桥蛋白不仅由成骨细胞产生，破骨细胞也表达骨桥蛋白 mRNA，表明破骨细胞也能合成骨桥蛋白。此外，成牙质细胞、软骨细胞、肾远曲小管上皮细胞以及胎盘、神经组织及骨髓瘤的细胞也分泌骨桥蛋白。

OPN 能与骨组织的其他组分结合，形成骨代谢的调节网络。破骨细胞中的 OPN 与 CD44/$\alpha v\beta_3$ 受体形成复合物，可促进破骨细胞的移行。

3. 骨唾液酸蛋白

骨唾液酸蛋白又称骨唾液酸蛋白 II （BSP II）是酸性磷蛋白，相对分子质量为 7 000，40% ~ 50% 由碳水化合物构成，13% ~ 14% 为唾液酸，有 30% 的丝氨酸残基磷酸化。BSP II 在骨中占非胶原蛋白总量的 15% 左右。BSP II 的功能是支持细胞黏附，对羟基磷灰石有很高的亲和力，具有介导基质矿化的作用。它由成骨细胞分泌。

4. 骨酸性糖蛋白 -75（BAG-75）

BAG-75 含有 30% 的强酸残基、8% 的磷酸，是酸性磷蛋白，相对分子质量为 75 000。它存在于骨骺板中，其功能与骨桥蛋白和 BSP II 一样，对羟基磷灰石有很强的亲和力，甚至比它们还大。

5. 骨粘连蛋白

骨粘连蛋白又称骨连接素，是一种磷酸化糖蛋白，由 303 个氨基酸残基组成，相对分子质量为 32 000，其氨基酸末端具有强酸性，有 12 个低亲和力的钙结合位点和 1 个以上高亲和力的钙结合位点。骨粘连蛋白能同钙和磷酸盐结合，促进矿化过程。能使 I 型胶原与羟基磷灰石牢固地结合，它与钙结合后引起本身分子构型变化。如果有钙螯合剂，骨粘连蛋白即丧失其选择性结合羟基磷灰石的能力。骨粘连蛋白在骨组织中含量很高，由成骨细胞产生。但一些非骨组织也可产生骨粘连蛋白，如软骨细胞、皮肤的成纤维细胞、肌腱的腱细胞、消化道上皮细胞及成牙质细胞。骨粘连蛋白还与I型、III型和V型胶原以及与血小板反应素 -1 结合，并增加纤溶酶原活化抑制因子 -1 的合成。骨粘连蛋白可促进牙周组织MMP-2的表达，同时还通过骨保护素（OPG）调节破骨细胞的形成。

6. 钙结合蛋白

钙结合蛋白是一种维生素 D 依赖蛋白，存在于成骨细胞、骨细胞和软骨细胞胞质的核糖体和线粒体上，成骨细胞和骨细胞突起内以及细胞外基质小泡内也有钙结合蛋白，表明钙结合蛋白沿突起传递，直至细胞外基质小泡。因此，钙结合蛋白是一种钙传递蛋白，基质小泡内的钙结合蛋白在矿化过程中起积极作用。此外，钙结合蛋白还存在于肠、子宫、肾和肺等，体内分布较广。

7. 纤连蛋白

纤连蛋白主要由发育早期的成骨细胞表达，以二聚体形式存在，分子量约 400 kDa，两个亚基中含有与纤维蛋白、肝素等的结合位点，也可与明胶、胶原、DNA、细胞表面物质等结合。纤连蛋白主要由成骨细胞合成，主要功能是调节细胞黏附。成骨细胞的发育和功能有赖于细胞外基质的作用，基质中的黏附受体将细胞外基质与成骨细胞的细胞骨架连接起来，二氢睾酮可影响细胞外基质中纤连蛋白及其受体的作用，刺激纤连蛋白及其受体 ALP、OPG 的表达。

（季庆辉）

第三节　骨的种类

一、解剖分类

成人有 206 块骨，可分为颅骨、躯干骨和四肢骨 3 部分。前两者也称为中轴骨。按形态骨可分为 4 类。

1. 长骨

长骨呈长管状，分布于四肢。长骨分一体两端，体又称骨干，内有空腔，称为髓腔，容纳骨髓。体表面有 1~2 个主要血管出入的孔，称为滋养孔。两端膨大，称为骺，具有光滑的关节面，活体时被关节软骨覆盖。骨干与骺相邻的部分称为干骺端，幼年时保留一片软骨，称为骺软骨。通过骺软骨的软骨细胞分裂繁殖和骨化，长骨不断加长。成年后，骺软骨骨化，骨干与骺融合为一体，原来骺软骨部位形成骺线。

2. 短骨

短骨形似立方体，往往成群地联结在一起，分布于承受压力较大而运动较复杂的部位，如腕骨。

3. 扁骨

扁骨呈板状，主要构成颅腔、胸腔和盆腔的壁，以保护腔内器官，如颅盖骨和肋骨。

4. 不规则骨

不规则骨的形状不规则，如椎骨。有些不规则骨内具有含气的腔，称为含气骨。

二、组织学类型

骨组织根据其发生的早晚、骨细胞和细胞间质的特征及其组合形式，可分为未成熟的骨组织和成熟的骨组织。前者为非板层骨，后者为板层骨。胚胎时期最初形成的骨组织和骨折修复形成的骨痂，都属于非板层骨，除少数几处外，它们或早或迟被以后形成的板层骨所取代。

1. 非板层骨

非板层骨又称为初级骨组织，可分两种，一种是编织骨，另一种是束状骨。编织骨比较常见，其胶原纤维束呈编织状排列，因而得名。胶原纤维束的直径差异很大，但粗大者居多，最粗直径达 13 μm，因此又称为编织骨。编织骨中的骨细胞分布和排列方向均无规律，体积较大，形状不规则，按骨的单位容积计算，其细胞数量约为板层骨的 4 倍。编织骨中的骨细胞代谢比板层骨的细胞活跃，但前者的溶骨活动往往是区域性的。在出现骨细胞溶骨的一些区域内，相邻的骨陷窝同时扩大，然后合并，形成较大的无血管性吸收腔，使骨组织出现较大的不规则囊状间隙，这种吸收过程是清除编织骨以被板层骨取代的正常生理过程。编织骨中的蛋白多糖等非胶原蛋白含量较多，故基质染色呈嗜碱性。若骨盐含量较少，则 X 线更易透过。编织骨是未成熟骨或原始骨，一般出现在胚胎、新生儿、骨痂和生长期的干骺区，以后逐渐被板层骨取代，但到青春期才取代完全。在牙床、近颅缝处、骨迷路、腱或韧带附着处，仍终身保存少量编织骨，这些编织骨往往与板层骨掺杂存在。某些骨骼疾病，如畸形性骨炎（佩吉特病）、氟中毒、原发性甲状旁腺功能亢进引起的囊状纤维性骨炎、肾病性骨营养不良和骨肿瘤等，都会出现编织骨，并且最终可能在患者骨中占绝对优势。束状骨比较少见，也属编织骨。它与编织骨的最大差异是胶原纤维束平行排列，骨细胞分布于相互平行的纤维束之间。

2. 板层骨

板层骨又称次级骨组织，它以胶原纤维束高度有规律地成层排列为特征。胶原纤维束一般较细，因此又称为细纤维骨。细纤维束直径通常为 $2\sim4~\mu m$，它们排列成层，与骨盐和有机质结合紧密，共同构成骨板。同一层骨板内的纤维大多是相互平行的，相邻两层骨板的纤维层则呈交叉方向。骨板的厚薄不一，一般为 $3\sim7~\mu m$。骨板之间的矿化基质中很少存在胶原纤维束，仅有少量散在的胶原纤维。骨细胞一般比编织骨中的细胞小，胞体大多位于相邻骨板之间的矿化基质中，但也有少数散在于骨板的胶原纤维层内。骨细胞的长轴基本与胶原纤维的长轴平行，显示了有规律的排列方向。

在板层骨中，相邻骨陷窝的骨小管彼此通连，构成骨陷窝—骨小管—骨陷窝通道网。由于骨浅部骨陷窝的部分骨小管开口于骨的表面，而骨细胞的胞体和突起又未充满骨陷窝和骨小管，因此该通道内有来自骨表面的组织液。通过骨陷窝—骨小管—骨陷窝通道内的组织液循环，既保证了骨细胞的营养，又保证了骨组织与体液之间的物质交换。若骨板层数过多，骨细胞所在位置与血管的距离超过 $300~\mu m$，则不利于组织液循环，其结果往往导致深层骨细胞死亡。一般认为，板层骨中任何一个骨细胞所在的位置与血管的距离均在 $300~\mu m$ 以内。

板层骨中的蛋白多糖复合物含量比编织骨少，骨基质染色呈嗜酸性，与编织骨的染色形成明显的对照。板层骨中的骨盐与有机质的关系十分密切，这也是与编织骨的差别之一。板层骨的组成成分和结构的特点，赋予板层骨抗张力强度高、硬度强的特点；而编织骨的韧性较大，弹性较好。编织骨和板层骨都参与松质骨和密质骨的构成。

（季庆辉）

第四节　骨的组织结构

人体的 206 块骨分为多种类型，其中以长骨的结构最为复杂。长骨由骨干和骨骺两部分构成，表面覆有骨膜和关节软骨。典型的长骨，如股骨和肱骨，其骨干为一厚壁而中空的圆柱体，中央是充满骨髓的大骨髓腔。长骨由密质骨、松质骨和骨膜等构成。密质骨为松质骨量的 4 倍，但松质骨代谢却为密质骨的 8 倍，这是因为松质骨具有大量表面积，为细胞活动提供了条件。松质骨一般存在于骨干端、骨骺和如椎骨的立方形骨中，松质骨内部的板层或杆状结构形成了沿着机械压力方向排列的三维网状构架。松质骨承受压力和应变张力的复合作用，但压力负荷仍是松质骨承受的主要负载形式。密质骨组成长骨的骨干，承受弯曲、扭转和压力载荷。长骨骨干除骨髓腔面有少量松质骨，其余均为密质骨。骨干中部的密质骨最厚，越向两端越薄。

一、密质骨

骨干主要由密质骨构成，内侧有少量松质骨形成的骨小梁。密质骨在骨干的内、外表层形成环骨板，在中层形成哈弗斯系统和间骨板。骨干中有与骨干长轴几乎垂直走行的穿通管，内含血管、神经和少量疏松结缔组织，结缔组织中有较多骨祖细胞；穿通管在骨外表面的开口即为滋养孔。

（一）环骨板

环骨板是指环绕骨干外、内表面排列的骨板，分别称为外环骨板和内环骨板。

1. 外环骨板

外环骨板厚，居于骨干的浅部，由数层到十多层骨板组成，比较整齐地环绕骨干平行排列，其表面覆盖骨外膜。骨外膜中的小血管横穿外环骨板，深入骨质中。贯穿外环骨板的血管通道称为穿通管或福尔克曼管（Volkmann canal），其长轴几乎与骨干的长轴垂直。通过穿通管，营养血管进入骨内，与纵向走行的中央管内的血管相通。

2. 内环骨板

内环骨板居于骨干的骨髓腔面，仅由少数几层骨板组成，不如外环骨板平整。内环骨板表面衬以骨内膜，后者与被覆于松质骨表面的骨内膜相连续。内环骨板中也有穿通管穿行，管中的小血管与骨髓血管通连。从内、外环骨板最表层骨陷窝发出的骨小管，一部分伸向深层，与深层骨陷窝的骨小管通连；另一部分伸向表面，终止于骨和骨膜交界处，其末端是开放的。

（二）哈弗斯骨板

哈弗斯骨板介于内、外环骨板之间，是骨干密质骨的主要部分，它们以哈弗斯管（Haversian canal）为中心呈同心圆排列，并与哈弗斯管共同组成哈弗斯系统。哈弗斯管也称中央管，内有血管、神经及少量结缔组织。长骨骨干主要由大量哈弗斯系统组成，所有哈弗斯系统的结构基本相同，故哈弗斯系统又称为骨单位。

骨单位为厚壁的圆筒状结构，其长轴基本上与骨干的长轴平行，中央有一条细管，称为中央管，围绕中央管有5~20层骨板呈同心圆排列，宛如层层套入的管鞘。改建的骨单位不总是呈单纯的圆柱形，可有许多分支互相吻合，具有复杂的立体构型。因此，可以见到由同心圆排列的骨板围绕斜行的中央管。中央管之间还有斜行或横行的穿通管互相连接，但穿通管周围没有同心圆排列的骨板环绕，据此特征可区别穿通管与中央管。哈弗斯骨板一般为5~20层，故不同骨单位的横断面积大小不一。每层骨板的平均厚度为3 μm。

骨板中的胶原纤维绕中央管呈螺旋形行走，相邻骨板中胶原纤维互成直角关系。有学者认为，骨板中的胶原纤维的排列是多样性的，并根据胶原纤维的螺旋方向，将骨单位分为3种类型：Ⅰ型，所有骨板中的胶原纤维均以螺旋方向为主；Ⅱ型，相邻骨板的胶原纤维分别呈纵行和环行；Ⅲ型，所有骨板的胶原纤维以纵行为主，其中掺以极少量散在的环行纤维。不同类型骨单位的机械性能有所不同，其压强和弹性系数以横行纤维束为主的骨单位最大，以纵行纤维束为主的骨单位最小。每个骨单位最内层骨板表面均覆以骨内膜。

中央管长度为 3 ~ 5 mm，中央管的直径因各骨单位而异，差异很大，平均 300 μm，内壁衬附一层结缔组织，其中的细胞成分随着每一骨单位的活动状态而各有不同。在新生的骨质内多为骨祖细胞，被破坏的骨单位则有破骨细胞。骨沉积在骨外膜或骨内膜沟表面形成的骨单位，或在松质骨骨骺内形成的骨单位，称为初级骨单位。中央管被同心圆骨板柱围绕，仅有几层骨板。初级骨单位常见于未成熟骨，如幼骨，特别是胚胎骨和婴儿骨，随着年龄增长，初级骨单位也相应减少。次级骨单位与初级骨单位相似，是初级骨单位经改建后形成的。次级骨单位或称继发性哈弗斯系统，有一黏合线，容易辨认，并使其与邻近的矿化组织分开来。

中央管中通行的血管不一致。有的中央管中只有一条毛细血管，其内皮有孔，胞质中可见吞饮小泡，包绕内皮的基膜内有周细胞。有的中央管中有两条血管：一条是小动脉，又称毛细血管前微动脉；另一条是小静脉。骨单位的血管彼此通连，并与穿通管中的血管交通。在中央管内还可见到细的神经纤维，与血管伴行，大多为无髓神经纤维，偶可见有髓神经纤维，这些神经主要由分布在骨外膜的神经纤维构成。

（三）间骨板

间骨板位于骨单位之间或骨单位与环骨板之间，大小不等，呈三角形或不规则形，也由平行排列的骨板构成，大多缺乏中央管。间骨板与骨单位之间有明显的黏合线分界。间骨板是骨生长和改建过程中哈弗斯骨板被溶解吸收后的残留部分。

在以上 3 种结构之间，以及所有骨单位表面都有一层黏合质，呈强嗜碱性，为骨盐较多而胶原纤维较少的骨质，在长骨横断面上呈折光较强的轮廓线，称为黏合线。伸向骨单位表面的骨小管，都在黏合线处折返，不与相邻骨单位的骨小管连通。因此，同一骨单位内的骨细胞都接受来自其中央管的营养供应。

二、松质骨

长骨两端的骨骺主要由松质骨构成，仅表面覆以薄层密质骨。松质骨的骨小梁粗细不一，相互连接而成拱桥样结构，骨小梁的排列分布方向完全符合机械力学规律。骨小梁也由骨板构成，但层次较薄，一般不显骨单位，在较厚的骨小梁中，也能看到小而不完整的骨单位，如股骨上端、股骨头和股骨颈处的骨小梁排列方向，与其承受的压力和张力曲线大体一致，而股骨下端和胫骨上、下端，由于压力方向与它们的长轴一致，故骨小梁以垂直排列为主。骨所承受的压力均等传递，变成分力，从而减轻骨的负荷，但骨骺的抗压、抗张强度小于骨干的抗压、抗张强度。松质骨骨小梁之间的间隙相互连通，并与骨干的骨髓腔直接相通。

三、骨膜

骨膜是由致密结缔组织组成的纤维膜。包在骨表面的较厚层结缔组织称为骨外膜，被衬于骨髓腔面的薄层结缔组织称骨内膜。除骨的关节面、股骨颈、距骨的囊下区和某些籽骨表面外，骨的表面都有骨外膜。肌腱和韧带的骨附着处均与骨外膜连续。

1. 骨外膜

成人长骨的骨外膜一般可分为内、外两层，但两者并无截然分界。

纤维层是最外的一层薄的、致密的、排列不规则的结缔组织，其中含有一些成纤维细胞。结缔组织中含有粗大的胶原纤维束，彼此交织成网状，有血管和神经在纤维束中穿行，沿途有些分支经深层穿入穿通管。有些粗大的胶原纤维束向内穿进骨质的外环层骨板，又称穿通纤维（Sharpey fiber），起固定骨膜和韧带的作用。骨外膜内层直接与骨相贴，为薄层疏松结缔组织，其纤维成分少，排列疏松，血管及细胞丰富，细胞贴骨分布，排列成层，一般认为它们是骨祖细胞。

骨外膜内层组织成分随年龄和功能活动而变化，在胚胎期和出生后的生长期，骨骼迅速生成，内层的细胞数量较多，骨祖细胞层较厚，其中许多已转变为成骨细胞。成年后骨处于改建缓慢的相对静止阶段，骨祖细胞相对较少，不再排列成层，而是分散附着于骨的表面，变为梭形，与结缔组织中的成纤维细胞很难区别。骨受损后，这些细胞又恢复造骨的能力，变为典型的成骨细胞，参与新的骨质形成。由于骨外膜内层有成骨能力，故又称生发层或成骨层。

2. 骨内膜

骨内膜是一薄层含细胞的结缔组织，衬附于骨干和骨骺的骨髓腔面以及所有骨单位中央管的内表面，并且相互连续。骨内膜非常薄，不分层，由一层扁平的骨祖细胞和少量的结缔组织构成，并和穿通管内的结缔组织相连续。非改建期骨的骨内膜表面覆有一层细胞，称为骨衬细胞，细胞表型不同于成骨细胞。一般认为它是静止的成骨细胞，在适当的刺激下，骨衬细胞可再激活成为有活力的成骨细胞。

骨膜的主要功能是营养骨组织，为骨的修复或生长不断提供新的成骨细胞。骨膜具有成骨和成软骨的双重潜能，临床上利用骨膜移植，已成功地治疗骨折延迟愈合或不愈合、骨和软骨缺损、先天性腭裂和股骨头缺血性坏死等疾病。骨膜内有丰富的游离神经末梢，能感受痛觉。

四、骨髓

骨松质的腔隙彼此通连，其中充满小血管和造血组织，称为骨髓。在胎儿和幼儿期，全部骨髓呈红色，称为红骨髓。红骨髓有造血功能，内含发育阶段不同的红骨髓和某些白细胞。一般在5岁以后，长骨骨髓腔内的红骨髓逐渐被脂肪组织代替，呈黄色，称为黄骨髓，失去造血活力，但在慢性失血过多或重度贫血时，黄骨髓可逐渐转化为红骨髓，恢复造血功能。在椎骨、髂骨、肋骨、胸骨及肱骨和股骨等长骨的骺内终生都是红骨髓，因此，临床常选髂前上棘或髂后上棘等处进行骨髓穿刺，检查骨髓象。

（季庆辉）

第五节 骨的血管、淋巴管和神经

一、血管

长骨的血供来自3个方面：①骨端、骨骺和干骺端的血管；②进入骨干的滋养动脉；③骨膜动脉。滋养动脉是长骨的主要动脉，一般有1~2支，经骨干的滋养孔进入骨髓腔后，分为升支和降支，每一支都有许多细小的分支，大部分直接进入皮质骨，另一些分支进入髓内血窦。升支和降支的终末血管供给长骨两端的血液，在成年人可与干骺端动脉及骺动脉的分支吻合。干骺端动脉和骺动脉均发自邻近动脉，分别从骺软骨的近侧和远侧穿入骨质。上述各动脉均有静脉伴行，汇入该骨附近的静脉。

不规则骨、扁骨和短骨的动脉来自骨膜动脉或滋养动脉。

二、淋巴管

骨膜的淋巴管很丰富，但骨的淋巴管是否存在尚有争议。

三、神经

骨的神经伴滋养血管进入骨内，分布到哈弗斯管的血管周隙中，以内脏传出纤维较多，分布到血管壁；躯体传入纤维则分布于骨膜、骨内膜、骨小梁及关节软骨深面。骨膜的神经最丰富，并对张力或撕扯的刺激较为敏感，故骨脓肿和骨折常引起剧痛。

（季庆辉）

第二章

骨折概论

第一节　骨折的原因与分类

一、骨折的原因

（一）外因

创伤性骨折发生的原因，从"力"的角度分析，有以下4个方面。

1. 直接外力

外来暴力直接作用于肢体的某一部位，而致该部骨折，如棍棒打击、拳打脚踢、砖石砸碰、枪弹贯穿等。这类骨折多为横形骨折或粉碎性骨折，往往伴有不同程度的皮肤、筋肉、血管和神经的挫裂伤，甚至伤及内脏，故局部和全身症状往往较重，骨折可为开放性。

2. 间接外力

外来暴力作用于肢体某部，通过力的传导而致远离受力部位骨折。如坠跌时臀部着地引起的胸、腰椎屈曲压缩性骨折；跌倒时手掌触地引起的肱骨髁上骨折及桡骨远端骨折等。这类骨折多发生在骨质较薄弱的部位和承受"剪力"的部位。其周围软组织的裂伤在内部，骨折多为闭合性。

3. 筋肉牵拉

筋肉皆附着于骨上，当肢体运动不协调或某种原因导致筋肉强力牵拉时，将筋肉附着处之骨撕裂，造成骨折。例如，膝关节在半蹲姿势时，股四头肌突然强力收缩，即可造成髌骨骨折；猛力投掷物体时，前臂屈肌强力收缩，造成肱骨内上髁骨折等。这类骨折的骨块多有分离移位或翻转移位。

4. 疲劳

长时间从事某种运动，积累性外力使某处骨骼负担过重，疲劳过度，发生骨断裂。如长途行军引起第二、第三跖骨颈的骨折；长跑运动员发生腓骨下1/3骨折；排球运动员发生胫骨上端骨折等。这类骨折多为横形骨折或裂纹骨折。折端很少有移位，局部症状较轻，易被忽略。

（二）内因

从机体内在因素分析，骨折发生的原因更是多方面的，有些骨折与年龄有密切关系，如儿童与青少年的骨骺分离、青枝骨折、骨膜下骨折，老年人的股骨颈骨折与股骨粗隆间骨折；有些骨折与部位有关，如 T_{12}/L_1 的压缩性骨折，坠跌足部着地时的跟骨骨折，跌倒掌部着地时的腕舟骨骨折等；有些骨折则由骨的结构特点所决定，如长管骨的松质骨与坚质骨交界处，锁骨的中外 1/3 交界处等。其他如体质强弱、精神因素、工作性质、技术熟练程度等，都和骨折的发生有关。至于病理性骨折，外力仅是诱因，甚至在没有外力影响的情况下也会发生骨折，骨折的根本原因在骨病本身。

骨折的发生，总是内、外因综合作用的结果。内、外因是不能截然分开的，如筋肉牵拉，虽列为外因，实际也是内因，即筋肉收缩为主导。

二、骨折的分类

在骨科临床工作中，对骨折进行分类，是决定处理方法、掌握其发展变化规律的重要环节。分类方法有多种，每种方法都有其特定的临床意义。常用的分类法如下。

（一）骨折端是否与外界相通

1. 闭合性骨折

骨折部表皮未破，骨折断端不与外界空气相通。此类骨折感染机会较少，但由于瘀血积于内，出血多时则易在局部形成较大血肿。

2. 开放性骨折

骨折部的表皮破裂，骨折断端与外界相通。此类骨折治疗较闭合性骨折复杂，且易感染，发生炎症。

（二）骨折的程度

1. 不完全骨折

骨质仅部分失去连续性或完整性，如裂纹骨折、青枝骨折等。此类骨折断端无移位或仅有成角，较稳定，愈合快。

2. 完全骨折

骨折线完全通过了骨质和骨膜，使骨断裂为两段或多块。此类骨折断端多有移位。

（三）骨折线形状

在 X 线片上可以见到以下类型（图 2-1）。

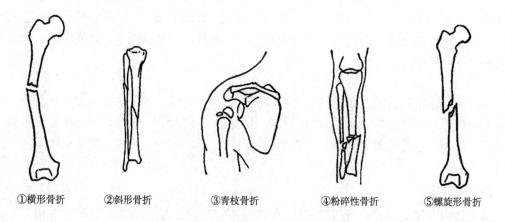

①横形骨折　　②斜形骨折　　③青枝骨折　　④粉碎性骨折　　⑤螺旋形骨折

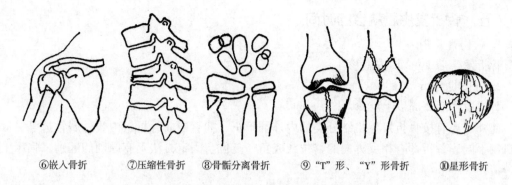

⑥嵌入骨折　　⑦压缩性骨折　　⑧骨骺分离骨折　　⑨"T"形、"Y"形骨折　　⑩星形骨折

图2-1　骨折的类型（按骨折线形状分类）

1. 横形骨折

骨折线与骨的长轴（纵轴）相交，成直角或接近直角。

2. 斜形骨折

骨折线与骨的长轴斜交成锐角。

3. 青枝骨折

骨折线不规则，骨皮质部分断裂而尚有部分连续，折端变形，犹如折断的柔韧树枝状。

4. 粉碎性骨折

骨折线2条以上，使骨断裂为3块以上。

5. 螺旋形骨折

骨折线弯曲，使骨折断面成螺纹状。

6. 嵌入骨折

骨折的一个断端嵌插入另一断端内，多发生于坚质骨与松质骨交界处。

7. 压缩性骨折

松质骨被挤压，体积缩小，密度增大。

8. 骨骺分离骨折

发生在骨骺板部位，使骨骺与骨干分离，见于小儿与青少年。

9. 其他

有"Y"形骨折、"T"形骨折、星形（米）骨折等。

（四）骨折的稳定性

1. 稳定骨折

经复位和外固定后，骨折断端一般不易再发生移位，如横形骨折、小斜形锯齿状骨折、嵌入骨折等。

2. 不稳定骨折

移位之骨折断端经复位后，在一般外固定下易发生再移位，如大斜形骨折、螺旋形骨折、粉碎性骨折等。

（五）骨折发生后就诊的时间

1. 新伤性骨折

骨折发生后 1～2 周内就诊。

2. 陈旧性骨折

骨折发生后 2 周以上就诊。

此外，还有按骨折发生机制分类的内外翻骨折、伸直屈曲骨折、内收外展骨折等。因骨折机制不同，骨折即有相反方向的移位或成角，复位与固定方法上有原则的区别，临床上必须分清。

（苏　驰）

第二节　新伤骨折的临床表现

一、全身表现

较轻的骨折，一般无明显全身症状，但较重者可产生不同程度的全身症状。

（一）晕厥与休克

1. 晕厥

可见于打扑坠跌之际，当即昏晕，呼之不应，脉细或浮。可见于较大的骨折（如股骨），多发骨折等。或由于骨折后患者精神紧张或极度恐惧，身体虚弱，严重疼痛，发生突然头晕目眩而倾倒，干哕欲吐，面色苍白，表情淡漠，脉细弱，以至失去知觉和活动能力，收缩压下降而舒张压一般无改变。以上表现是由于创伤刺激或一时性的脑缺血所致。中医学认为，这是因创伤导致气机逆乱一时闭塞所致，经过一般救治措施都可于数分钟内恢复。

2. 休克

可见于失血较多的开放性骨折，或合并内脏器官损伤的严重骨折，内出血较多的骨折如骨盆骨折、股骨干骨折、多发性骨折等。系由于全身有效循环血量骤减，发生急性周围循环衰竭所致。中医学认为是因出血过多，气随血脱以至元气暴脱、气血双亡所致。其早期表现可有短时间的兴奋、多语、烦躁、脉速、血压正常或偏高，但脉压变小。继而进入抑制状态，精神萎靡、表情淡漠、反应迟钝、面色苍白、汗出肢冷、呼吸表浅、口渴畏寒、血压下降，脉微细而数或触不到。若得不到及时、有效的抢救，病情继续恶化，血压进行性下降，甚至不能测知，转为昏迷，可危及生命。

（二）经络气血瘀滞

由于骨折局部瘀血，导致周身经络之气血不调，运行不畅，发生瘀滞。表现如下。

1. 瘀血发热

气血瘀于腠理，营卫阻遏不通，郁而化热。患者发热，体温一般在 38 ℃左右，常伴食欲缺乏、倦怠、口渴等症。这种发热常于骨折后 2～3 日发生。瘀血发热应与感染性发热相鉴别：后者常有头痛、恶寒、出汗或无汗、周身不适等症状，局部有红、肿、热、痛等急性炎症表现。

2. 经络瘀滞

周身气血循行不畅，出现全身不适、酸楚疼痛、心烦意乱、不能安卧。此类症状多发生在骨折后 1 周内，其后则逐渐缓解。

（三）脏腑内伤

脏腑内伤，轻者为脏腑气机不调，功能紊乱，是骨折后最常见的全身症状；重者为脏腑的器质性损伤。

1. 脏腑气机失调

骨折后，局部气血瘀阻，可以导致整个机体的气机不调，影响各脏腑，便出现相应症状。正如《正体类要》所记载"肢体损于外，则气血伤于内，营卫有所不贯，脏腑由之不和"。

（1）肺气伤则咳、喘、胸闷、咳痰不畅及呼吸作痛。多见于肋骨骨折。

（2）肝胆气伤则胁肋窜痛，不敢转侧。亦多见于肋骨骨折。

（3）脾胃气伤，轻者症见纳呆、腹胀、脘闷或干哕呕吐、嗳腐吞酸；重者症见脘腹胀满、腹痛呕吐、大便不通、苔垢腻、脉弦滑。

（4）肾与膀胱气伤，则小便不利或失禁，溲黄涩痛。多见于腰胯、骨盆骨折。

（5）心气内伤，则有心悸、失眠、多梦及惊惕烦乱等症。常见于较重的骨折。

2. 脏腑器质性损伤

可见于躯干部挤压骨折，多由骨折端的刺戳或外力的直接作用所致。脏腑实质的破裂、内出血、脏腑内容物的流溢等，是造成严重后果的主要因素。如肋骨骨折刺破肺，可造成喘促、咳血、气胸、血胸；骨盆骨折可伤及膀胱或尿路，使尿液内溢腹腔；下肋骨骨折可致肝脾破裂或肾损伤，引起大出血或尿血等。如果躯干部骨折发生后，迅速出现喘促、烦闷、苍白、发绀、冷汗、血压下降、腹部剧痛、板硬拒按、咳血、尿血或便血等症者，都应考虑临近脏器实质损伤的可能，要提高警惕，迅速查明病情，中西医结合组织抢救。

二、局部表现

（一）疼痛

骨折发生后半小时内，一般疼痛较轻，往往有"发木"感，即所谓"局部休克"。尔后疼痛逐渐加重，出现尖锐性刺痛，动则痛甚，骨折部的远端肢体轻微震动即可引起骨折部剧痛（远端震痛）。伤处局部有敏锐的触痛，压痛点集中，在伤处的远端顺肢体纵轴施以压力，可引起伤处剧痛（纵挤痛）。这些特点是诊断骨折的有力证据。无痛的骨折，只是特例。

（二）肿胀

在骨折发生部位，由于小血管的断裂，出血瘀积在局部软组织内，可立即形成血肿，局部高突、按之波动。数小时后，由于瘀血的蔓延及凝结阻塞，气血运行不畅而使肿胀范围逐渐扩大、变硬，甚至引起伤处远侧肢体肿胀，骨折部皮肤往往起水疱，儿童尤甚。皮肤可出现青紫瘀斑。骨的血运越丰富（如股骨干、肩、肘、膝、踝等），伤后形成的血肿越大，肿胀也越严重。过大的血肿，可能会产生如下不良后果。

（1）加大骨折移位，造成复位困难，如股骨骨折（图 2-2）。

（2）局部肿胀严重及皮肤水疱，影响骨折的及时复位与固定。

（3）局部筋膜下张力过大，压迫血脉，影响骨折远侧肢体的气血供应，产生严重缺血性肌挛缩，甚至引起肢体坏疽。

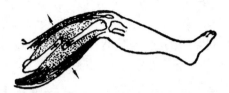

图2-2　骨折部血肿过大，可加大骨折端重叠移位，增加复位困难

（4）血肿过大，有碍骨折愈合。

（5）肿胀消退时间延长，增加关节僵硬的机会。

因此，伤处局部明显的血肿与肿胀，是诊断骨折的依据之一，必须在治疗过程中及时采取措施，处理瘀血肿胀，以防止由此产生的不良后果。

（三）功能障碍

骨折发生后，大多有不同程度的肢体功能障碍，主要表现为运动功能及骨骼支架功能的障碍。此表现有时为最先被发现的骨折特征，如小儿小腿骨折时不敢站立等。但有些骨折，肢体功能障碍不明显，如小儿锁骨青枝骨折，某些嵌入骨折等。

（四）畸形

多数骨折，都有肢体形态的改变，望诊可察知其形态与正常不同，称为畸形。由于骨折的部位、类型、移位程度以及受伤机制的不同，可出现不同的畸形，如长骨骨折断端重叠，可有肢体缩短畸形；骨的轴线方向的改变，可使肢体成角畸形及弯曲畸形；骨折端有侧方移位，可使肢体伤处出现一侧凹陷，另一侧凸起的凹凸畸形；由于重力和肌肉牵拉的影响或受伤机制的差别，可出现旋转、翻转等畸形。畸形是长骨骨折的特有征象之一，但不是骨折的必备体征。畸形的纠正也是判断治疗效果好坏的重要标志之一。

（五）骨折摩擦征

摩擦征，是完全骨折两断端互相触碰摩擦所表现的征象。可以听到声响，称为摩擦音；用手可触知摩擦错动的感觉，称为摩擦感。骨摩擦征的存在，是完全骨折的确证。有时可以从摩擦征的性质初步判断骨折的性质（如粉碎性骨折，手下可有握碎石样感觉）。摩擦音往往在轻微移动患肢或在做其他检查时（如检查压痛点时）觉察到。在用其他方法检查已经确诊为骨折的情况下，应避免刻意寻查摩擦征，以免增加损伤或造成骨折移位。骨折端明显移位而查不出骨擦征时，证明骨折端可能嵌夹有软组织。

（六）异常活动

异常活动又称假活动，是指肢体某部所出现的在正常情况下不应有的活动。长骨干部位的关节样异常活动是骨折的确证。假活动可在搬动患肢时发现，也可用一手握伤处，另一手轻轻摆动伤肢远端的方法查出。检查假活动的有无应慎重，以免加重骨折的移位程度。有时可从假活动的程度判断骨折端的对位程度和稳定性，假活动明显的，往往表示骨折端移位较大，稳定性较差。

（七）骨传导音改变

四肢长骨骨折后，骨的传导音改变。正常骨传导音为清脆、高亢的实音，骨折后传导音调变低，音量变弱。骨折端移位越大，骨传导音改变则越明显，骨折愈合后骨传导音恢复正常。

（苏　驰）

第三节　骨折的检查与诊断方法

一、骨折的检查方法

肢体某处受伤，欲确定是否骨折，以及骨折的性质、类型等，必须通过仔细的临床检查。通常用的检查方法有望、闻、问、切、手法、量比、X线、实验室检查等，并各有其相应的特定临床意义。

（一）望诊

医生见到患者，即是望诊的开始，望诊可检查以下内容。

1. 年龄

可以想到与此有关的多发病，如小儿的青枝骨折、肱骨髁上骨折；老年人骨脆弱，跌倒后常有骨折，股骨颈、粗隆间、桡骨远端骨折等多见。

2. 姿态和行动

可初步了解受伤部位和病势轻重。强迫姿态、自己不能活动需人搬抬者，往往有骨或大关节损伤或病势较重；动作灵便者，病势轻；不能坐、立、走者，伤在腰以下。不少骨折有其特殊的姿态。

3. 意识、面色与表情

可初步判断伤情轻重。神色如常、表情自若者，一般无骨伤，或为陈旧损伤，或为较小骨折；若精神恍惚、面色苍白、表情淡漠或烦躁不安、额部冷汗或气急喘促者，伤势重，每见于较重的骨折，须防休克发生。

4. 望畸形

观察肢体标志线或标志点的异常改变，判断有无畸形，如突起、凹陷、成角、弯曲、倾斜、旋转、长短、粗细等。畸形的存在往往标志有骨折或大关节损伤。某些特征性畸形可对诊断有决定意义，如桡骨远端骨折的"餐叉"畸形，长骨干骨折的成角畸形，股骨转子间骨折的下肢外旋畸形等。骨折处畸形标志骨折端有某种移位。

5. 望局部形色

观察有无肿胀及肿胀的范围、程度如何，有无水疱，有无瘀斑，皮色是否焮红，伤肢远端有无发绀。肿胀较重、有瘀斑、起水疱往往是骨折的征象。皮色焮红是已化热，有发绀或紫黑或苍白是肢端血运受阻，可见于骨折伴血管损伤。

6. 望伤口

若局部有伤口，须观察伤口的大小、深浅，是否清洁，边缘是否整齐，伤口颜色，出血状况等。伤口出血、色紫暗而浮有油珠者，为开放性骨折特征之一。观察是否有骨折端外露。伤口出血鲜红、喷射样，为动脉损伤。伤口若有脓液为已感染。若伤口周边紫黑，有特殊臭味，有气逸出者，可能为特殊感染（气性坏疽），对小而深、污染重的伤口，应特别提高警惕。

7. 其他

望瞳孔变化、舌苔舌质、肢端活动情况等，如腕下垂、足下垂，是神经损伤的表现。

（二）问诊

对伤者，除危急者须扼要询问病史迅速抢救外，都应进行详细的问诊（对患者或护送者），这对明确诊断及确立治疗方案甚为重要。

1. 问发病时间与场合

须询问受伤的具体时间、受伤时的姿势、摔跌高度、环境条件等，以助判断有无骨折的可能，以及骨折的部位、机制、类型等。

2. 问病因

询问外力的性质，如砸、压、摔跌或者机器缠绞等，外力的大小、方向、作用部位，均有助于诊断。既往健康状况亦应询问，以考虑病理性骨折的可能性。

3. 问病程

询问伤后是否诊治过、可曾确诊为骨折、用何法确诊、是否留有 X 线片、曾用何种疗法、疗效如何、用过何药、有无医嘱等。根据伤员的回答，可有助于判断既往诊断与治疗是否正确，以作为进一步检查和治疗的参考。

4. 问现在症

询问有无全身症状。对于局部应询问疼痛的性质、范围及程度。有无其他异常感觉，如麻木、酸胀、冷热等，借以判断病情的演变，有无并发症、漏诊，有无合并血管、神经损伤等。

（三）闻诊

1. 一般闻诊

从患者的语言、呻吟、咳嗽、声音、气息、胸腹部听诊所获得的资料，可帮助了解病情轻重、虚实，有无合并症等。

2. 小儿啼哭声

小儿哭嚎是对伤痛的表达方式，其摔跌后啼哭，往往提示可能有骨折存在。按压某处啼哭突然加剧，则该处往往即是骨折的部位。用两手架小儿腋部，抱起时哭嚎，为锁骨骨折的特征。

3. 骨折摩擦音

闻及骨折摩擦音是完全骨折的有力证据，如肋骨接近软骨端的骨折，有时 X 线检查不能发现骨折线，若在局部按压，或指按伤处令患者咳嗽时，闻及骨折摩擦音（或触及摩擦感），即应确诊为肋骨骨折。检查摩擦音应与手法检查配合进行，但要避免为寻求摩擦音而粗暴地扳动伤肢。

4. 骨传导音

主要用于检查某些不易以一般方法查见的长骨骨折，如股骨颈骨折、粗隆间骨折等。检查时将听诊器的听头置于伤肢近侧端的适当部位（骨突起处），用手指或叩锤轻轻叩击伤肢远侧端的骨突处，可以听到骨传导音。骨传导音改变（低沉）表示听诊区与叩击区之间的骨有断裂。检查时，必须将伤侧与健侧对比，方能断定传导音有无改变，伤肢应不附有外固定物，并与健肢放于对称位，叩击部位应对称，用力大小要对等。

（四）切诊

此处的切诊，仅谈切脉，不包括中医切诊的触、按、摸等方法。损伤骨折的切脉，其主要意义包括两个方面。

1. 以脉参症

判断损伤的轻重、虚实、寒热，作为辨证用药的依据之一。

脉见微、细、沉、弱、芤，为伤势重，或身体虚弱；脉见弦、紧、结代，可为剧痛或精神过于紧张；脉见弦、洪而兼数，为瘀血化热或伤口感染；体质较好的一般骨折，患者多表现为脉弦、紧。

2. 检查患肢血运

不论有无骨折，检查伤肢远端动脉的搏动，是检查中必不可少的步骤。通常切脉的部位有肘前肱动脉，腕近侧横纹部的桡动脉、尺动脉，腘窝的腘动脉，足背动脉，内踝后方的胫后动脉等。按压指（趾）甲观察恢复红润的时间，也应视为切脉的一种变法，恢复时间延长，表明血运障碍。

检查脉搏搏动及末梢血运状况的意义，不在于判断有无骨折及其性质，而在于检查损伤是否影响血运。骨折引起血运障碍的原因，常见的有动脉损伤（血管断裂或挫伤），动脉受压（血肿过大，移位的骨折端压迫，关节屈曲度过小），动脉痉挛（移位骨折端的刺激），外固定物过紧压迫（小夹板、压垫、扎带、石膏）等。少见的原因如开放性骨折的空气栓塞、脂肪栓塞，下肢悬吊牵引等。

若发现血运障碍，必须查明原因，采取紧急而有效的处理措施，以免发生严重后果。

（五）手法检查

1. 意义

手法检查在骨折的诊断中占有重要地位，检查者通过双手的某些手法，如触、摸、按、压、摇晃、屈伸、叩击、旋转等，可以查出伤处形态的改变（畸形、肿胀），感觉的异常（疼痛、麻木、软硬、温凉、波动、摩擦征），伤肢功能活动的变异（功能障碍、假关节活动）等。据此可以判断骨折的有无，骨折的确切部位、类型、移位程度，以及有无瘀血积聚、瘀血化热、神经血管损伤等。通过仔细的手法检查，再配合望、问、闻等诊法，对一般骨折均能作出较明确的诊断。

2. 常用手法

（1）触摸法：以拇指或拇、示、中三指接触伤处，稍加按压，在伤处细细循摸。触摸先由远处开始，渐近伤处；用力大小视部位而定，筋肉丰厚部位需用力重按；仔细体验指下感觉，可以了解受伤的确切部位，伤处有无畸形、摩擦征、皮肤温度异常、软硬改变、波动感等，并观察患者对按压痛的反应。这是手法检查最多用的方法，也是检查开始最先用的方法，往往在此基础上再根据情况选用其他的检查方法。

（2）挤压法：用手掌或手指上下、左右、前后挤压肢体，或以手握物状挤压伤处，结合问诊，查明损伤的性质。如以手挤压两髂骨翼（对挤、分离），检查骨盆骨折；双手对挤胸廓，检查肋骨骨折；手指捏住四肢骨干，检查四肢骨折等。

（3）摇晃法：一手握伤处，另一手握伤肢远端，轻轻摇摆晃动，结合问诊与望诊，可以根据疼痛的性质、假活动的有无、摩擦征的有无及其性质，判断是否有骨折以及骨折的类型。多用于检查四肢长骨。

（4）屈伸法：用于检查四肢关节部及靠近关节部的骨伤。一手握关节部，另一手握伤肢远端，使其缓缓屈伸活动。若关节部有剧痛，表示有骨伤。关节内骨折，可出现骨折摩擦征。

（5）叩击法：以掌根部或以拳头施以冲击力，轻轻叩击伤处，或沿长骨的纵轴轻轻叩击，以检查有无骨折。如沿长骨的纵轴叩击，在伤处产生疼痛，则表明有骨折。患者坐位，用拳轻叩其头顶，腰部产生疼痛，表明腰部有骨伤。

（6）旋转法：用手握住伤肢远端，轻轻转动，在伤处产生剧痛，表明有骨伤。多用于检查四肢长骨。如握住足部，使外旋畸形之下肢轻轻内旋，胯部产生剧痛，表明股骨上端有骨折（股骨颈或粗隆间骨折）。

此外，以大头针检查皮肤感觉，用叩诊锤检查腱反射等，也可视为手法检查范围，以确定有无神经损伤的合并症。

3. 注意事项

施行手法检查时应注意以下几点。

（1）轻：手法操作要轻巧，不应粗暴，不应因检查而加重患者的痛苦或增加新的损伤。

（2）细：要细心、细致。注意伤处每一微小的变化，边查边想。当查到某一体征时，要联想到与此有关的事项，给下一步的检查找出方向。

（3）灵：要灵敏。检查时，注意力要集中，反应要灵敏，达到"手随心转"，才不会漏过某些具有决定意义的体征，如骨干部轻微的假活动、细小的骨折摩擦征等。

（4）稳：要稳妥、慎重。在做某一检查手法前，必须慎重考虑操作的方法及其后果，不能随便动手。检查时，要由远及近，由轻渐重，由浅入深。在用其他诊法已经明确诊断的情况下，就不必再做某些手法检查，以避免增加患者的痛苦。要避免一切粗暴的、无意义的手法。

（5）比：有比较才能鉴别。要善于比较伤处与健处的不同，以发现伤处的变化。

（六）量诊

1. 意义

量诊，是利用软尺（布尺或金属尺）、量角尺测量肢体特定部位的长短、粗细、宽窄、畸形角度、关节活动范围大小的检查方法。通过测量，与正常相对比，以确定伤肢形态改变的程度和关节活动范围。

2. 量诊的应用

（1）量粗细：在肢体的预定部位，以软尺围绕一周，与健侧对称部位比较，以确定伤肢肿胀或萎细的程度。

（2）量长短：以软尺测量肢体特定标志点之间的距离，将伤侧与健侧相比较，确定伤肢缩短的程度。骨折重叠移位，则患肢缩短。如上臂骨折，量肩峰与肱骨外髁间的距离；下肢骨折，量髂前上棘与内踝（或外踝）之间的距离。

（3）量宽窄：是判断骨折重叠移位情况的另一种方法。测量身体正中线至对称的两标志点的距离，两侧比较，看伤侧是否有缩短。如锁骨骨折，量正中线（前或后）至肩峰的距离。

（4）量角度：用角度尺测量伤肢成角或旋转的角度，以判断骨折类型或移位程度。如下肢外旋畸形，是股骨或股骨上端（颈或粗隆间）骨折的体征。若伤在上端，则外旋45°左右的是股骨颈骨折，外旋80°～90°的是粗隆间骨折。有时以量角尺测量 X 线片上骨的轴线所构成的角度，或骨折线的角度，以确定骨折的移位程度和骨折类型。测量关节活动范围的大小，多用于骨折治疗的后期，以判断关节功能活动恢复程度。附人体主要关节正常活动范围（图2-3）（中立位0°法）。

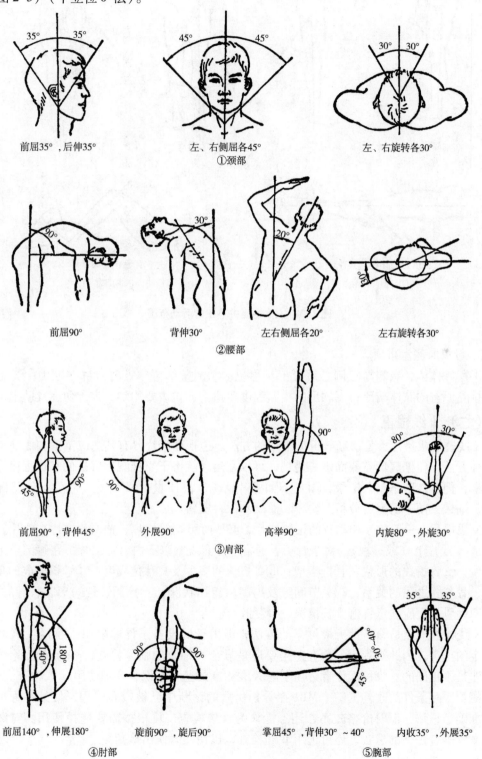

前屈35°，后伸35°　　　　左、右侧屈各45°　　　　左、右旋转各30°
①颈部

前屈90°　　　　背伸30°　　　　左右侧屈各20°　　　　左右旋转各30°
②腰部

前屈90°，背伸45°　　外展90°　　高举90°　　内旋80°，外旋30°
③肩部

前屈140°，伸展180°　　旋前90°，旋后90°　　掌屈45°，背伸30°～40°　　内收35°，外展35°
④肘部　　　　　　　　　　　　　　　　　⑤腕部

图2-3　人体主要关节正常活动范围

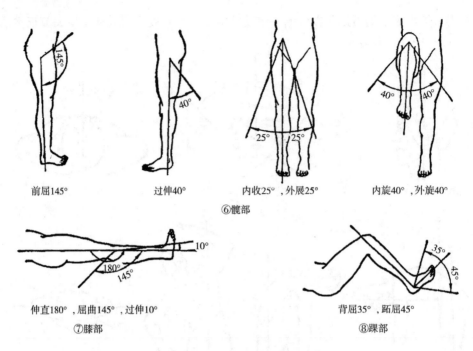

前屈145°　　　　　　过伸40°　　　　　内收25°，外展25°　　　内旋40°，外旋40°

⑥髋部

伸直180°，屈曲145°，过伸10°　　　　　　　　　　　背屈35°，跖屈45°

⑦膝部　　　　　　　　　　　　　　　　　　　　　　⑧踝部

图2-3　人体主要关节正常活动范围

3. 量诊时注意事项

①摆好体位，患侧与健侧必须置于对称位；②测量部位定点要对称、准确；③了解病史，排除原有的肢体畸形；④软尺的松紧程度要适当，拉力要均匀，定点勿在皮肤上滑动。

（七）X线检查

X线透视或摄片，是诊断骨折最常用的方法。透视和摄片各有其适应范围和优缺点，采用哪种方法，应据病情需要而定。透视，可以在运动状态下直接观察骨折的移位程度和复位的难易，但不能留下永久记录，而且不如摄片清晰。高质量的X线片，对骨折的状况显影清晰、细致，便于研究、分析、比较、总结和保存资料。

X线摄片，一般拍互相垂直的正侧位片，必要时可拍斜位片、轴位片或特殊位片。

从X线片上（或透视），对于骨折，通常应注意观察以下内容：①骨折在解剖学上的确切部位；②骨折线的形状及骨折类型；③骨折块的多少及其移位程度；④骨折构成的角度与曲线、骨与骨之间的关系；⑤关节间隙及周围软组织状况；⑥骨骺、骨的形态、骨的密度；⑦陈旧性骨折还应注意骨痂生长情况、骨髓腔等。

X线检查虽然是诊断骨折最可靠的方法，但由于受设备条件的限制，而且X线对机体有一定的损害，因此对骨折的检查，主要还是靠全面细致的临床检查，过分依赖X线检查的做法是不正确的。骨科工作者必须了解X线诊断的基本知识，合理使用X线检查。

随着医疗条件的改善，CT、MRI在骨伤疾病的诊断中已被较多采用，使某些骨折的诊断更准确、细致，但因价格较高，还不能作为常规检查，可根据需要选择使用。对疑有内脏、血管等合并伤的患者，还可选用B超检查，以便及时作出诊断。

（八）实验室检查

实验室检查虽然不是一般骨折的常用检查法，但对某些骨折患者则具有一定价值。如怀疑骨折可能伤及内脏实质者，可查大便是否隐血、尿中是否有血。开放性骨折是否感染，也可查血白细胞计数，已感染者可做细菌培养和药敏试验，以便恰当用药等。

原有内脏疾患的骨折，以及病理性骨折的诊断，实验室检查常为必需的方法。

二、骨折的诊断方法

对急性损伤患者，首先应迅速查明是否处于生命危急状态，扼要了解一下病史，检查患者的面色、神态、表情、体温、呼吸、脉搏、血压、瞳孔变化以及是否有开放性损伤等。如有病情危重的征象，应立即采取有效的抢救措施。

若患者一般情况良好，即可通过望、问、闻、切、量比、手法检查等方法，全面收集病史和查体，如伤后肢体局部迅速出现血肿，疼痛逐渐加重，局限性压痛，伴有不同程度的功能障碍，即应考虑有骨折的可能。如果再查到畸形、骨摩擦征、异常活动、骨传导音改变等特有征象之一者，骨折的诊断即可成立。然后用妥善的方法保护伤处，进行 X 线检查。应注意并发症的存在。

仔细阅读 X 线片或 CT、MRI 检查结果，并与临床检查结果联系起来综合分析，确定骨折的部位、类型、受伤机制、移位程度等，并将检查结果一一记录。最后写出简明扼要的诊断意见。

（刘相成）

第四节　骨折急症处理

随着经济、社会的发展，创伤性骨折发生的原因日趋复杂化，除生活中常见的摔跌磕碰外，如交通事故、建筑工伤、矿难塌方、机械损伤等可导致较重的骨折，往往伴有复杂的合并伤。因而骨折的急症处理，不仅限于骨折本身，处理复杂的合并伤（内脏、血管、神经、挤压综合征等），往往更为紧迫和重要。作为中医正骨医师，遇到严重的合并伤，除充分发挥中医治疗急症的技能外，应及时采取中西医结合措施，运用先进的技术手段进行救治，最大限度地保障伤者生命安全。

下面简要介绍最基本的救治措施。

一、晕厥与休克的处理要点

1. 晕厥的处理

晕厥采取以下救护措施，一般可很快恢复。

（1）患者平卧，保持安静。除非必要，不得轻易搬动患者，待情况允许后，再妥善运送。

（2）饮热水或热茶。

（3）天冷要保暖，天热要防暑。

（4）给予止痛剂、镇静剂。

（5）可针刺人中、十宣、内关、百会等穴。

（6）血压有下降趋势者，可用升压药物。

（7）患肢应予简单而有效的临时固定措施。

（8）若有伤口出血，暂以干净敷料覆盖，加压包扎止血。较大的动脉出血用指压法或止血带，注明扎止血带的时间。

2. 休克的处理

一旦发生休克，应尽快急救。

（1）兴奋中枢。可用中枢兴奋剂，也可针刺人中、十宣等穴。

（2）维持呼吸功能，保持呼吸道通畅，输入氧气，必要时予以人工呼吸甚至气管切开。

（3）补充血容量，输液或输血。如高渗糖、右旋糖酐、血浆、全血，输入液量应充分补足血容量。

（4）加强循环机能，血压下降者应升高血压，在补足血容量的前提下，可应用血管加压药物。

（5）情况允许时，可服独参汤或参附汤，或注射参附针剂。

（6）如伤口大出血，应迅速止血。止血时最好用气压止血带，大血管损伤不超过 2 小时或有重要脏器损伤者，应在纠正休克后迅速手术治疗。

（7）调整体内环境，提高机体应激能力，而促进休克恢复，可注射激素。

总之，在抢救休克时，必须分秒必争，中西医结合，积极采取一切措施，同时要针对发生或加重休克的原因进行治疗。

二、一般闭合性骨折的急症处理

对一般闭合性骨折的急症患者，应根据具体情况，采取适当措施。

1. 伤肢临时固定

用木板、竹板、竹竿或木棍等，扎缚于患肢，固定范围至少超过受伤部位上、下两个关节，或将伤肢与健肢捆在一起，或捆在躯干上。这样可以防止骨折错位，减轻疼痛和减少额外损伤。

2. 止痛与镇静

可服索米痛片、元胡止痛片（中成药）或三元丹。

3. 及时处理并发症

如有严重并发症，应迅速采取有效措施，如移位骨折端压迫动脉、血肿过大或外固定物过紧、阻碍血运、移位骨折端或外固定物压迫神经干等。

4. 严格遵循搬运原则

对于骨折患者的搬运，原则上不得因为搬运而引起剧痛，或使骨折移动错位，或重复受伤机制，或增加新的损伤。将伤员送至医院、检查床、放射科、手术室、病房等的过程中，要针对病情采用恰当的搬运方法。如胸、腰椎压缩性骨折患者，应使患者保持躯干伸直位，由数人搬抬。若搬运不得法，使脊柱屈曲或扭转，则有可能造成脊髓损伤的严重后果。

5. 密切注意观察病情

对于较重的闭合性骨折，必须密切注意发生晕厥或休克的可能性。较严重的闭合性骨折，由于内出血可导致休克。这一潜在的致休克因素，往往易被忽视，这是对闭合性骨折可导致大量内出血估计不足的缘故。凡遇到骨盆、股骨、多发性骨折等，均应密切注意因内出血而造成继发性休克的可能性。

至于身体素衰或有慢性内脏疾患的患者，更应注意可能因骨折而诱发其他变症。

三、开放性骨折的急症处理要点

遇有开放性骨折，都应视为紧急情况，应按急症迅速处理。

1. 尽早施行清创术

清创术越早实施越好，只要全身及局部情况允许，应尽快施术，以保证达到清创的目的。一般认为在伤后 6~8 小时内为污染阶段，为清创术的最好时机，若超过此时间，伤口的细菌已开始繁殖，进入深层，则不易达到清创的目的。但也应视伤口情况而定，若伤口较为清洁，全身情况良好，有适宜的抗菌消炎条件，伤后 24 小时以内者，也可施行清创术。

先给予适当而有效的麻醉，将患肢置于适当的位置，术者常规洗手、戴手套，将伤口用消毒纱布覆盖，外露的骨折端切忌还纳，伤口周围剃毛，用汽油或乙醚擦去油污，再用软毛刷蘸肥皂水洗涤伤口周围皮肤，反复数次，然后以消毒纱布擦干皮肤。更换手套，揭去伤口的纱布，用 3% 过氧化氢冲洗伤口，再用大量灭菌生理盐水冲洗，擦干皮肤。伤口周围皮肤用 2% 碘酊和 75% 乙醇（或 1% 新洁尔灭）消毒，铺盖无菌巾。以利刃沿伤口边缘切除已挫灭和不整齐的皮缘（1~2 mm），手部的皮肤尽量不切除。切除已挫灭和污染的皮下组织、肌肉、筋膜等，并将所有异物彻底清除。必要时扩大创口，不让创腔有存留，以除去深部污物，并便于止血。然后，以灭菌生理盐水彻底冲洗。

2. 骨折端的处理

除去与软组织完全脱离的小骨片，较大的骨片和仍与软组织连接的骨片应保留，用咬骨钳将骨折断端咬除少许，骨髓腔刮除深约 1 cm，以减少感染的可能。应用手法将骨折端复位，是否使用内固定，视具体情况而定。一般不宜做内固定，若伤口较清洁，时间短，清创彻底，抗菌药充足，或须处理更重要的损伤，也可将骨折端做内固定。若不做内固定，则于复位后，保持对位，待伤口缝合后采用可靠的外固定。

3. 其他组织损伤的处理

中、小血管损伤，一般均可结扎止血，小出血点用止血钳止血即可。大血管损伤，有造成肢体坏死可能者，应予修补和吻合。神经干的损伤，应将其污染的断端切除少许，行对端缝合，若不能缝合时，将断端固定在周围组织上，以便以后修补（原则上应尽量一期吻合）。挫灭之肌腱应切除，横断的肌腱，若情况许可，应予修复缝合，不宜缝合者，可用丝线将断端固定于周围组织，以便伤口愈合后修复时寻找。

4. 皮肤伤口的处理

清创后的伤口，大多数都可做一期缝合，一般不必放引流条。如果污染较重，时间较长，清创不甚彻底，皮肤张力过大，或其他条件不允许者，不宜缝合或简单缝合并放置引流条。将伤口内填入大黄软膏油纱布，再用消毒纱布覆盖包扎，待延期缝合或二期缝合，或伤口自行愈合。

5. 清创后处理

立即肌内注射破伤风抗毒素 1 500 U，给予有效抗生素以防感染。患肢用石膏托板固定，以便于搬运或用持续牵引法维持，待伤口愈合后，即可做一般闭合性骨折处理。在伤口愈合前，除极小的开放性骨折外，一般不宜用小夹板外固定。密切注意观察病情。内服化瘀消肿、预防感染的中药，如清心药。

（刘相成）

第三章

手部损伤

第一节 手部损伤的检查

手部损伤大多是复合性的，可有手部皮肤、骨骼、肌腱、神经、血管损伤及其他部位的损伤。因此，要仔细询问负伤的时间、原因，负伤情况，急救经过和出血量的估计，要注意有无其他部位损伤症状，同时测血压、脉搏、呼吸和体温，对全身做较全面的检查，以便分清轻重缓急进行处理。

一、一般检查

初步检查可暂不去除敷料，以免疼痛、出血和伤口污染。可露出手指，观察各指的循环，检查手指的痛觉和各指屈伸活动，判断血管、神经和肌腱有无损伤。必要时拍摄 X 线片，判断手部骨关节损伤及移位情况。如出血不多，在轻缓手法下打开敷料，观察伤口情况，但不可探入伤口，以免疼痛和污染。

麻醉后，洗净伤口周围及手臂皮肤。消毒铺单后，一边清创，一边由浅入深地全面检查伤口情况，注意皮肤循环情况，有无缺损，有无肌腱、神经断裂，有无骨折及其类型和移位情况，有无关节损伤等。

二、皮肤

检查时注意伤口大小、方向与部位，有无缺损。肌腱与骨关节是否暴露。皮肤的循环可根据颜色、毛细血管充盈反应、温度及皮缘有无出血作出判断。皮肤的感觉，主要检查痛觉和触觉，根据神经分布，即可判断损伤的神经。

三、肌腱

1. 屈肌腱

根据手指的活动和伤口部位可以判断指深、浅屈肌腱有无断裂。如深、浅屈肌腱均断裂，远近指间关节则不能屈曲；指深屈肌腱断裂，则远侧指间关节不能屈曲。如指浅屈肌腱断裂，检查时将其相邻区指固定在伸直位，则该指近侧指间关节不能屈曲。拇长屈肌腱断裂时，拇指的指间关节不能屈曲。

2. 伸肌腱

手背指伸肌腱断裂后，不能伸直掌指关节。拇长伸肌腱断裂，不能伸直拇指指间关节。近侧指间关节以上指背伸肌腱（中央束）断裂，近侧指间关节有屈曲畸形，努力伸直时，远侧指间关节呈过伸畸形，即呈现纽孔畸形。如中、远侧指节处伸肌腱断裂，则不能伸直远侧指间关节，呈锤状指畸形。

四、神经

1. 正中神经

手部感觉供给区主要是掌部桡侧 3 个半手指，根据手指感觉消失范围和伤口部位，可以判断损伤的神经支。运动：主要为大鱼际肌支，如肌肉本身损伤不重，拇指不能做对掌动作，多系正中神经或其鱼际支损伤引起。

2. 尺神经

感觉支支配手掌尺侧 1 个半手指，手背尺侧 2 个半手指，通过检查感觉可以判断损伤的神经支。运动：手部肌肉大部为尺神经供给，如骨间肌、小鱼际肌、拇内收肌和尺侧 2 块蚓状肌。尺神经损伤后，手指不能内收、外展，不能同时屈曲掌指关节和伸直指间关节，拇内收无力，小指不能与拇指对捏。

3. 桡神经

手部只有桡神经浅支，分布于手背桡侧 2 个半手指。纯桡神经感觉供区只有虎口附近。

五、骨骼

检查手部的骨和关节时，应注意骨骼的外形，有无成角畸形、异常隆起或凹陷、局部肿胀和压痛，骨质有无外露等。X 线检查，一般拍摄前后位及斜位，必要时拍摄侧位，以确定骨折、脱位的部位和有无移位。

（杜志才）

第二节 手部开放性损伤的处理

一、现场急救

现场急救可用消毒敷料或清洁布类包裹伤口，再用绷带或宽布加压包扎即可止血，一般不需用止血带。滥用止血带，有时会增加出血，甚至造成肢体缺血、挛缩或坏死。伤口内不可敷磺胺粉或其他异物。包扎后应悬吊抬高患肢，迅速送往医院。

二、初期外科处理

初期外科处理是处理手外伤的主要环节，也是再次处理的基础。处理原则：早期彻底清创，防止伤口感染；根据伤情和受伤时间，尽量保留和修复损伤的组织，最大限度地保留手的功能。具体步骤：清创；修复组织；闭合伤口；包扎固定并及时止痛，注射破伤风抗毒素和抗感染药物。

1. 麻醉

手术应在完善的麻醉下进行。单指外伤，可用指神经阻滞麻醉。伤口累及手掌、手背，或多指损伤或较广泛损伤时，可做腕部神经阻滞，最好在臂丛麻醉下进行。

清创术在充气止血带下操作，便于解剖及减少出血，但每次持续时间不应超过 1 小时。如需继续用止血带，应放松止血带 10 分钟再用第二次，再上止血带不宜超过 40 分钟。一般经清创止血后，即无须用止血带。

2. 清创

清创的目的是清除伤口内异物，去除失活组织，使污染伤口变成清洁伤口，以预防感染。

（1）认真做好伤口清洗，是预防伤口感染的重要步骤。

（2）遵循清创术的原则，从外到里，由浅入深，按层次、有计划地清创。盖好伤口，用生理盐水加肥皂过氧化氢，洗净手、前臂至上臂，然后清洗伤口并用生理盐水冲洗。手的结构复杂精细，循环丰富，清创时应尽量保留可保留的组织。如循环好，只切除少许皮缘。

（3）清创时仔细检查损伤组织，判断损伤程度及范围，必要时松放止血带观察组织及血液循环，再拟订出手术计划。

3. 修复组织

平时手外伤，6 小时内，污染不严重者，只要条件许可，应一期修复损伤组织。此时解剖关系清楚，继发改变轻微，手术效果好，操作容易，功能恢复快。处理顺序如下。

（1）骨、关节的处理与一般清创原则一样，尽量保留骨块，仅去除完全游离的小骨片。复位后用克氏针斜行或交叉固定（图 3-1），或微型钢板固定。然后缝合修复关节囊。不可用通过邻近关节的克氏针髓内固定，否则会损伤关节，且固定不良，有旋转运动，也不利于早期功能练习。

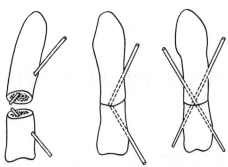

图 3-1　克氏针交叉固定法

（2）修复肌腱、神经。

（3）一侧指动脉或指总动脉损伤，对手指循环影响不大，可不修复。两侧指动脉全断，手指供血不足，需要修复；争取修复两侧血管，增加供血量。

4. 缝合伤口

闭合伤口是预防伤口感染的重要措施。在彻底清创的基础上闭合伤口，保护外露的深部组织，防止细菌入侵，防止感染。手的循环丰富，抗感染能力强，手部闭合伤口的时限一般可延长至受伤后 12 小时。还应考虑伤情、污染程度及气温，然后决定是否闭合伤口。被人或动物咬伤，一般不做一期缝合。闭合伤口有以下几种方法。

（1）直接缝合：如皮肤无缺损或缺损很少，可直接缝合，但切忌勉强做张力缝合。对跨越关节掌、背面及与掌纹垂直与指蹼平行的直线伤口，宜做局部"Z"形皮瓣转移，避免瘢痕挛缩。如条件不好，则二期做整形手术。

（2）游离植皮：皮肤缺损而创面有良好血供，无骨质、肌腱裸露，可做游离植皮。如骨骼、肌腱外露很少，可用附近软组织（肌肉、筋膜）或软组织瓣覆盖，再行植皮。一般以中厚皮片为好，指腹和手掌也可用全厚皮片。

（3）皮瓣覆盖：骨骼、肌腱有较大裸露时，常需皮瓣覆盖，根据部位和面积，分别采用下述方法。

1）局部皮瓣：指端小面积缺损可用各种指端皮瓣（图3-2）。手背用局部任意皮瓣（图3-3）。拇指、虎口可用示指桡侧皮瓣或示指背侧带神经血管蒂岛状皮瓣覆盖。

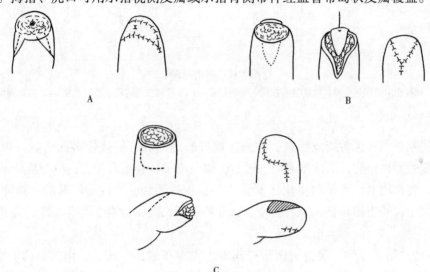

A

B

C

图3-2　手指残端各种局部皮瓣设计

注　A. 指端三角皮瓣；B. V-Y形皮瓣；C. 旋转皮瓣、指背双蒂推进皮瓣。

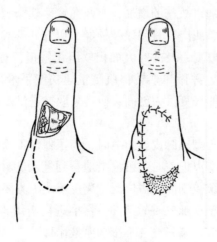

图3-3　旋转皮瓣

2）邻指皮瓣（图3-4）：是用相邻手指背侧的皮肤形成皮瓣，常用于覆盖指端或指腹的缺损。

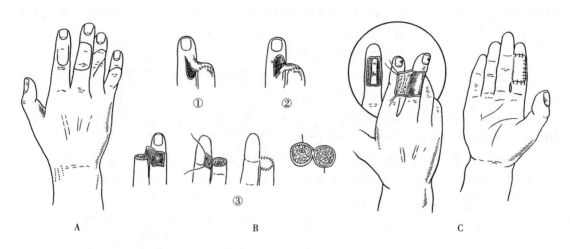

图 3-4　邻指皮瓣

注　A. 几种常用的邻指皮瓣。B. ①逆行皮瓣；②顺行皮瓣；③指背皮瓣转移至指端掌侧。C. 指掌侧皮肤缺损，邻指皮瓣修复。

操作注意事项：①游离皮瓣时，注意保留伸肌腱上的一层疏松腱周组织，否则肌腱裸露，不能接受游离植皮；②皮瓣蒂切勿过短，以免皮瓣转移后有张力，影响皮瓣循环；皮瓣蒂应略长，转移较易，断蒂时供皮区及受皮区也较易闭合；③皮瓣转移后，指间用纱布隔开，妥善固定；④皮瓣转移3周后断蒂；⑤避免手指长期非功能位固定，造成关节僵直，影响手功能恢复。

3）远位皮瓣：骨骼、肌腱大面积裸露需用大面积远位皮瓣，常用的有前臂交叉皮瓣、腹部皮瓣和髂腰皮瓣（图3-5）。由于显微外科的迅速发展，近年来已设计多种游离皮瓣，为手部创面覆盖提供更多的选择。例如，比较适用于手部的有前臂皮瓣、臂外侧皮瓣、足背皮瓣、肩胛背皮瓣、腹股沟皮瓣和隐动脉皮瓣等，可根据具体情况选用。

随着工农业机械伤及交通事故伤的增加，手及前臂碾轧撕脱伤较多见，常有大面积软组织缺损或挫灭，并伴有肌腱、肌肉、骨骼以及神经、血管外露或断裂，早期处理困难。侍德首先使用腹部大型动脉皮瓣修复手及前臂大面积软组织缺损，有作者已应用10例，不仅修复手及前臂巨大软组织缺损，并做二期转移肌腱重建功能手术，均获得了良好的功能恢复（图3-6）。其优点在于不仅能修复巨大创面，而且采取推进供皮区皮瓣直接缝合消灭继发创面，无须游离植皮。

操作注意事项：①腹部大型动脉皮瓣游离时，为了保证不损伤皮动脉，须严格在浅筋膜与深筋膜之间分离，当皮瓣游离近蒂时，可清晰地看到进入皮瓣的血管，注意保护切不可损伤；②为了保证推进皮瓣能覆盖创面，需广泛游离皮瓣，上方要游离至剑突平面，下方游离至腹股沟平面；③在腹部大型动脉皮瓣的蒂部，将推进皮瓣用3～4针减张缝合固定，由于该皮瓣有多个直接皮动脉供血，减张缝合不影响血液循环。

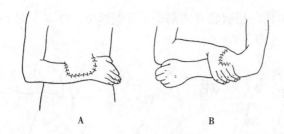

图 3-5　远位皮瓣

注　A. 腹部皮瓣；B. 臂交叉皮瓣。

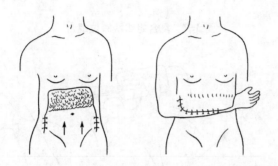

图 3-6　腹部大型动脉皮瓣修复手及前臂巨大软组织缺损

三、常见损伤

1. 切割伤

如刀伤、玻璃或车床铁屑割伤和电锯伤等，常有深部肌腱、神经等组织损伤，暴力大者可造成肢体大部或完全离断。检查时须结合解剖部位和伤情判断受伤组织，详细检查后确定处理方案。处理时多需延长切口，显露损伤组织，切忌在小伤口内用器械探查。寻找回缩屈肌腱法：屈曲手指及腕关节，在前臂由近而远用手或缠绕橡皮驱血带，挤出屈肌近断端。必要时可在掌部或前臂延长或另做切口找到。争取一期修复肌腱、神经，效果多较满意。

2. 刺伤

如针、钉、刀和木片等刺伤，常发生在手指末端。浅刺伤如无异物存留伤口内，一般可自愈。如刺伤较深，有异物存留，常易发生感染，如腱鞘炎等，严重时可导致手功能障碍。处理时除做好清创外，应注意异物的去除。

3. 挤压伤

铁锤、门窗缝可对手指造成挤压伤，机械、滚轮、压型机和车辆等可造成手的重度挤压伤，可毁坏真皮层血管，临床上有皮肤循环障碍，皮肤失活；还可产生皮肤撕裂和撕脱性损伤。处理时应根据损伤的轻重程度及皮肤是否存活等采取相应措施。轻者只需包扎或清创、缝合、包扎，重者需行植皮、皮瓣覆盖，甚至截肢。

4. 指端缺损

切割、挤压伤或爆炸伤均可造成指端缺损，包括指腹、指背的斜行、横行截断或不整齐缺损等。较整齐、完整的完全断指应做再植术，其他可按以下方法处理。

（1）指端0.5 cm以内的指腹整齐切削伤，可做原位缝合术（图3-7），或用足趾趾端腹面组织移植于手指创面（图3-8）。

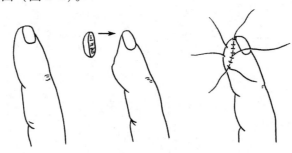

图3-7　复合组织块原位缝合

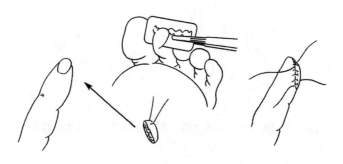

图3-8　足趾趾端复合组织移植

（2）单纯指端皮肤缺损，无骨质外露，用中厚或全厚皮片植皮。

（3）指腹缺损、指背缺损或侧斜行缺损，指骨外露，应做邻指皮瓣或远位皮瓣转移，或前移推进皮瓣修复（图3-9）。

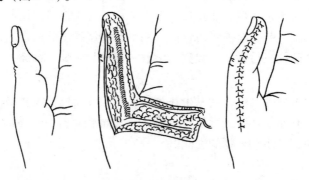

图3-9　前移皮瓣

（4）指端缺损：一般需做残端修整术，残端用鱼嘴缝合法（图3-10）、V-Y皮瓣、指背皮瓣（图3-3）和邻指皮瓣等方法闭合。做残端修整时应注意：①尽可能利用残端有循环的皮肤，保留最大长度；②咬除足够的末端指骨，无张力缝合残端皮肤；③于稍高位切断指神经末端，使其回缩到截指平面以上软组织内，防止神经瘤形成和手指残端痛；④将残端修整成圆形，避免两侧形成"猫耳"。

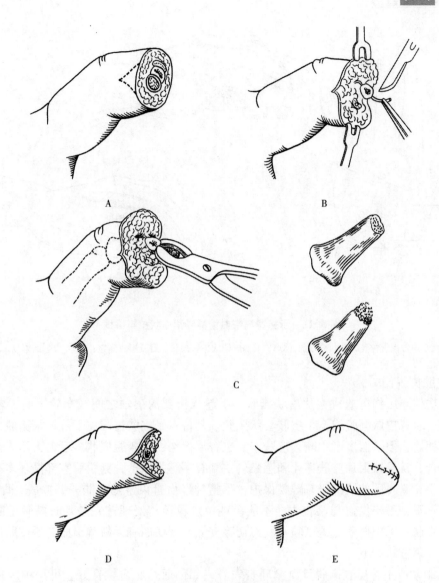

图 3-10　鱼嘴缝合法

注　A. 指端两侧辅助切口；B. 游离前后皮瓣，切除部分神经；C. 修整指骨；D. 修整完毕；E. 缝合皮瓣。

（5）拇指急症创伤，有较大范围的软组织缺损，骨关节、肌腱和神经裸露，或末端断指不能再植时，可用示指背侧带神经血管蒂岛状皮瓣转移覆盖创面，面积可达 4.0 cm × 2.5 cm或稍大。术后可及时获得痛觉、温觉、触觉和实物感，一次完成手术（图 3-11）。

操作注意事项：①清创后画出皮瓣和切口的轮廓，示指近节背侧皮肤可全部应用；在充气止血带下手术，不做静脉驱血，保持静脉充盈，便于游离和保护；②在切口近侧游离第 1 掌背动脉及神经，向远侧游离；血管神经周围软组织宜保留，以利分离及保护；游离 2 条浅静脉并保护至示指背的静脉支；③在示指切口，沿其血管神经向近侧游离，至上述神经血管会合处，注意勿损伤；④血管蒂要够长，皮下隧道要宽松，防止神经血管蒂受压、扭转及产生张力。

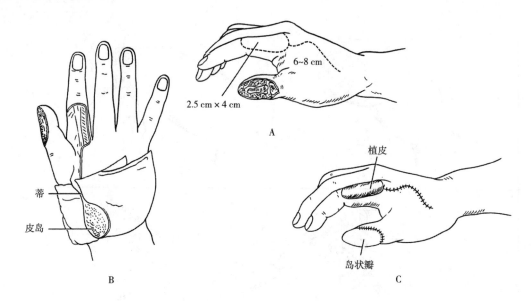

图 3-11　示指背侧带血管神经蒂岛状皮瓣移植

注　A. 切取带血管神经蒂岛状皮瓣的计划切口；B. 切取带蒂岛状皮瓣及形成隧道；C. 完成创面修复。

5. 皮肤撕脱伤

滚动物体碾压伤可造成大片皮肤撕脱。手卷入机器的滚轴之间或车轮下时，常发生手指、手掌、手背皮肤撕脱或全手皮肤套状撕脱。其特点是皮肤连同皮下从近端撕脱，虽远端仍与手指相连，但供血多已中断，皮肤本身也有碾挫伤，故撕脱皮肤多已失去活力。如做皮肤原位缝合，常导致大片皮肤坏死和感染。手掌有掌腱膜保护，撕脱后掌部循环多存在；手背皮下疏松，撕脱后伸肌腱仍有腱膜保护；手指神经血管束常随皮肤一并撕脱，即使肌腱、骨骼挫伤不重，手指供血却已丧失，不能单纯植皮覆盖。处理首先是判断撕脱皮肤能否成活。常用方法：毛细血管充盈试验及利刀切除皮缘，视切面有无新鲜出血，是皮肤能否存活的指征。处理方法如下。

（1）手掌或手背皮肤撕脱且血循环丧失者，如创面基底血供良好，可用中厚皮片游离植皮。撕脱的皮肤无挫伤者，可供切取中厚皮片。大片肌腱、骨骼外露，须用带蒂皮瓣或游离皮瓣覆盖。

（2）有重要血管损伤时，应予吻合修复。

（3）拇指单指撕脱，可采用甲瓣，足背皮瓣游离移植，或前臂逆行岛状皮瓣，示指背皮瓣，示、中指（或中、环指）双岛状瓣转移。也可在修复神经后，用锁骨下皮管包埋。示、中、环、小指单指撕脱，创面基底无血供而不能修复血管者，应考虑截指。

（4）多指撕脱或全手撕脱处理困难，目前尚无理想方法。一般是用腹部袋形皮瓣包埋；如创面尚有循环，争取游离植皮覆盖，不能植皮的剩余创面用腹部皮瓣覆盖，3 个月后行二期修复。也可用侧胸壁、上臂夹心皮瓣以及各种游离皮瓣修复。

6. 咬伤

咬伤带有多种毒力较强的细菌，新鲜咬伤及已有感染者，伤口均不应缝合。

要做好清创，用过氧化氢、生理盐水充分冲洗。不宜修复神经、肌腱等组织。术后适当固定，应用抗生素防止感染，早期活动。轻伤可渐愈合。有空腔者应保持开放引流。如基底已呈健康外观，可在无张力下定点缝合。伤愈后二期修复神经、肌腱或行皮肤整形手术。

7. 火器伤

子弹、弹片、炸药爆炸所致，多有严重软组织损伤和粉碎骨折。伤口内外有泥土、弹片等异物存留，污染严重，应早期彻底清创，伤口定点缝合，肌腱、神经待伤愈后 2 周修复。如伤口已有感染，清创后，不缝皮，湿敷，全身用抗生素，控制感染后植皮或缝合。

四、手部战伤的特点及分级救治

战时手部损伤以火器伤为主，多为炸伤，伤情复杂，污染重，合并伤多，给手外伤处理带来困难。

分级救治的内容为：团卫生队的主要工作是急救、包扎、分类和后送。用较多敷料加压包扎，控制出血，抬高伤手，不用止血带，迅速送一线医院，争取尽快进行决定性治疗；也可用直升机送后方医院或二线医院。师卫生营一般是做伤口检查、止血、包扎、固定，记录伤情和分类后送。

各级医院根据记录和检查结果作初期外科处理，有条件的师卫生营、一线野战医院也可做清创等初期外科处理。伤口可做定点缝合，不严密缝合，固定伤手于功能位。如伤口污染严重，初期处理后不缝合，5～10 日后在后方医院行二次外科处理，清创，整复骨折，用各种方法促使伤口愈合。整形重建手术在伤愈水肿消退后进行。

（杜志才）

第三节　手部骨折与脱位的治疗原则

手部骨折与脱位是常见病、多发病，但在门诊、急诊常发生漏诊或处理不当，如腕舟骨骨折初诊时没有注意，当患者因腕肿痛多次到门诊检查时才发现。此时，已形成骨折不愈合，给治疗增加了难度。又如，第 4、第 5 腕掌关节骨折脱位，也经常发生漏诊，晚期常造成手的功能障碍和疼痛，这除了有些损伤在诊断上有一定难度外，思想上不够重视也是重要的原因。有学者认为手部骨折是小骨头、小关节，即使发生了骨折脱位，也无足轻重。其实手是人们生活和劳动的主要器官，手的损伤和疾病将会严重影响人们的生活和工作，特别是那些用手从事精细操作的人。因此，应重视手部骨折与脱位的诊断并需掌握正确的处理原则。

一、要早期复位

骨折与脱位在伤后 24 小时内复位容易，如果时间延长，由于骨折或脱位部位的出血、血肿机化，损伤软组织渗出、水肿等原因，使骨折脱位复位困难。如时间超过 3 周，则骨折脱位部位周围的软组织已发生纤维化，组织变硬，复位将更加困难。2 个月以上，则由于韧带及软组织的挛缩，将形成固定畸形，有的骨折已有畸形愈合，此时手法复位显然已不可能。

骨折早期复位、妥善的固定，使骨折顺利愈合，就可以尽快转入康复治疗，以使手部功能获得更快的恢复。脱位后早期复位，可使损伤的软组织尽快愈合，一般 2 周后即可进行功能锻炼，可明显减少关节僵硬。

二、要解剖复位

手部骨折，要尽量做到解剖复位，不能有成角、短缩、旋转或移位。由于手部解剖精细，骨折复位欠佳将直接影响手部功能。如为关节内骨折，即使留有轻度成角或移位，由于关节的倾斜或移位骨质的阻挡，都会造成关节的活动障碍。

三、要牢固固定

手部骨折，无论是外固定还是内固定，都要求牢固可靠，以维持骨折的解剖复位，便于及早开始功能锻炼，最后达到骨折愈合，功能恢复。如骨折固定不牢固，骨折会重新移位，造成畸形愈合。

四、要以恢复手的功能为主要目标

治疗骨折脱位的最终目的是恢复手部功能。对于手部功能恢复的问题，在治疗开始时就应给予充分注意，如骨折的制动，应在功能位，可防止韧带和关节囊的挛缩。在进行手术治疗时，应避免过多剥离软组织，并采用操作简便、固定牢固又不影响手指活动的内固定器材。无论是内固定还是外固定，都应避免不合理的、过长时间、过大范围的固定。

五、要重视康复治疗

无论骨折还是脱位，都需要对患手进行一段时间的固定。骨折愈合后，由于软组织的损伤、疼痛、水肿等原因造成的关节僵硬、肌肉萎缩、肌腱粘连等骨折病将会严重影响手的功能。因此，在骨折脱位治疗后，应尽快转入康复治疗。康复治疗可以改善患手的血液循环，减轻水肿，增大关节活动度以及改善患手的感觉等，使手的功能得到恢复。

（张　坤）

第四节　腕部骨折与脱位

腕关节是一个结构复杂的复合关节，也是人体中最易于损伤的关节之一。其运动的灵活性及稳定性是保证它能够正常发挥功能、满足人体生活需求的重要条件。因此，对于腕关节损伤，应力争及早诊治，避免延误，以求其灵活性和稳定性能有最大限度的保留和恢复。

一、腕骨骨折

（一）舟骨骨折

1. 解剖

腕舟骨位于腕关节桡侧，长轴斜向下外，与关节纵轴约成45°夹角。其形状不规整，远、近极膨大，中间部相对狭窄。远极的掌侧凸出，称为舟骨结节，为屈肌支持带与拇短展肌的附着部；中间部因其窄而称为腰部，是骨折的好发部位；远极的远背侧面为双凸关节面，与大、小多角骨成关节；近极与桡骨远端腕关节面外侧半相对，构成桡舟关节；腰部的尺侧为凹状关节面，与头状骨相关联；近极尺侧面则与月骨桡侧面相接，形成舟月骨间关节。腕舟骨跨越腕中关节，是远、近两排腕骨活动的连杆，对腕关节的稳定具有重要作用。

腕舟骨的大部分被关节软骨覆盖，只有远极的舟骨结节和腰部背外侧部有粗糙的皮质裸露，滋养血管由此进入骨内并向四围分支供血。腕舟骨近侧 2/3 ~ 3/4 的血液供应来自腰部入骨的血管，远侧 1/4 ~ 1/3 则是由舟骨结节部的血管滋养。当腰部骨折时，由腰部向近极逆行的血管常会因此而损伤或断裂，导致骨折近侧段发生缺血、坏死。

2. 损伤机制

舟骨骨折最常见的损伤原因是摔倒时手背伸位着地，过伸暴力造成骨折。舟骨连接着远近排腕骨，周围有韧带固定。当跌倒时，腕关节极度背伸位着地，舟骨受远近排腕骨的挤压，成为应力集中点，背伸位时，舟骨近侧端被固定在桡骨关节面凹内，腕关节进一步向背伸运动，桡骨茎突的背侧缘撞击舟骨，身体的重量集中在舟骨腰部，产生腰部骨折。舟骨骨折的部位取决于腕背伸后其桡偏的程度。腕关节越桡偏，骨折更趋向发生在舟骨近端，反之，则骨折更趋向发生在舟骨远端。过度尺偏时，容易产生结节部撕脱。

3. 临床表现

舟骨骨折是腕骨最容易发生的骨折，占腕骨骨折的 51% ~ 90%，在腕部损伤中仅次于桡骨远端骨折，占第二位。发病年龄多在 15 ~ 40 岁，舟骨骨折一般都有明显的外伤史，骨折常见临床表现是腕关节活动疼痛，腕背伸和桡偏时尤为明显。腕关节活动范围受限，由于舟骨是关节内骨，腕关节韧带致密，故单纯的舟骨骨折有可能不会出现明显的腕关节肿胀。查体时仅可见"鼻烟窝"肿胀，有压痛。一些舟骨骨折还可有舟骨结节处的压痛。有研究表明，结合"鼻烟窝"压痛和舟骨结节压痛用于舟骨骨折诊断时敏感性较高。

4. 分型

骨折分型可对治疗和预后起指导作用。临床上常根据骨折的部位和骨折线的方向来分型。舟骨骨折可分为近端骨折、远端骨折、腰部骨折和舟骨结节骨折以及远端软骨骨折，但后者只占极少数。由于腰部骨折在舟骨骨折中占了很大的比例，1960 年，Russe 回顾了大量的临床病例后提出了一种腰部骨折新的分型方法，称为 Russe 分型。这种分型方法根据骨折线的方向分为：①横形骨折，即骨折线垂直于舟骨长轴，占 60%；②水平斜形骨折，骨折线和水平面平行，占 35%；③垂直斜形骨折，骨折线和垂直面平行，占 5%。这一分型方法能帮助临床医生判断哪些骨折容易发生骨折块的移位。垂直斜形骨折的骨折线与腕关节纵轴平行，有较大的纵向剪力，骨折最不稳定，最不利于愈合；水平斜形骨折受到的剪力最小，骨折最稳定，容易愈合；横形骨折介于两者之间。

1975 年，Eddeland 对一组舟骨病例回顾分析，发现 93 例 X 线片上骨折端移位小于 1 mm 的舟骨骨折患者发生假关节的倾向为 19%，而 25 例骨折端移位大于 1 mm 的患者中有 23 例（92%）没有愈合，因此提出了移位骨折的概念，把 X 线片上骨折端错位大于 1 mm 的骨折称为移位骨折，反之则称为非移位骨折。移位骨折并发血管损伤的可能性极大，导致骨折并发症的发生率明显增加。1984 年，Herbert 将骨折分为 4 型，即新鲜稳定骨折、新鲜不稳定骨折、骨折延迟愈合以及骨折不愈合，每一型又根据骨折部位及病变程度分为多个亚型。

5. 舟骨骨折的诊断

舟骨骨折的早期诊断尤为重要，诊断延误或漏诊可导致延迟愈合、缺血性坏死或形成假关节，最终可导致腕关节不稳定和发生骨性关节炎。虽然现在影像诊断设备和技术在不断提高，但舟骨骨折的漏诊率仍高达16%。

舟骨骨折的诊断通常依靠病史、体检和X线检查。腕关节活动受限、疼痛、鼻烟窝肿胀和压痛都是舟骨骨折的典型表现，但不具有特异性，因此诊断主要依靠辅助检查。临床最常用的检查方法是X线检查，一旦出现骨折线，即可确诊。但部分舟骨骨折早期X线表现不明显，初次X线检查的假阴性率较高，Leslie与Dickson、Waeckerle发现假阴性率为2%～20%；Bo Munk对1 052例患者（160例骨折）进行回顾性研究发现假阴性率为6%；Hunter发现大约有1/5的舟骨骨折在早期的X线片上不能被发现。另据报道，舟骨骨折诊断的假阳性率在25%以上。Abdel-Salam提出对那些临床上怀疑有舟骨骨折但X线检查结果为阴性的患者，应行石膏固定10～14天后再次进行临床症状和X线检查。Waizenegger发现，一些较隐匿的舟骨骨折最迟可至6周时才有X线表现。

为了获得早期确诊并避免不必要的固定，需要除X线以外的一些其他检查方法来协助诊断。近年来一些新的诊断技术开始应用于临床，包括骨扫描、热成像、CT、超声以及MRI检查等。

X线检查应包括腕关节前后位、侧位、前后斜位和后前斜位以及舟骨位。由于舟骨周围有桡骨以及腕骨会对舟骨的影像造成干扰，并且舟骨的长轴方向与腕关节的长轴方向不一致，因此单一体位不能显示舟骨的全貌，容易造成漏诊。

骨扫描是利用放射性元素^{99m}Tc标记的磷酸盐（MDP）与骨内有机成分结合的特异性来进行骨骼成像，包括普通骨扫描和三相骨扫描。普通骨扫描是静脉注射^{99m}Tc-MDP后2～3小时，待未进入骨内的部分排出后进行骨骼显像。三相骨扫描：第一相即充盈相，静脉注射^{99m}Tc-MDP后立即摄片得到；第二相即扩散相，静脉注射^{99m}Tc-MDP 1～4分钟后得到；第三相即静止相，静脉注射^{99m}Tc-MDP 2～4小时后得到。如果近期内发生过骨折，骨扫描会在该部位出现核素摄取增加。骨折发生后7～24小时骨扫描就能有阳性结果，并能持续1年或更长。伤后48小时对一些可疑的骨折进行检查就能得到满意的结果。但过早检查，由于周围组织的广泛充血，将会影响诊断。许多研究表明，骨扫描的敏感性是100%，特异性是98%。Young、Vanbeek也认为骨扫描能增加舟骨骨折的诊断准确率，并允许检查结果为阴性的患者早期活动。

计算机体层成像技术（CT）于1969年出现后就被广泛应用于各种临床疾病的诊断。CT能直观地了解骨骼内部的病变，对于骨折，可以从断面影像上看到骨折线的位置以及骨折块粉碎分离的情况。对怀疑舟骨骨折但X线检查阴性的患者可以进行CT检查，由于横断面扫描时和骨折平面平行，而扫描层有一定厚度，也可能会造成漏诊，因此通常进行腕关节冠状面和矢状面的扫描，必要时也进行长轴面的扫描。近年来，随着计算机技术和CT技术的发展，出现了以CT技术为基础的三维CT成像，运用这一技术能使腕骨表面图像进行重建，从而直观地反映出腕骨的病变，包括舟骨骨折，即使是很小的骨折移位也能够被确诊，对于有移位的骨折，则能直观地显示出骨折的位置并能对骨折移位的程度进行评价。

磁共振成像（MRI）是利用原子核在磁场内共振所产生的信号经重建成像的技术。它不仅能提供横断面的图像，还能提供矢状面和冠状面的图像。研究表明，在诊断腕骨骨折方面

MRI 要优于其他的诊断方法。T_1 加权像信号减低，T_2 加权像信号增加提示有新鲜骨折存在，T_2 加权像高信号是新鲜骨折的特征，并提示愈合是有可能的。Kitsis 对骨扫描和 MRI 进行了比较，认为 MRI 不但能提供骨折的信息，还能提供软组织损伤的情况，早期进行 MRI 检查（2 周内），有助于指导早期临床的正确处理。MRI 与骨扫描和 CT 相比较，具有无辐射的优点，MRI 与其他诊断方法所不同的是，诊断的同时还能对骨折块的血供进行评价。一旦舟骨在 T_1 和 T_2 加权像上均出现低信号，提示有缺血坏死发生。

Christiansen 对 103 例临床上可疑患有舟骨骨折的患者进行超声检查，最终获得了 37% 的敏感性和 61% 的特异性，认为超声不适合用于早期舟骨骨折的诊断。Finkenberg 对创伤后怀疑舟骨骨折但普通 X 线检查正常的患者进行了超声检查，结果显示，超声诊断的敏感性为 100%，特异性为 95%。Herneth 认为，超声有助于早期诊断一些隐匿的舟骨骨折，而 Linda Roolker 的一项回顾性研究发现，超声敏感性和特异性分别为 24% 和 85%。因此，超声诊断的可靠性仍需进一步研究。

热成像是利用液晶在不同温度下显示不同颜色的特点来诊断疾病的方法。舟骨骨折时周围组织充血，局部皮温升高，以鼻烟窝为著，双侧对照进行热成像检查，即可有阳性表现。Hosie 等研究后发现敏感性和特异性分别达 77% 和 80%，认为这是一种简单、迅速且廉价的诊断方法。但此法在显示清晰的骨折线、骨小梁的连续等方面不如 X 线平片或 CT 扫描等。

6. 治疗

（1）无移位且稳定的舟骨骨折：新鲜、无移位稳定骨折通常无须复位，可用管形石膏固定。石膏远端应至远侧掌横纹近端，拇指固定在对掌位，石膏应超过掌指关节。但腕关节制动的位置有争议，解剖研究发现：①腕关节屈曲时骨折块向背侧分离，而背伸时骨折块在掌侧产生挤压力，因此，解剖研究建议最佳的维持骨折位置是腕背伸 25°~30°，桡偏 20°，前臂中立位；②保持最佳复位的位置是尺偏、中度背伸、前臂旋后位；③应固定在腕屈曲位。Colles 型石膏是最常用的，腕关节常常屈 20°或伸 20°，Hambidge 研究发现，固定位置并不会最终影响骨折的愈合，但 6 周后随访发现，掌屈位固定后有明显的背伸受限，因此建议石膏固定在腕轻度背伸位。

舟骨石膏应该固定在肘以下还是肘以上仍有争议。有研究显示，两种石膏固定在愈合率和愈合时间上没有显著差异，因此建议应使用肘下石膏固定。Verdan 建议使用肘以上石膏固定来消除前臂在旋转过程中对骨折端产生的剪切力。解剖研究发现，肘以下石膏固定后，前臂旋转时骨折端有明显的活动，因此建议舟骨骨折应用肘以上石膏固定。

固定时间通常为 10~12 周，多数骨折能够愈合，X 线片证实后即可去除石膏，开始功能锻炼。如果超过 12 周仍没有愈合征象，应考虑手术治疗。

陈旧、无移位且稳定的舟骨骨折多由于诊断被延误所致。治疗上应首先考虑试行石膏制动，制动时间可延长至 20 周，石膏固定期间应定期复查。稳定的腰部骨折采用石膏固定后可愈合，但时间约为急性骨折愈合时间的 2 倍，若 20 周后仍没有愈合征象，应考虑手术治疗。

（2）有移位但不稳定的舟骨骨折：骨折移位超过 1 mm 的舟骨骨折（图 3-12）多有血管损伤。移位骨折的发生率占舟骨骨折的 30%，是导致预后不良的主要原因。文献显示，非手术治疗的不愈合率可达 50%，要获得满意的愈合率必须获得骨折的准确复位，闭合复位很难达到准确复位并得以维持，切开复位内固定是必要的。

手术方法：采用掌侧或背侧入路，但掌侧入路可减少骨外血管的损伤。显露舟骨，解剖复位后进行固定，内固定物可用克氏针、螺钉等，Herbert 钉和 AO 加压空心钉（图 3-13）近几年在临床广泛应用，明显提高了骨折的愈合率。Herbert 螺钉的优点在于能缩短制动时间，提供坚强固定，对骨折线有加压作用，没有钉尾，术后不必取出；但也有其缺点，如必须使用特殊的固定器械，技术上要求较严格，另外不适合于一些近端粉碎或并发周围组织广泛损伤的舟骨骨折。

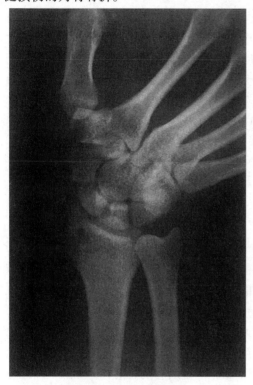

图 3-12　舟骨腰部骨折

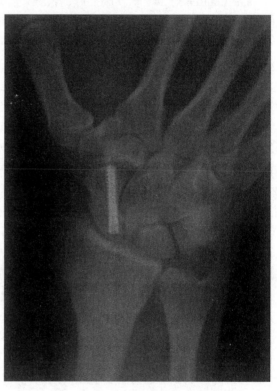

图 3-13　Herbert 螺钉治疗舟骨骨折

注　骨折移位超过 1 mm，提示预后不良，应手术治疗。

（3）舟骨骨折不愈合：不愈合是指创伤后 4～6 个月仍没有愈合的表现。骨折不愈合与诊断处理不及时、制动不适当、舟骨的供血血管损伤、近端骨块缺血、骨折端成角、移位、韧带损伤以及腕关节不稳定等因素有关。舟骨骨折不愈合的临床表现有腕关节桡侧疼痛、运动受限、握力下降等症状。X 线检查可见骨折间隙加宽、断端边缘萎缩、硬化，附近骨质内有囊性变，骨折背向成角移位等。由于骨折断端间有活动存在，晚期可出现创伤性关节炎。Amadio 描述了舟骨侧位片上的驼背畸形（图 3-14），发现如果舟骨间角大于 45°，则会增加疼痛和骨性关节炎的发生率。长期不愈合严重影响到腕关节的功能以及患者的生活质量。由于舟骨解剖的特殊性，其骨折不愈合的治疗成为一个难题，近年来开展了很多方法，有延长石膏制动时间、植骨（附加或不附加内固定）、骨块钻孔、桡骨茎突切除、表面置换、近排腕骨切除、电刺激、部分或全部舟骨切除、假体置换、腕骨间融合、全腕关节融合等，但最常用的仍是植骨术。

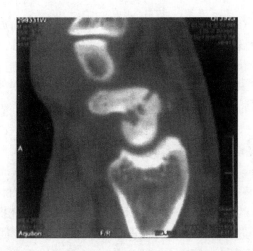

图 3-14 CT 显示舟骨陈旧骨折，明显驼背畸形

植骨始于 1928 年，为 Admas 最先采用。他将植骨块做成栓状，然后自舟骨远端将其插入预先钻好的孔洞内，但临床效果不是十分理想，愈合率在 60% 以下。Mattl 描述了取髂骨嵌入植骨的方法，Russe 是从掌侧入路显露舟骨，刮除坏死组织，取髂骨修成合适形状，填入缺损处，获得了 86% ~97% 的愈合率，但术后需要石膏固定至少 4 个月，往往会发生腕关节僵直。Stark 对此进行了改进，掌侧入路显露舟骨后，行开窗刮除坏死组织，取对侧髂骨松质骨植骨，两枚克氏针沿长轴固定，开窗处取皮质骨填补后进行克氏针固定，术后长臂石膏固定 6~8 周，获得了 97% 的愈合率。当时建议对所有需要进行骨移植的患者只要骨块足够大，都采用克氏针固定。1984 年，Herbert 螺钉开始应用于临床，由此提供了坚强的内固定，并能在手术后进行早期活动，结合髂骨嵌入植骨并使用 Herbert 螺钉固定也获得了较好的疗效（图 3-15）。Herbert 认为螺钉能提供足够强的固定，术后可以不用石膏外固定。

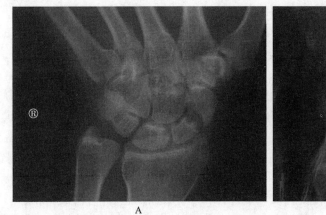
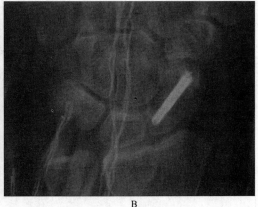

图 3-15 舟骨骨折术前术后对比

注 A. 舟骨骨折不愈合，骨折间隙加宽、断端边缘萎缩、硬化，附近骨质内有囊性变；B. 取髂骨植骨后，使用 AO 空心钉固定。

植骨术后骨折能否愈合与骨折的稳定性和近端骨块的血供有关，缺血是导致 Russe 方法嵌入植骨失败的原因，但在临床工作中很难评价缺血程度，术前放射学检查仅能作初步判断，术中如果松质骨断面没有渗血点则说明近端骨块缺血，会导致骨移植失败。理论上，恢复舟骨的长度就能使患者获得一个拥有长期的、活动范围良好的腕关节的机会。带血管的骨移植提供了一个活的骨组织，不但能恢复舟骨的长度，还能增加骨折愈合的机会。Kawai 和 Yamamot 用旋前方肌来源的血管为蒂进行骨移植，对 8 例有症状的患者进行治疗，结果全部获得了愈合。Zaidemberg 从桡骨远端的桡侧取骨，血管蒂来自桡动脉返支，也获得了成功。Malizos 对平均病程 4 年的 22 例舟骨不愈合患者进行带血管的桡骨远端植骨术，均获得了愈合。Guimberteau 和 Panconi 从尺骨取皮质骨和松质骨移植（长 3 cm，宽为 1/3 直径），血管蒂来自于尺动脉，8 例患者均获得了愈合，但这一方法存在手术时间长，需取静脉移植来重建尺动脉，并有尺骨骨折的危险。Brunell、Khan 等通过解剖研究提出了自第 2 掌骨远端取骨，以第 2 掌背动脉为蒂进行骨移植的方法，但没有报告临床数据。1992 年，Bertelli 等经过尸体研究发现第 1 掌背动脉（FDMA）可以作为血管蒂进行移植。1997 年，Yuceturk 对 4 例患者进行了以 FDMA 为蒂，第 1 掌骨取骨移植，均获得了愈合。Markus Gabl 等取带旋髂深血管的髂骨移植治疗舟骨不愈合并发近端骨块坏死，游离血管束分别和桡动静脉端侧吻合，15 例患者中有 12 例获得了愈合，并有较好的功能恢复。Kazuteru 以股动静脉的关节降支为蒂，股骨内上髁取骨移植，10 例患者获得了全部愈合。

对于微量直流电刺激或脉冲电磁场的治疗作用，1977 年 Brighton 等报道了采用半埋入法电刺激治疗骨折不愈合。近年来许多学者对此进行了进一步研究，发现对于一些舟骨未发生塌陷畸形，不能接受植骨术或植骨术失败的不愈合患者，进行电刺激治疗能获得一定的愈合率。临床上采用半埋入法、埋入法及非侵入型（体外）治疗，一般认为 5~20 μA 电刺激可促进骨形成，但大于 20 μA 可造成骨坏死。电流能促进骨愈合的机制尚不完全清楚，可能与电流刺激造成局部组织中氧消耗与氢增多有关。

部分或全部舟骨切除术后，近期内能迅速缓解症状，但远期头状骨会逐渐移至舟骨的位置，5~7 年后会出现腕关节的功能障碍，因此不主张单纯进行全舟骨切除，如要进行该术，应结合其他的术式来固定腕关节。临床上常用的方法是切除舟骨近端骨块，以牺牲少部分舟骨来获得腕关节活动的恢复，术后固定 2 周，腕关节功能迅速恢复。但应严格掌握此手术的适应证：近端骨折块小于舟骨的 1/4；近端骨块坏死、粉碎或严重移位；植骨术失败；桡骨茎突处出现关节炎改变。

桡骨茎突切除本身对舟骨骨折不愈合的治疗价值不大，但当桡腕关节出现关节炎改变并局限于舟骨窝处时，行植骨术或近端骨块切除术时应同时行桡骨茎突切除。对于一些并发严重的桡舟关节炎，但近端骨块尚未塌陷的老年患者，可单独行桡骨茎突切除术来缓解疼痛。行切除术时，切除范围应包括整个与舟骨相关节的部分。术后将前臂用功能位石膏固定 3 周后开始功能锻炼。

近排腕骨切除适合于腕关节退行性变且仅累及舟骨和月骨表面的患者，桡骨远端腕关节面尺侧凹及头状骨关节软骨有损伤时，禁用此法。通常切除舟骨近端骨块、月骨、三角骨，可以保留舟骨的远端骨块，使拇指更稳定，但同时应将桡骨茎突切除，以使拇指充分活动时大多角骨与桡骨茎突不会碰撞。术后石膏固定 2~3 周。近排腕骨切除由于切除了病灶，术后能迅速缓解疼痛，但腕关节结构破坏严重，力量减弱，最终发生桡头关节退行性病变，并产生疼痛，不适用于重体力劳动者。

局限性腕骨融合对舟骨周围骨性关节炎的疗效明显。舟骨切除，四角融合（图3-16）或头月骨间关节的融合能彻底消除疼痛症状。行局限性腕骨融合术后，腕关节的活动幅度会明显减小，但疼痛和乏力症状也会明显缓解或消失。与近排腕骨切除相比，局限性腕关节融合可保留关节原有的高度和外形，关节也相对稳定，这一方法能解决大多数的腕骨病变，并能最大限度地保留腕关节的活动度，已逐渐被临床医生及患者接受。

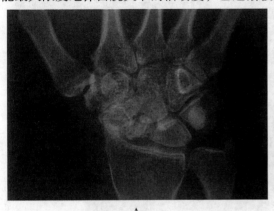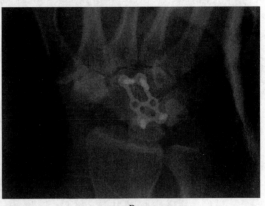

A   B

图3-16　舟骨切除

注　A. 舟骨骨折不愈合，桡舟关节出现关节炎表现；B. 切除舟骨，四角融合。

对于一些长期舟骨不愈合，其他手术失败，并发有严重的腕关节炎的患者，全腕关节融合是最好的解决疼痛并能重返重体力劳动的方法，但会牺牲腕关节的活动度。腕关节多固定在背伸20°位，并使第3掌骨干的长轴和桡骨干的长轴一致，这一位置最有利于握拳。融合方法有多种，包括传统的取髂骨植骨，石膏外固定，但固定时间较长，还有一些植骨后运用螺钉、"U"形钉、斯氏针固定也获得了成功。除了传统的取髂骨植骨外，还有取桡骨远端松质骨，近排腕骨切除用于植骨，近年来有报道应用AO加压钢板固定桡骨、腕骨和第3掌骨来固定腕关节，也取得了较好的效果。术后，患手的关节稳定、疼痛消失、握力恢复，可部分或大部分地恢复功能。

（二）钩骨骨折

1. 解剖

钩骨从解剖学上可以分为钩和体两部分。钩骨钩参与构成Guyon管和腕管；钩骨体远端被一前后走行的骨嵴分成两个不典型的鞍状关节面，分别承载第4、第5掌骨基底，钩骨体与第4、第5掌骨基底共同构成钩骨—掌骨关节。

2. 分型

钩骨钩与钩骨体功能解剖不同，因此钩骨骨折可以分为钩部和体部骨折两类。钩骨钩骨折可分为3型：Ⅰ型，钩骨钩尖端的撕脱骨折；Ⅱ型，钩骨钩中段的骨折；Ⅲ型，钩骨钩基底的骨折（图3-17）。钩骨体骨折根据骨折线的走向分为横形骨折（Ⅰ型）（图3-18）和纵形骨折（Ⅱ型）两类。我们将后者进一步分为3个亚型：Ⅱa型，钩骨冠状面劈裂骨折；Ⅱb型，斜形骨折，涉及钩骨关节面背侧较大部分；Ⅱc型，钩骨背侧撕脱骨折（图3-19）。

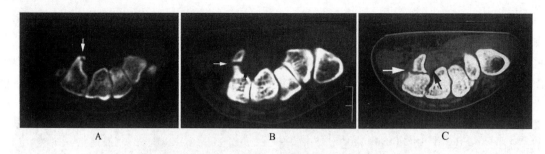

图 3-17 钩骨钩骨折的分型

注 A. Ⅰ型，钩骨钩尖端的撕脱骨折；B. Ⅱ型，钩骨钩中段的骨折；C. Ⅲ型，钩骨钩基底的骨折。

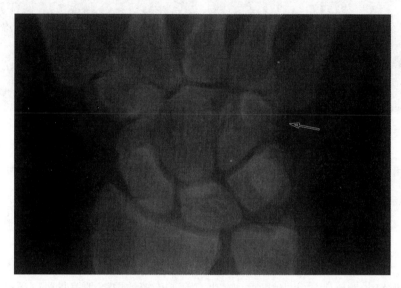

图 3-18 钩骨体横形骨折（Ⅰ型）

注 箭头所示为骨折线。

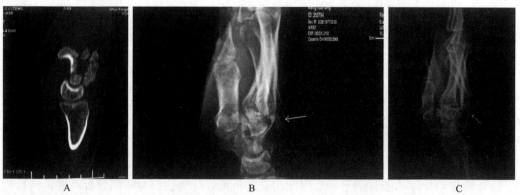

图 3-19 钩骨体纵行骨折（Ⅱ型）分型

注 A. Ⅱa型，钩骨冠状面劈裂骨折；B. Ⅱb型，斜形骨折，涉及钩骨关节面背侧较大部分；C. Ⅱc型，钩骨背侧撕脱骨折。

3. 治疗

根据骨折分型确定治疗方案。对于钩骨钩Ⅰ型和无移位的Ⅲ型骨折，可以采用短臂管形石膏或支具固定等保守治疗方法。对于有移位的Ⅲ型骨折，可以采用切开复位、微型螺钉内固定的方法进行治疗。对于Ⅱ型骨折，由于其并发症（主要为小指屈肌腱断裂和尺神经损伤）的发生率较高，所以应尽早进行手术干预，行钩骨钩摘除术。

钩骨体横形骨折比较稳定，由于不累及第4、第5腕掌关节，因此无须手术，单纯制动即可。Ⅱa型骨折不稳定，因此应该行手术切开复位内固定治疗。Ⅱb型骨折的治疗取决于第4、第5腕掌关节的稳定性及并发症的情况。手法复位腕掌关节后，主动屈曲手指，如此过程中腕掌关节再次脱位，说明稳定性差，需手术治疗，反之则可以保守治疗；如果并发掌骨骨折，一般选择手术治疗。Ⅱc型骨折复位后腕掌关节相对稳定，因此多数可以保守治疗，手术指征主要取决于并发掌骨骨折的情况。

（三）其他腕骨骨折

1. 月骨骨折

月骨骨折比较少见，Teisen 和 Hjarbaek 将其分为5型：掌侧角骨折、掌背侧缘撕脱骨折、背侧角骨折、矢状面骨折和横断面骨折。其中掌侧角骨折最为多见。

月骨表面80%由关节软骨覆盖，仅掌、背侧有滋养血管进入。Gelberman 等发现，骨内的血管交通有Y、I和X型，分别占59%、31%和10%。

月骨骨折多为腕关节过度背伸位受伤所致，由月骨与头状骨撞击产生，骨折线常位于月骨掌侧。另外，由于月骨位于腕关节中心，承受前臂与手之间应力的传导，因此容易发生疲劳骨折。

无移位的月骨骨折可以前臂管形石膏固定4~6周，月骨掌侧骨折将腕关节固定于轻度屈曲位，背侧骨折则固定于背伸位。有移位的骨折需采用切开复位克氏针内固定术。

2. 三角骨骨折

三角骨骨折往往伴有其他腕部损伤。损伤机制以下述3种多见：旋转或扭曲时钩骨撞击三角骨桡背侧产生的剪式应力造成骨折；腕关节背伸和尺偏时摔倒，尺骨茎突直接撞击；腕骨背侧的直接暴力损伤。

三角骨骨折可分为两大类：背侧皮质骨折和三角骨体部骨折（图3-20）。前者由撕脱、剪式应力或撞击导致，其中撞击可能是最常见的损伤机制。这类骨折在X线斜位片和侧位片中容易显示，治疗以保守治疗为主，石膏或支具制动6周，疗效较好。即使骨折发生不愈合，往往也没有症状。

三角骨体部骨折较背侧皮质骨折少见，如果不伴有其他损伤，往往不发生移位，石膏或支具制动4~6周即可。这类骨折容易误诊或漏诊，有时需要借助CT扫描才能获得诊断。

3. 豌豆骨骨折

豌豆骨骨折比较少见，大概仅占腕部骨折的1%（图3-21）。最常见的损伤机制为小鱼际部的直接暴力损伤。豌豆骨血运丰富，骨不愈合和缺血坏死少见，但有散在缺血性坏死病例报道。急性豌豆骨骨折可以保守治疗，如发生不愈合，可以切除豌豆骨以缓解疼痛、改善功能。

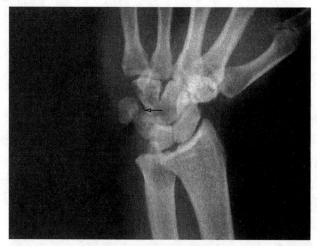

图 3-20　三角骨体部骨折

注　箭头所示为骨折线。

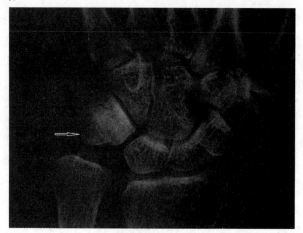

图 3-21　豌豆骨骨折

注　箭头所示为骨折线。

4. 大多角骨骨折

大多角骨骨折有体部骨折、结节部骨折两种类型。体部骨折较常见，多为沿拇指传导的轴向暴力所致。第 1 掌骨在暴力的作用下向近侧移位并撞击大多角骨，使其发生骨折。结节骨折既可由于直接暴力，也可因间接暴力所致。前者如滑倒后腕背伸位着地，大多角骨与地面的直接撞击，后者如腕屈肌支持带的强力牵拉等。

临床表现为腕关节桡侧有疼痛及压痛，纵向挤压拇指可引起骨折处疼痛。腕关节包括拇指的后前正位、斜位、腕管位 X 线片可见骨折线存在。X 线检查阴性但仍怀疑有骨折者，应做体层摄影或 CT 检查。有时撕脱的骨折块可进入腕管内，导致正中神经受到嵌压。

治疗体部骨折，如有移位，行切开复位和内固定，恢复关节面的光滑和平整（图 3-22）；如无移位，可用短臂拇指人字管形石膏固定 4～6 周。无明显移位的结节骨折可用石膏托固定。移位明显者应做骨块切除，以免诱发腕管综合征。结节骨折不愈并发生不适症状者，也可行骨折块切除术。

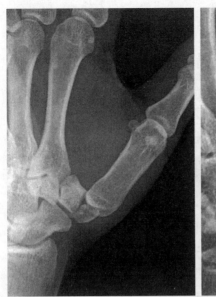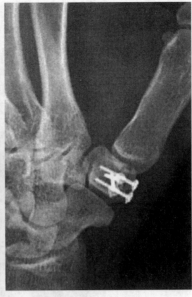

图 3-22　大多角骨骨折

注　第 1 掌骨在暴力的作用下向近侧移位并撞击大多角骨，使其发生骨折。

二、腕骨脱位

从矢状面观，月骨呈半月形，远侧凹面与头状骨、钩骨形成关节；近侧凸面与桡骨远端腕关节面内侧半及三角纤维软骨复合体相对，构成桡月关节；月骨的内侧面与三角骨形成关节，外侧面则与舟骨近极相对。月骨掌侧极高大，背侧极矮小，在承受由头状骨传导过来的纵向负荷时，具有一种内在的背伸趋势，是腕关节中最不稳定的腕骨。腕骨的脱位中最常见的就是月骨脱位与月骨周围脱位。

（一）月骨脱位

月骨形如一个锥状体，掌侧端为一较宽的四方形，背侧端较尖，故其容易发生向掌侧脱位。当患者跌倒，患手支撑着地，腕关节呈极度背伸位时，头状骨与桡骨挤压月骨向掌侧脱位。如果月骨背侧韧带断裂，脱位的月骨可能旋转 90°～270°，因掌侧韧带仍有连续，月骨的血液供应尚可保持。若能早期复位，月骨多不发生缺血性改变，腕关节有可能保持较好的功能。

新鲜月骨掌侧脱位应早期整复。在腕关节背伸的同时牵引手指及腕部，使头状骨与桡骨之间的间隙加宽，术者用另一手拇指从腕掌侧向背侧压迫脱位的月骨，将其推回原位，然后逐渐将腕关节掌屈，X 线透视下证实月骨已复位时，可用石膏托将腕关节制动于掌屈 45°位。1 周后，将腕关节改成中立位再制动 2 周，即可开始练习活动。在制动期间，手指应经常做功能锻炼。

对陈旧性月骨脱位用手法整复多不能获得成功，应考虑手术切开复位。取腕掌侧正中弧形切口，拉开屈指肌腱，显露腕关节。检查月骨的掌侧韧带是否完整，仔细清除头状骨及桡骨之间的肉芽或纤维组织，扩大其间隙，将月骨复位。术后腕中立位制动 3 周。因为月骨脱位使其血液供应已受损，再加上手术创伤，月骨可能会完全失去血液供应而导致发生月骨缺血性坏死。即便未发生月骨坏死，由于创伤，一侧韧带断裂，月骨仍不稳定，导致腕关节活动受限及疼痛。因此，对陈旧性月骨脱位，可考虑行月骨摘除术。

月骨的掌、背侧韧带均发生断裂，月骨移位至桡骨远端掌侧，已完全失去血液供应，即使进行早期复位，仍会发生月骨缺血性坏死。由于月骨向掌侧突出，可压迫屈指肌腱，使之张力增大，中、环指不能完全伸直。还可压迫正中神经，引起急性腕管综合征。X 线片可清楚地显示月骨脱位。月骨完全脱位（图 3-23），已失去韧带联系及血液供应，可发生月骨坏死，应予摘除。术后腕部制动在功能位，3 周后练习活动。

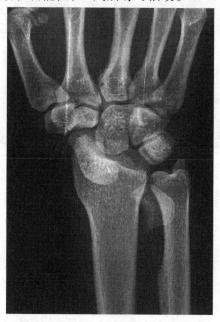

图 3-23　月骨完全性脱位并发舟骨脱位

注　月骨已失去韧带联系及血液供应，可发生坏死，应予摘除。

（二）月骨周围脱位

与月骨脱位不同，月骨周围脱位表现为月骨周围的排列紊乱，可以为单纯韧带断裂导致的月骨周围背侧脱位或掌侧脱位，也可以涉及一处或更多的邻近腕骨骨折甚至桡骨骨折。

1. 月骨周围背侧脱位

月骨周围背侧脱位和月骨掌侧脱位是独立的、有区别的损伤。二者可能代表了同一病理过程的不同阶段，该病理过程称为月骨周围进行性不稳定。月骨周围脱位和月骨脱位在病理机制上是相同的，治疗也基本相同。文献建议用于治疗腕关节脱位的方法主要有 3 种：闭合复位石膏制动、闭合复位经皮克氏针固定以及切开复位内固定。

闭合复位时术者一只手使患者腕关节背伸（保持纵向牵引），同时另一只手的拇指在腕关节掌侧稳定月骨。逐渐屈曲腕关节，至头状骨"喀嗒"复位至月骨窝。为便于操作，术者拇指固定月骨，防止其被头状骨挤压向前方移位。头月关节复位后，用拇指向背侧挤压月骨继续牵引，将腕关节逐渐背伸，通常可获得充分复位。伤后越早使用该方法，则越容易复位。复位后用背侧短臂拇指人字形石膏固定腕关节于中立位。文献中关于固定的时间仍存争议，大多数学者建议至少制动 12 周，复位后前 3 周每周拍摄 X 线片复诊。若逐渐发生舟月分离，应考虑实施手术治疗。

由于闭合复位后，近排腕骨固有的不稳定，一些学者选择使用经皮克氏针固定。

复位后，放松牵引。首先从从背侧置入两枚克氏针，一枚于月骨，另一枚于舟骨，两枚克氏针可以作为"操纵杆"用于复位舟月关节。复位后，从桡侧置入两枚不平行的克氏针穿过舟月关节。腕关节轻度桡偏，使三角骨相对于月骨复位，从腕关节尺侧置入两枚克氏针穿过月三角关节。此时，X线透视下观察舟月关节活动。若头状骨在屈曲时出现背侧半脱位，则用一枚克氏针固定舟头关节。术后石膏固定8周，拔除克氏针，用背侧支具再固定4周。

选择切开手术的目的在于：①全面识别骨与软组织损伤；②清除关节间嵌入的软组织；③清除或修复不稳定的软骨片；④更精确地骨折复位；⑤缝合可修复的韧带。许多长期随访研究结果表明，切开复位、韧带修复以及经皮克氏针固定效果优于其他治疗月骨周围脱位的方法。以Lister's结节为中心，做背侧纵向切口，于第3、第4伸肌腱鞘管间切开伸肌支持带，显露第4伸肌腱鞘管。沿桡腕背侧韧带的纤维，切开并掀起关节囊组织瓣，暴露桡腕及腕中关节。掌侧入路为腕管切口，向近端Z形延长，小心保护并牵开屈肌腱及正中神经。暴露腕管底部，可以看到沿桡舟头韧带及长桡月韧带间沟的L形关节囊裂口。直视下通过手法向背侧推挤月骨使其复位。在关节囊裂口的尺侧角，月三角间韧带掌侧部断裂，需用不可吸收线进行修复。从背侧入路检查腕关节，舟月及月三角关节复位用前述的经皮克氏针技术进行固定。用不可吸收缝线或骨锚直接修复背侧舟月韧带。术后用短臂拇指人字形石膏固定8周，然后拆石膏，拔克氏针，开始功能锻炼。功能锻炼间隙，使用可拆除的保护性支具。

2. 月骨周围背侧骨折脱位

并发邻近腕骨骨折的月骨周围脱位需要更大的暴力才能导致。经舟骨，经头状骨，经三角骨的月骨周围脱位被称为大弧形损伤，相对的单纯月骨周围脱位被称为小弧形损伤。大多数月骨周围骨折脱位常并发韧带断裂，撕脱骨折，以及临床上各种形式的骨折，其中经舟骨、月骨周围脱位最常见。

根据多数研究结果，约60%的月骨周围脱位表现出移位的舟骨骨折。骨折通常位于舟骨腰部，舟骨骨折的近端部分大多数情况下与月骨连接。经舟骨月骨周围脱位最初的处理，包括充分麻醉及开始时持续牵引，与处理月骨周围脱位的方法相同。闭合复位不但舟骨必须解剖复位，而且一定要纠正DISI畸形。若二者之一未能完全解决，则应重新复位或最好切开复位。若有手术禁忌证或者患者拒绝切开手术，并且闭合复位位置可以接受，经皮克氏针固定可以避免进行性脱位。

切开复位内固定是治疗此类损伤最合理的选择。其背侧切口与治疗月骨周围脱位的切口相同，掌侧入路与治疗舟骨骨折相似。由于舟月韧带一般完好，仅需要修复月三角韧带（图3-24）。

自1956年Fenton发表了具有里程碑意义的文章以来，已有很多所谓舟头综合征的病例报道。该损伤包括伴经舟骨和头状骨骨折的不同形式的大弧形损伤，其中头状骨近极移位，旋转90°或180°。尽管机制不详，但头状骨骨折可能是由于腕关节过伸尺偏时，头状骨直接与桡骨背侧缘撞击造成。当远端骨折块恢复中立位时，作用于近端骨折块，使其继发旋转。头状骨近端的位置在该体位下易于辨认。然而，许多这种骨折仍被漏诊。Fenton建议早期手术切除头状骨近极，他认为缺血性坏死和骨折不愈合的发生是不可避免的。在极少数情况下，头状骨近端会在旋转的位置发生畸形愈合，但这属于特殊例外，已有许多关于保守治疗的患者发生坏死不愈合的报道。相反，通过背侧入路，切开复位并用克氏针或螺钉固定的患者，术后 2 ~ 6 个月均顺利愈合。Vance 建议在手术治疗时首先应复位并固定头状骨骨折。头状骨通常用无头螺钉固定。若头状骨未得到固定，舟骨的远端部分趋向于内侧移位，使舟骨骨折复位及固定困难。头状骨近极常发生暂时的缺血性改变，但骨折通常愈合。切开复位内固定总体的长期疗效良好。

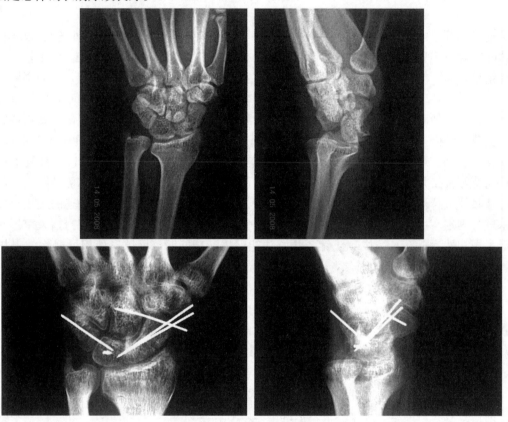

图 3-24　月骨周围背侧脱位

注　切开复位后用克氏针固定舟骨骨折、舟头关节及月三角关节，用骨锚修复月三角韧带。

若腕骨能够获得解剖复位及固定，则预期效果良好。若无法复位或有明显的软骨损伤，可以行近排腕骨切除或全腕关节融合术。

3. 月骨周围掌侧脱位

头状骨相对于月骨发生掌侧脱位是非常少见的损伤类型，在腕关节脱位中不到 3%。该脱位可能伴发月骨的冠状面骨折，在这种情况下，由于骨折固有的不稳定性，闭合治疗困难。应选择掌背侧联合入路切开复位月骨骨折，用克氏针或螺钉固定。

（张　坤）

第五节 掌、指骨骨折与脱位

一、处理原则

掌、指骨骨折是最常见的上肢骨折，Emmett 和 Breck 统计 11 000 例骨折显示此类骨折占所有骨折病例的 10%。直到 20 世纪初，这类骨折均采用非手术治疗。对手部骨折进行切开固定的历史仅 80 余年。如今，大部分掌、指骨骨折经非手术治疗可以取得良好效果，一些特殊类型的骨折则需手术治疗，包括开放性骨折，难复性骨折，并发神经、血管和肌腱损伤，多发性骨折等。在过去 30 年里，手部骨折内固定手术已日益普及，主要原因可能是材料、植入物及手术器械的改进、对内固定生物力学机制更深刻的理解，以及影像科学的进步，如 C 形臂 X 线机和 G 形臂 X 线机等的临床应用。

如何选择最佳的治疗方案需要考虑众多因素，包括骨折部位（关节内还是关节外）、骨折形态（横形骨折、斜形骨折、螺旋形骨折还是粉碎性骨折）、畸形情况（成角、旋转、短缩）、开放性骨折还是闭合性骨折、并发骨及软组织损伤的情况以及骨折本身的稳定性。进一步考虑的因素还包括患者年龄、职业和经济情况、并发的其他疾病、手术技术、患者依从性等。在面对手部骨折患者时，我们需要牢记："手部骨折不治疗可致畸形，过度治疗可致僵硬，治疗不当则可导致畸形和僵硬。"

二、掌骨骨折

（一）掌骨头骨折

常见的掌骨头骨折多在手握拳位，掌骨头受直接打击所致，也可发生在机器的压轧伤。骨折常影响到掌骨关节面，故属关节内骨折。第 2、第 5 掌骨头骨折比第 3、第 4 掌骨头骨折多见，可能因为第 2、第 5 掌骨位于手掌边缘，容易受伤之故。

骨折类型有斜形骨折、纵形骨折、横形骨折等。损伤多为闭合性的，骨折愈合后，如关节面不平滑，则可影响关节活动。关节面缺损随时间推移可重新塑形，与负重关节相比，关节面不匹配的掌指关节仍可以维持较长时间的无痛活动并保留相对满意的功能。

治疗要根据骨折移位情况，如骨折稳定、关节面平整，可用石膏托固定掌指关节于屈曲位。3 周后，解除制动，做主动功能锻炼。有移位的骨折，因骨折块在关节内，又无肌腱或韧带的牵拉，复位比较容易。使关节在伸直位，轻轻牵拉该指，并使手指侧偏，轻轻挤压掌骨头，可使向两侧移位的骨块复位。屈曲掌指关节，向背侧推顶掌骨头，可使向掌侧移位的骨折块复位。如手法复位失败，可行切开复位及不锈钢针内固定术。但应注意，掌骨头处为松质骨，骨折复位后，钢针打入应准确，争取一次成功，否则反复穿入，会使钢针松动，固定不牢或失败。一般钢针可保留 3~4 周，然后去除固定，开始活动。

紧握拳时拳击较锐性物质可致关节软骨损伤，如牙齿、玻璃等致使关节软骨破碎剥脱。这种损伤多为开放性损伤，能从伤口看到破碎的软骨面。应彻底清创，摘除脱入关节内的小骨折片，较大的骨折块可在复位后用可吸收缝线缝合，石膏托做短时间固定。

掌骨头粉碎性骨折多发生于较大暴力的损伤，常并发有相邻的掌、指骨骨折及严重的软组织损伤。骨折移位不明显，关节面尚平整者，可用石膏托固定 3~4 周后开始主动功能练习。有移位的骨折在治疗上比较困难，可行切开复位，以多根较细的不锈钢针分别将骨折块固定；若骨折块较小，钢针粗，贯穿骨折块时容易碎裂。固定后，一旦骨折初步愈合，即可开始活动，以防关节僵直。如掌骨头严重粉碎、短缩，已无法使用内固定时，可用骨牵引3~4周，然后开始主动功能练习。

（二）掌骨颈骨折

掌骨颈骨折（拳击手骨折）为常见骨折，多累及环、小指。"拳击手骨折"其实名不副实，因为第5掌骨颈骨折很少发生在职业拳击手身上，而更多见于打架或用拳击打硬物者。骨折后掌骨向背侧成角，原因是：①冲击发生在掌骨头背侧而导致掌骨颈掌侧粉碎；②跨越关节的手内在肌位于掌指关节掌侧，骨折后由于内在肌的牵拉，常加大向背侧的成角。

此类骨折的治疗争议较大，包括手术治疗与保守治疗之争，以及内固定的方式、方法之争。骨折不愈合少见，但畸形愈合却时有发生，不容忽视。患者主诉主要包括正常掌骨头凸起消失，掌指关节活动范围减小，在手掌侧可触及掌骨头以及偶尔发生的旋转畸形。

由于第4、第5腕掌关节在矢状面方向有20°~30°的活动度，因此，第4、第5掌骨成角畸形可以获得更好的代偿。对骨折成角的测量有两种方法：①掌骨骨干长轴（经骨髓腔）方向与掌骨头中心轴线方向所成夹角；②骨折近端及远端掌骨背侧皮质切线形成的夹角。由于投照体位很难标准化，测量结果可比性较差。

有医生认为第5掌骨颈骨折即使存在明显的成角畸形也对手功能的影响不大。Hunter 和 Cowen 以及 Kuokkanen 等提出70°的成角畸形也不会造成明显的功能障碍。Hunter 和 Cowen 对于成角小于40°的骨折不予以复位，发现骨折愈合过程中成角畸形不会加重。Statius Muller 等对40例成角小于70°的骨折患者进行研究，比较了尺侧石膏固定3周后活动和加压弹力绷带固定1周后活动两种治疗方法，发现早期活动更适合患者需求；两种方法在关节活动度、痛觉及患者满意度上无统计学差异。

Mckerrell 等对保守治疗及手术治疗的两组第5掌骨颈骨折患者进行统计分析后发现，尽管保守治疗组残留背向成角畸形，但这一畸形与手功能障碍无关。Tavassoli 等对比了掌骨颈骨折治疗中伸直位固定和屈曲位固定之间的差异，结果显示，两种体位在手功能及掌骨影像学表现上无差异。

1. 掌骨颈骨折的闭合复位

Jahss 认为，将掌指关节屈曲90°可以松弛引起成角畸形的骨间肌并紧张侧副韧带，通过近节指骨对掌骨头施加背向压力以帮助复位。Jshss 手法是目前最合理的复位技术，但是小指不能固定在"Jshss 位"（掌指关节和近指间关节屈曲90°），因为这很可能造成近指间关节的屈曲挛缩畸形。

闭合复位经皮交叉穿针固定掌骨颈骨折是处理掌骨颈或掌骨干骨折的常用方法。也有使用克氏针经皮横向与邻近的掌骨固定的报道。经皮固定减少了有创操作，降低了术后肿胀及因切开复位内固定导致关节僵硬的风险。其缺点在于固定不够强固，需要辅以2~3周的外固定。

潘勇卫等使用顺行髓内针内固定技术治疗第5掌骨颈骨折也获得了较好的疗效。这种手术操作非常简单，手术创伤非常小，仅有0.5~0.8 mm的切口，而且远离骨折部位，在腕背横纹处，位置隐蔽，术后瘢痕不明显。由于对骨折采用闭合复位，对骨折端没有任何干扰，使患者骨折能迅速愈合；对掌指关节结构也没有干扰，使掌指关节功能能够迅速恢复。

2. 掌骨颈骨折切开复位

切开复位适用于手法复位后对位不良、仍存在严重成角和旋转畸形的情况。小型髁钢板的应用可使这类骨折获得坚强固定，疗效可靠。

第 5 掌骨颈骨折畸形愈合很少导致明显的功能障碍。掌骨颈截骨术可纠正此类畸形，但有导致掌指关节僵硬的风险。

（三）掌骨干骨折

掌骨干骨折大致可分为 3 类：横形骨折、斜形骨折（包括螺旋形骨折）和粉碎性骨折。横形骨折通常由轴向暴力所致，由于骨间肌的作用常致背向成角。凡成角大于 30° 的第 5 掌骨骨折，成角大于 20° 的第 4 掌骨骨折，以及任何角度畸形的第 2、第 3 掌骨骨折，均需骨折复位。

斜形及螺旋形骨折常由扭转暴力造成，可致旋转畸形。旋转畸形必须予以矫正，但在 X 线平片上难以辨认。可以通过屈曲手指来判断有无旋转畸形。如果存在剪切动作或畸形旋转，同时伴手指屈曲受限，应考虑切开复位。

粉碎性骨折多因直接的压缩暴力引起，常并发软组织损伤和指骨短缩。对于短缩多少可以接受尚存争议。多发骨折（特别是螺旋形骨折及斜形骨折）、开放性骨折，特别是并发骨缺损和软组织损伤者，以及不耐受石膏固定者需要手术切开复位内固定。

1. 闭合复位石膏固定

多数掌骨干骨折闭合复位石膏固定可获得良好的效果。因为相邻掌骨间的韧带及骨间肌起着稳定的作用，故孤立的掌骨干骨折比较稳定，移位较少，可予以短期固定。Burkhalter 认为临床无旋转畸形移位用短前位，平均的多掌骨骨折存在内在稳定性，可进行保守治疗。可使用短臂石膏固定，维持腕关节背伸 30°~40°，指背侧石膏挡板维持掌指关节屈曲 80°~90°，指间关节伸直。全程配合主动掌指关节及指间关节屈曲练习，石膏制动 4 周。Tavassoli 等通过比较不同石膏制动方法治疗掌骨颈、掌骨干骨折，发现掌指关节屈伸角度、指间关节是否制动对于后期关节活动、握力和骨折对位均无影响。他们建议将掌指关节置于伸直位固定，并允许指间关节充分活动。

2. 闭合复位经皮穿针固定

随着 C 型臂等术中透视技术的普遍应用，闭合髓内针固定技术治疗不稳定掌骨骨折方法已经逐渐开展。于第 5 掌骨基底尺侧腕掌关节以远 1 cm 处用锥钻在骨皮质上开窗，将预弯（约 30°）的 1.0~1.2 mm 克氏针植入并埋入髓腔内可以使骨折获得较好的固定。

3. 切开复位

掌骨干骨折切开复位的适应证十分广泛。其指征包括开放性骨折、多发骨折、不稳定骨折、骨折移位特别是存在旋转畸形时。

横形骨折如果出现背侧成角畸形相对危害较小，特别是当骨折位于第 4、第 5 掌骨时，由于腕掌关节的代偿而对手功能影响较小。但是背侧成角也会产生如下不良结果：①掌骨头于掌侧凸起，造成抓握时疼痛；②代偿性掌指关节过伸，导致假爪形指畸形；③背侧的凸起影响美观；④掌骨短缩，如果短缩严重，手内在肌不能适应，可造成内在肌萎缩。

掌骨干骨折内固定技术繁杂，包括克氏针、外固定架、钉板系统、可吸收材料等。克氏针固定几乎适用于所有类型的骨折，操作简便，减少组织剥离，对组织损伤小，适用范围广。穿针可为单根或多根，可以交叉、横行、纵行，或联合使用，还可以进行髓内固定。该法可作为其他骨折固定方法的辅助，也可作为多种复杂固定失败后的补救措施。但克氏针固定并不强固，骨折端可能发生松动甚至移位，如果穿针不当，也可造成骨折块分离。

掌骨干骨折是最适合用钢板和螺钉进行固定的骨折类型。但是 Page 和 Stern 依然报告了多种钢板固定的并发症，包括畸形愈合、骨折不愈合和关节僵硬（关节和肌腱粘连）。多数内固定物由不锈钢或钛金属制成。虽然钛金属价格昂贵，但其具有耐腐蚀、免疫反应轻、易塑形、弹性模量与骨组织相当的优点。但也有研究显示，应用钛板固定仍然出现明显的腐蚀并产生金属碎屑。在治疗效果上不同钛板间无明显差异。使用钛板时需小心操作，尤其是取板时有螺钉断裂的可能，并且钛板在使用前过多塑形也可引起断裂。

外固定架固定最适用于无法完成解剖重建的严重骨折，包括并发或不并发骨缺损的严重开放性掌骨干粉碎性骨折，移位的、粉碎性关节内骨折，并发软组织损伤或缺损的骨折。另外，外固定技术也可用于稳定清创术后的化脓性骨折不愈合。但单纯掌骨干骨折使用外固定架固定也获得了良好的治疗效果。Schuind 等将外固定方法的优点概括为："这是对于骨骼自身生物特性的尊重。"Hastings 提出外固定架也有较多的并发症，包括针道感染、骨髓炎、外固定拆除后针道处骨折、置入固定针时血管神经损伤、骨折不愈合、复位失败、影响肌腱滑动、邻近关节活动障碍等。

生物可吸收材料固定目前使用尚不广泛。通过对尸体标本的掌、指骨进行生物力学研究，发现可吸收材料可提供与金属内固定物相当的稳定性，其抗扭转力的能力介于 1.7 mm 和 2.3 mm 的钛板之间。生物材料的优点在于不需二次手术取出。

第一代可吸收内固定物见于 20 世纪 90 年代，主要由多聚乙醇酸制成，其在固定术后 7~30 周引起无菌性炎症反应的发生率为 5%~25%。新一代可吸收内固定物由多聚左旋乳酸、聚 L 丙交酯等材料制成，熊革等使用 SR-PLLA 可吸收棒髓内固定治疗第 4、第 5 掌骨干骨折获得了良好疗效。

（四）掌骨基底骨折和腕掌关节骨折、脱位

1. 第 2、第 3 掌骨基底骨折

因为第 2、第 3 掌骨基底位于手部中央区，且腕掌关节活动度小，单独发生在第 2、第 3 掌骨基底的骨折少见。这类骨折通常由于腕关节屈曲位摔伤所致，由于桡侧腕伸肌腱的牵拉导致掌骨基底撕脱骨折。临床治疗时要恢复桡侧腕长、短伸肌的延续性及腕掌关节面的平整，并消除骨背侧可能存在的凸起。

2. 第 4、第 5 腕掌关节骨折脱位

第 4、第 5 腕掌关节，又称钩骨—掌骨关节，通常由第 4、第 5 掌骨基底及钩骨远端构成：钩骨远端被一前后走行的骨嵴分成两个不典型的鞍状关节面，分别承载第 4、第 5 掌骨基底。有时头状骨远端也参与进来，与第 4 掌骨基底桡侧相关节。第 4、第 5 腕掌关节虽是非典型的鞍状关节，但其活动幅度仍明显地大于第 2、第 3 腕掌关节。

由于解剖关系密切，第 4、第 5 掌骨基底部的损伤往往与钩骨损伤并发。我们将钩骨—掌骨损伤分为 8 型（图 3-25），用以指导选择合适的治疗方法。根据钩骨的损伤情况先将其分为 4 型，再根据掌骨基底脱位伴或不伴骨折分为两个亚型（表 3-1）。

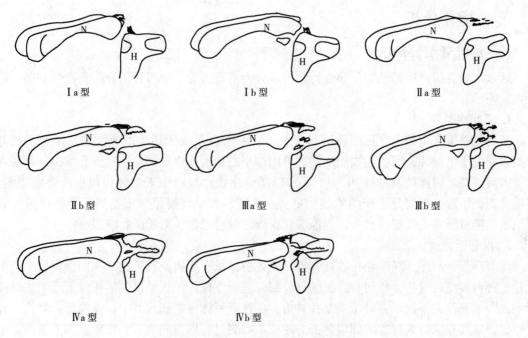

图 3-25　钩骨—掌骨损伤分型示意图

表 3-1　钩骨—掌骨关节损伤的分型

部位	腕掌关节韧带损伤，钩骨无骨折	钩骨背侧撕脱性骨折	钩骨背侧粉碎性骨折	钩骨冠状面劈裂骨折
第4和（或）第5掌骨基底单纯性脱位或半脱位	Ⅰa型	Ⅱa型	Ⅲa型	Ⅳa型
第4和（或）第5掌骨基底关节内骨折脱位	Ⅰb型	Ⅱb型	Ⅲb型	Ⅳb型

尺侧腕伸肌腱止于第 5 掌骨基底尺背侧，钩骨背侧缘骨折或背侧关节囊、韧带损伤后，在该肌腱的牵拉下掌骨基底向近端和尺背侧移位，机制类似于 Bennett 骨折后第 1 掌骨基底向背侧脱位。由于这一解剖特点，钩骨背侧缘骨折块较大时，关节复位后稳定性差，很容易再脱位，因此宜选择手术治疗。

不稳定或关节内骨折，如钩骨Ⅳ型骨折和所有 b 型损伤，手术是避免导致严重手部畸形、握力减弱和延缓创伤性关节炎发生的重要方法。掌骨关节内骨折，闭合复位很难获得满意的效果。Petersen 分析了 64 例第 5 掌骨基底关节内骨折，发现存在骨折移位的病例闭合复位后获得改善者仅为 32%，晚期发生创伤性关节炎的比例高达 68%。

钩骨背侧缘骨折块较小时，尚有足够的骨质可以对抗掌骨基底向背侧脱位的趋势，因此可以保守治疗。Syed 认为，Ⅱa 型钩骨—掌骨关节损伤可以保守治疗，但应密切随访，及时更换支具或石膏，以避免消肿后固定失败。

三、指骨骨折

（一）远节指骨骨折

远节指骨骨折是手部最常见的骨折，可以分为爪粗隆骨折、指骨干骨折及指骨基底骨折3种类型。

1. 爪粗隆骨折

爪粗隆骨折多由挤压或压砸伤引起，多并发甲床和（或）指腹的撕裂伤。闭合爪粗隆骨折常并发甲下血肿，可引起剧烈疼痛。可用细小的钻头或烧红的曲别针穿孔减压以减轻疼痛。术后需要短时间的制动（10～14日）以缓解症状。粉碎性末端骨折很少需要内固定，反而是损伤引起的指腹及甲床的撕裂伤更值得关注，如果怀疑甲床损伤则需要拔甲进行修复。爪粗隆骨折多为纤维性愈合，但能够获得较好的稳定性，对功能影响很小。

2. 指骨干骨折

可有横形、斜形、纵形和粉碎性骨折，此处由于没有肌肉及韧带的牵拉而移位较少。但无论是哪种类型的骨折，任何有意义的移位都应进行复位。手法整复时需用骨折远端去对接近端，一般复位并不困难。对于难复性骨折，应怀疑甲床可能嵌入其中，需要切开复位，修复甲床，并用克氏针纵行穿入固定骨折。注意不要穿过远侧指间关节，以免损伤关节面；也不要损伤甲根，以免指甲生长畸形。

3. 指骨基底骨折

指骨基底骨折均为关节内骨折。骨折多发生在指骨基底的背侧，也有发生于掌侧或侧方者。当暴力强烈屈曲远节手指时，可发生背侧撕脱骨折。有时力量不大，仅在掏耳朵或手指伸直位时轻轻撞击一下，就造成了断裂。骨折片大小不一，可以小如针尖，大的可包括大部分关节面。新鲜骨折如撕脱的骨折片不超过关节面的1/3，可将远侧指间关节伸直位固定6～8周，然后去除固定，开始活动。但需要密切随诊，以免发生远节指骨将掌侧脱位。如骨折片超过关节面的1/3，且伴有远侧指间关节脱位者，可行切开或闭合复位，用克氏针或钩形钢板固定（图3-26）。如骨折块很小，可将其切除，然后进行肌腱止点重建。

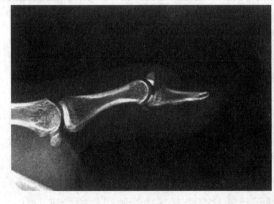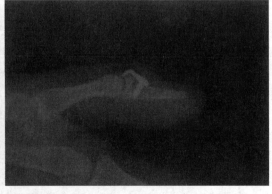

图3-26　钩形钢板固定治疗远节指骨基底骨折

掌侧的撕脱骨折多为指深屈肌腱附着点撕脱，导致远节指间关节屈曲受限。X线片上，可见到手指掌侧的骨折片。骨片的部位视撕脱肌腱回缩多少而不同。这种骨折需要手术治疗。

侧方撕脱骨折多由指间关节侧方受直接外力或旋转暴力所致，常伴有关节囊或韧带撕裂。骨折片多较小，移位不多。可在伸直位固定患指，3 周后做主动功能练习；如骨折块较小，移位较多，关节有侧方不稳，可做切开复位，用克氏针或螺钉做内固定。

（二）中、近节指骨骨折

指骨骨折可以分为关节内骨折和非关节内骨折。前者包括指骨髁骨折和基底掌侧、背侧或侧方骨折。关节外骨折包括指骨颈、干或基底不通关节的骨折。

1. 指骨髁骨折

指骨髁骨折可分为 3 型：Ⅰ型为无移位的稳定骨折；Ⅱ型为单髁骨折，不稳定骨折；Ⅲ型为双侧髁骨折或粉碎性骨折。

Weiss 和 Hastings 认为，即便初始为无移位的骨折也有其内在不稳定性，因此选择非手术治疗时需要密切随访。有移位的单髁骨折多需要切开复位内固定。最常用的两种固定技术是克氏针固定和拉力螺钉固定。注意用克氏针固定时需要至少 2 枚克氏针以控制旋转。

双髁骨折和粉碎性关节内骨折治疗困难。无论采用何种固定方式，关节僵硬的发生率均比较高。双髁骨折固定时一般应该先固定 2 个髁，使指骨头关节面恢复，再将成为一体的指骨头与近端对位并固定。

累及关节的损伤会对预后产生很大影响。Shibata 等认为，恢复关节稳定性和力线对预后的影响比恢复关节面平整性更大。对于指骨头粉碎性骨折无论采用何种治疗方法，均难以避免遗留功能障碍。

2. 指骨头的其他骨折

因侧韧带损伤导致的近节指骨头撕脱骨折并移位者，因不愈合或纤维愈合可引起关节侧方不稳定，多需要切开复位。

3. 指骨基底背侧、掌侧或侧方骨折

中节指骨背侧基底的撕脱性骨折提示中央腱在其附着处断裂，多因近指间关节掌侧脱位所致。如果骨折块移位大于 2 mm，需要切开复位，或闭合复位经皮穿针内固定，以防止近侧指间关节（PIP）伸直受限以及继发的钮孔畸形。

近节及中节指骨基底侧方骨折常提示副韧带撕脱性损伤。如移位不大，不影响关节稳定性或关节面平整度，可以用指托固定或用胶带将相邻手指缠绕固定，并且可以早期开始活动。有明显移位的基底部侧方骨折可致关节不稳，需切开复位内固定。

指骨基底掌侧骨折多为打球时戳伤手指引起，骨折多较小且移位不大，可以保守治疗。如果掌侧骨折并发关节背侧脱位，说明掌侧结构损伤严重，则需要手术修复（图 3-27）。

中节指骨基底的 Pilon 骨折包括关节面压缩以及骨块向掌/背侧和桡/尺侧边倾斜。此类损伤治疗困难，可以切开复位内固定（图 3-28）或外固定架固定。近指间关节炎或关节僵硬日后可通过手术进行治疗。

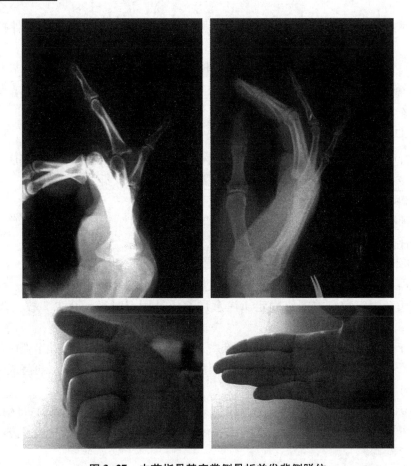

图 3-27　中节指骨基底掌侧骨折并发背侧脱位

注　掌侧结构损伤重，由于骨折片小，予以切除，用骨锚修复掌侧结构，术后功能大致正常。

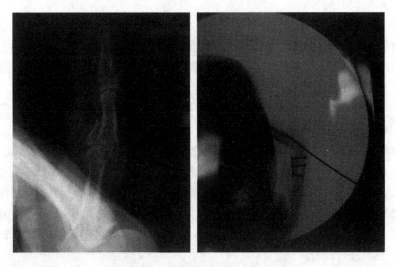

图 3-28　中节指骨基底的 Pilon 骨折

注　切开复位内固定，背侧阻挡克氏针防止关节再脱位。

4. 指骨关节外骨折

中节指骨骨折的移位受两种力量的影响，即损伤的外力和手指肌腱的牵拉力。如骨折线位于指浅屈肌腱止点的远端，由于指浅屈肌腱的牵拉，近端骨折块屈曲，同时由于指伸肌腱在远节止点的牵拉，远端骨折块背伸，则骨折向掌侧成角。骨折向掌侧成角治疗可采用手法复位，将骨折远端进行屈曲以获得复位。若骨折线在指浅屈肌腱止点的近端，由于指浅屈肌腱的牵拉，远端骨折块屈曲，而指伸肌腱中央腱束在中节指骨基底背侧止点的牵拉，可使近端骨折块背伸，则骨折向背侧成角，整复时需将骨折远端伸直复位。复位后如果稳定，可将掌指关节固定于屈曲 70°～90°，指间关节伸直位。固定 3～4 周，去除石膏，用胶带捆绑相邻手指，再继续制动 2 周，期间可以适当主动活动。

难复性骨折需要手术治疗，中节指骨由于其骨骼小，周围又有肌腱、韧带包绕，背侧使用钢板必然影响肌腱的滑动和关节的活动，因此建议使用克氏针固定或侧方使用钢板固定（图 3-29）。

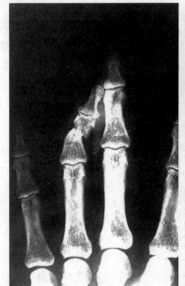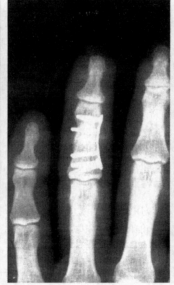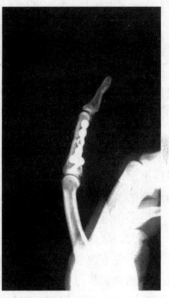

图 3-29　中节指骨骨折

注　侧方钢板固定。

近节指骨骨折在指骨骨折中最常见，常由直接暴力造成。骨折线可有横行、斜行、螺旋形、纵行等。近端骨折块由于骨间肌的作用呈屈曲位，远端骨折块由于伸肌腱中央腱束在中节指骨止点的牵拉作用呈背伸位，使骨折向掌侧成角。

治疗可用手法整复、外固定。整复时将伤指轻轻牵拉，使骨折断端分开，术者用另一手指从掌侧向背侧按压，矫正成角，然后在牵引的情况下逐渐屈曲，复位后可用石膏托固定，还可用绷带卷固定，有些粉碎性骨折也可用此法固定。

手法复位外固定失败者以及斜形骨折不稳定者，或是开放性骨折需做清创者，可考虑行切开复位内固定。固定可以使用克氏针或钢板螺钉，需要注意术后石膏制动时应将近指间关节固定于伸直位，以免将来发生伸肌腱迟滞，关节不能充分背伸。

四、指间关节脱位

1. 指间关节脱位

指间关节脱位多由于手指过度伸展损伤所致，其次是受侧方外力造成，因过度屈曲所致者极少。体征多表现为远位指骨向近位指骨背侧脱位，同时向侧方偏移。

根据外伤史以及伤指所出现的畸形、局部症状及 X 线片，很容易作出诊断。

可在指神经阻滞麻醉或不用麻醉下，牵引手指同时轻度屈曲，脱位的指骨很容易复位。部分患者就诊时已自行复位，但应注意，如复位后关节有明显侧方不稳者，应及时手术修复侧副韧带；如早期未行修复，晚期有症状者，也应做修复手术。手法复位或手术修复后的手指，用石膏托固定 4 周，然后做关节活动。

也有的指间关节脱位很难整复，因破裂的掌板、指深屈肌腱以及侧副韧带和肌腱等结构嵌入其中，使手法整复失败，此时应早期行手术切开复位，术中只要将嵌入关节内的组织拉出，关节即可顺利获得复位。

陈旧性指间关节脱位，手法整复多不能成功，手术切开复位容易造成关节僵直及疼痛。因此，对陈旧性指间关节脱位，若无明显症状，且不太影响工作和生活，可不做特殊处理；若关节疼痛、无力，应做关节融合术。对已经僵硬且有疼痛的关节，可行人工关节置换，或用足趾的蹞趾或趾间关节进行游离移植，以恢复指间关节的活动，但最终疗效尚有待求证。

2. 指间关节侧副韧带损伤

指间关节为单向活动的屈戍关节，关节两侧有侧副韧带以维持稳定。因指骨头关节面侧面呈半圆形，关节无论处于伸直或屈曲位，侧副韧带都保持同样的紧张状态，只有少许的被动侧方活动。

当手指远端受到侧方应力或扭力时，由于近侧指间关节比远侧指间关节力臂长，所受的外力更大，因而发生侧副韧带损伤的机会比远侧指间关节多。

伤后关节出现梭形肿胀、疼痛、屈伸活动受限、局部压痛，被动侧方活动关节时疼痛加重。若侧副韧带已经断裂，则有明显的侧方不稳，出现"开口征"阳性表现。加外力拍摄 X 线正位片，可见伤侧关节间隙增大。

早期部分韧带损伤，无明显关节不稳，可行伤指伸直位制动，使损伤的关节囊及侧副韧带得以愈合，4 周后开使练习活动。但需 3~4 个月才能使指间关节处肿胀消退、疼痛消失及恢复正常的活动范围。在恢复期间可配合理疗及关节主动功能锻炼。

如侧副韧带完全断裂，应早期行手术修复，特别是示、中指桡侧侧副韧带，因用手指做捏、握动作时，上述部位承受从桡侧来的外力较大，手术适应证就更强些。术后，固定手指于伸直位 4 周。

五、拇指骨折

由于邻近关节的代偿运动，拇指畸形较其余四指更容易被接受。旋转畸形往往不会成为大问题。冠状面上小于 20° 的成角畸形虽不美观，但在功能上尚可接受。同样，小于 30° 的侧方成角也不会引起明显功能丢失。但关节内骨折必须认真治疗，以防止活动度丢失和创伤性关节炎的出现。拇指掌、指骨的骨折治疗原则与其余手指并无太大的区别，但由于解剖特点和功能的不同，有些发生于拇指的骨折治疗有其特点。

1. 贝内特（Bennett）骨折

拇指掌骨基底关节内骨折，骨折线位于掌尺侧。Bennett 骨折实质是骨折半脱位，多因拇指掌骨半屈曲时受到轴向负荷时导致骨折。骨折块大小不一，形似金字塔。前斜行韧带起于掌骨基底尺掌侧，止于大多角骨，此韧带可把持骨折块的解剖位置。而掌骨基底则在拇长展肌和拇短伸肌的作用下向桡侧、近端和背侧半脱位。

19 世纪 70 年代以前，非手术治疗一直是 Bennett 骨折的标准治疗方法，而关于是否需要解剖复位的争论一直持续至今。Cannon 等回顾了近 10 年来采用非手术方法治疗的病例，他们发现尽管复位不完美，但无症状性关节炎的迹象。Livesley 追踪 17 例闭合复位石膏固定的患者，随访 26 年，发现所有患者关节活动度及肌力均有下降，X 线片中有退行性关节炎及关节半脱位征象，因此他认为该骨折不应保守治疗。

Bennett 骨折的闭合复位克氏针固定方法有很多。闭合复位，在透视引导下将克氏针自拇指掌骨穿入大多角骨，无须解剖复位腕掌关节，这一方法已被越来越多的人所采用。Niekerk 和 Ouwens 则推荐了另一种方法，即将第 1、第 2 掌骨选用克氏针固定（掌骨间穿针），在透视下准确复位，用外固定架维持这一复位位置，也在临床上获得了良好的疗效（图 3-30）。

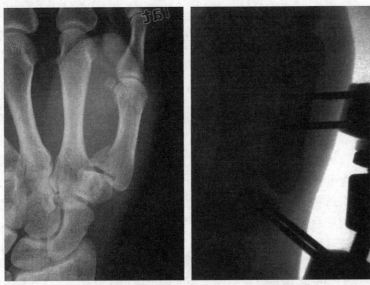

图 3-30 Bennett 骨折闭合复位（外固定架固定）

如果 Bennett 骨折难以闭合复位，则需切开复位内固定。沿拇指掌骨的皮下边界（位于拇长展肌和鱼际肌间）切开，向近端、尺侧延伸至桡侧腕屈肌桡侧缘。牵开鱼际肌，切开关节囊，显露折端。用复位钳复位骨折块，重建关节面的完整。对于较大的骨折块，可用1.2 mm 或 2 mm 的拉力螺钉固定。如果骨折块较小，可用克氏针固定。如果采用克氏针固定，需另外用克氏针固定第 1 腕掌关节。

如果采用克氏针固定，术后需用拇指人字形石膏固定 4 周，之后拔除经关节的固定针。6 周后再拔除固定骨折块的克氏针。

2. 罗兰多（Rolando）骨折

Rolando 骨折是指拇指掌骨基底关节内粉碎性骨折。切开复位的方法包括多根克氏针固定和钢板固定。这种骨折也可通过闭合复位外固定架固定的方法治疗。钢板螺钉固定的手术入路与 Bennett 骨折相同。

六、拇指掌指关节创伤

拇指掌指关节是由近节指骨基底、掌骨头、掌板、桡尺侧籽骨、侧韧带以及副韧带和关节囊所组成的多轴关节，具有屈、伸、内收、外展、回旋和旋转运动。但由于掌骨头横径大，关节面宽阔，侧方偏斜运动的幅度明显小于手指的掌指关节。

掌骨头略呈四边形，曲率小，横径小于前后径，掌侧关节面内有两个与籽骨成关节的小面，这两个小面有时突出，在关节背侧脱位后可影响掌板恢复原位。籽骨一般为两个，分别位于掌板的桡、尺侧并接受拇短屈肌和拇收肌的止点。侧韧带起自掌骨头的侧方偏背侧，止于近节指骨基底偏掌侧，关节屈曲时，韧带紧张，伸直时松弛，是维持关节侧方稳定的重要结构。副韧带薄而平，由掌骨头止于掌板和籽骨。在关节尺侧，拇收肌腱止于尺侧籽骨和近节指骨基底的尺侧，并有部分纤维加入指背腱膜的尺侧扩展部。在桡侧，拇短展肌腱和拇短屈肌腱除了止于桡侧籽骨和近节指骨基底桡侧外，也有部分纤维并入指背腱膜的桡侧扩展部。这些结构对关节的稳定也有一定的作用。

拇指掌指关节脱位和韧带损伤包括尺侧侧副韧带损伤、桡侧侧副韧带损伤和拇指掌指关节脱位 3 种类型。

1. 尺侧侧副韧带损伤

拇指掌指关节过度桡偏和背伸的暴力，常会导致尺侧侧副韧带及掌板的不全性断裂或完全性断裂。断裂多发生在指骨基底附着部，有时可并发基底撕脱骨折。侧副韧带断裂后，指背腱膜的尺侧扩张部往往会置于断端间，妨碍韧带愈合。

过去苏格兰狩猎场的看护人常有拇指掌指关节尺侧副韧带慢性损伤，这与他们经常徒手处死小猎物的职业习惯有密切的关联。Campbell 将此种损伤称为"狩猎场看护者拇指"。急性损伤则使用"滑雪者拇指"来表示，因为滑雪杖与拇指的撞击是其常见的原因。

尺侧侧副韧带断裂后，在应力下拍摄拇指 X 线正位片，可见掌指关节尺侧间隙增宽，关节面不平行。与韧带损伤并发的骨折，多为近节指骨基底的撕脱骨折，骨折块大小不等。

急性不全性断裂不需手术治疗，仅用短臂拇指人字管形石膏将掌指关节固定在稍屈位 4～6 周即可，固定时间的长短与损伤的严重程度成正比。

急性完全性断裂应及时进行手术修复。在关节的尺背侧做纵向弧形切口，切断拇收肌与指背腱膜的连接，显露损伤的韧带。如断裂发生在韧带的实质部，可采用褥式缝合修复，术后使关节处于轻度屈曲位固定；若损伤为指骨基底附着部的撕脱，可用骨锚重建韧带止点；小的撕脱骨折块可以切除，直接重建韧带；撕脱骨折块较大时，可用克氏针或螺钉做固定。术后给予短臂拇指人字管形石膏固定 5～6 周。

陈旧完全性断裂如果无创伤性关节炎，关节活动良好，可行韧带重建，入路同上。充分暴露掌骨头和指骨基底后，在尺侧面距关节面 0.5 cm 处，各钻 1 个横行穿透掌骨和指骨的孔洞，然后将游离的掌长肌腱穿行于内，两断端在尺侧抽出，稍拉紧后做重叠缝合。短臂拇指人字管形石膏固定 5～6 周后，开始功能锻炼。术后关节屈曲活动可能会有所减少。有创伤性关节炎的陈旧损伤，宜行关节融合术。

2. 桡侧侧副韧带损伤

较少见。急性损伤的治疗与尺侧韧带损伤相同。正常时，由于桡侧受力较尺侧小，因而疗效也较好。对陈旧性损伤，可将拇展短肌止点前移 1 cm，使其止于拇指基底的桡侧，用以维持关节桡侧的稳定。

3. 拇指掌指关节脱位

（1）背侧脱位：常为关节过伸暴力所致，掌板多从膜部撕裂，并随指骨一起向掌骨头背侧移位。此种损伤时，桡、尺侧侧副韧带常不断裂，而是随指骨基底滑向背侧。但是如果损伤时暴力偏向一侧，也可导致一侧韧带断裂。

首先应试行闭合复位，手法是被动屈曲腕关节和拇指指间关节，以放松拇长屈肌腱，然后背伸掌指关节并由背侧向远侧推挤近节指骨基底，同时屈曲掌指关节，直到复位。如复位开始即施以纵向牵拉，有可能加大掌板的背向移位，使之嵌入掌指关节；关节囊、拇长短屈肌腱等结构也会因此而紧张，夹持掌骨颈，阻挡复位。复位后用石膏托将掌指关节固定于屈曲位 3 周。在实施固定前，应仔细检查有无侧副韧带损伤，如有断裂，应同时予以处理。

闭合复位失败者，应在手术室臂丛麻醉完全后再试行一次闭合复位，失败后再行切开复位。手术多采用拇指桡侧纵向切口，在掌板与侧副韧带接合部做纵行切开，将嵌夹在关节面之间的组织，如关节囊、籽骨、拇长屈肌腱等推开，掌骨头即容易由关节囊的纵行裂口处推回。如掌骨头仍不能复位者，可在嵌夹于两关节面之间的关节囊纤维软骨板处做一纵行小切口，则掌骨头很易推回。术后固定同上。

（2）掌侧脱位：极罕见，往往并发侧副韧带损伤，治疗以切开复位为主。

（韩超前）

第四章

肩关节周围骨折

第一节　肩胛骨骨折

肩胛骨骨折在所有肩部骨折中占 3%～5%，通常为高能量损伤，且常常合并多发伤（约90%的肩胛骨骨折患者伴有合并伤）。肩胛骨骨折的治疗传统上被描述为"不治更好"，并且类似于锁骨骨折，大多数肩胛骨骨折非手术治疗预后良好。虽然治疗结果总体较好，但并非所有肩胛骨骨折都能顺利愈合，因此，哪类患者可以从手术治疗中获益成为关注的热点。Zlowodzki 等关于肩胛骨骨折的系统性回顾发现，在报道的 520 例病例中，优良率达82%。几乎所有的肩胛骨体部骨折均行非手术治疗，优良率可达86%；而肩胛颈和孤立的肩胛盂骨折则大多行手术治疗（83%），优良率分别为76%和82%。一些特殊骨折虽然例数较少，但整体上所有这些骨折手术治疗的效果均优于非手术治疗。Lantry 等的系统性回顾也报道了肩胛骨骨折手术治疗的优良率约为85%。相反，Jones 和 Sietsema 通过比较肩胛骨骨折移位后31 例接受手术治疗和31 例接受非手术治疗患者的效果（进行了年龄、职业和性别配对）发现，所有骨折均良好愈合，并且两组患者在重返工作岗位、疼痛和并发症等方面无显著性差异。Dienstknecht 等进行的 meta 分析指出，肩胛骨骨折手术治疗后可获得更好的影像学结果和疼痛改善，而非手术治疗患者的活动范围明显更好。目前仍缺乏足够的文献证据来形成具体的治疗指南，且文献强调了大多数肩胛骨骨折预后良好，因此，判断哪类骨折存在预后不良的风险目前仍无明确标准。

一、治疗

几乎所有的肩胛体或颈骨折仍以非手术治疗为主，方法：患者肩部制动2～3周，然后在患者可耐受疼痛的情况下让其进行被动辅助的肩关节活动。当临床和影像学均显示骨折愈合后，可进行主动的肩关节活动和力量训练。

肩关节的活动度较大预示着肩胛骨骨折患者后期功能良好，但仍有一小部分患者具有行切开复位内固定的手术指征。治疗的目的是尽可能地保留肩关节的功能，避免对位不良、关节炎、肩胛胸运动障碍和撞击综合征。

二、肩胛盂骨折

肩胛盂骨折的治疗原则与其他关节内骨折相同，当关节面骨折明显移位（>4 mm）可能导致关节半脱位或不匹配时，必须进行解剖复位和坚强固定。Anavian 等报道了在 33 例有复杂的肩关节盂关节内骨折伴关节面移位的患者中，进行手术治疗的患者有 87% 疼痛消失，90% 的患者工作或活动能力恢复到了伤前状态。手术入路通常选择 Judet 入路或改良的 Judet 入路。必要时可附加肩关节前方入路。

三、肩胛体部或颈部骨折

肩胛体部或颈部骨折伴明显移位并可能出现畸形愈合和疼痛时，须考虑手术治疗。Zuckerman 等曾提出肩胛骨边缘的侧方移位评估标准，认为对肩胛盂的内移需要予以重视。通过 CT 评估也发现，在肩胛颈骨折患者中，单纯的肩胛盂相对中轴骨的移位非常少见，往往是典型的肩胛骨宽度短缩伴肩胛体侧方移位。因此，治疗方案主要根据移位程度决定。一些学者将盂极角作为决定治疗方案的标准。肩胛盂上、下极连线与肩胛盂上极和肩胛骨最远端连线之间的夹角即为盂极角（图 4-1），正常为 30°～45°。Anavian 等则认为，在评估肩胛骨关节外骨折的移位程度时，CT 三维重建比拍摄 X 线平片更可靠。

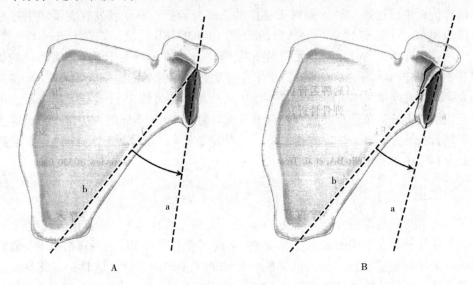

图 4-1 盂极角

注 A. 正常盂极角；B. 不正常盂极角。盂极角是从关节窝上极、下极间连线和关节窝上极与平行肩胛骨内缘连线之间形成的夹角，正常为 30°～45°。

Cole 等列出了肩胛骨骨折的手术指征：①侧方移位 >2 cm；②在肩胛骨 Y 位片上骨折成角 >45°；③盂极角 ≤22°；④肩胛体骨折伴锁骨或肩锁关节复合体骨折。

这些决策标准并没有使患者的预后得到改善，术者的手术技巧和患者的软组织情况在制订治疗方案前也应考虑。我们总体上仍倾向于非手术治疗，这是一种积极的治疗方式，而不是"不治更好"。

（韩超前）

第二节　肱骨近端骨折

使用充分的影像学检查来了解创伤性病变，谨慎拒绝老年患者的有效治疗方式，使用简单安全的手术入路，了解内固定方法，认可关节置换的价值，避免技术缺陷，并详尽地指导患者的术后康复。

Cofield 对肱骨近端骨折治疗的总结显示了这类损伤治疗的复杂性——从早期评估到最终结果。目前对肱骨近端骨折仍存在较多争议和混淆，也没有一种简单的指南或标准被证明有效。Cofield 指出，目前在影像学诊断、手术或非手术治疗、手术患者年龄的选择、手术入路、内固定或半肩置换、内固定的种类以及康复指导等方面均存在着争议。大多数作者认为，对于老年患者 2 部分、3 部分和 4 部分骨折，可进行非手术治疗，但后期疼痛和功能丢失的发生率很高。近年来一些报道也指出，虽然手术治疗后影像学结果较好，但其后期功能与非手术治疗相比无明显优势。Court-Brown 等报道，在老年患者中，外翻压缩性骨折通过非手术治疗优良率可达到 81%，而对于移位的 2 部分骨折，有学者发现，手术治疗和非手术治疗结果类似。一项包含 231 例患者的研究（PROFHER）显示，在 Oxford 肩关节评分上，手术治疗和非手术治疗早期并无明显差别。Sporer 等在一项关于老年患者常见的骨折的发病率和治疗变化的地域研究中发现，手术治疗肱骨近端骨折的比例为 6.4% ~ 60.0%；在美国的 8 个地区有至少 40% 的患者接受了手术治疗，而在另外 35 个地区，患者手术率低于 20%。仅仅肱骨近端简单骨折（肱骨外科颈骨折）就有 10 种不同的内固定技术，这更可说明肱骨近端骨折治疗的复杂性。有趣的是，一项研究显示，相比创伤外科医生，肱骨近端骨折在上肢外科医生中有更高的手术率。

一、分型

肱骨近端骨折最常用的分型方法是 Neer 分型方法（图 4-2）。尽管有学者指出 Neer 分型方法的可靠性不高，不同的观察者以及同一名观察者不同时间段的观察结果不一致，但它在指导治疗上仍有参考价值。分型依据肱骨近端的 4 个解剖部位：肱骨头，肱骨大、小结节，肱骨干近端。移位标准是断端分离 >1 cm 或成角 >45°。有移位的 3 部分、4 部分骨折显著改变盂肱关节的关节协调性，并最有可能破坏肱骨近端的主要血供（图 4-3）。有移位的 4 部分骨折最可能发生缺血性骨坏死。

根据骨折移位的方式（2 部分、3 部分或 4 部分）和主要骨块的移位情况分类。在 2 部分骨折方式中，以骨折块移位的那一块命名。2 部分外科颈骨折移位分为：嵌入（A）、无嵌入（B）和粉碎型（C）。所有骨干移位和结节移位为 3 部分的均定义为 3 部分骨折。在 4 部分骨折方式中，所有的骨折块均移位。骨折—脱位情况由关节部分的前或后位置确定。大的关节面缺损需要单独确定。

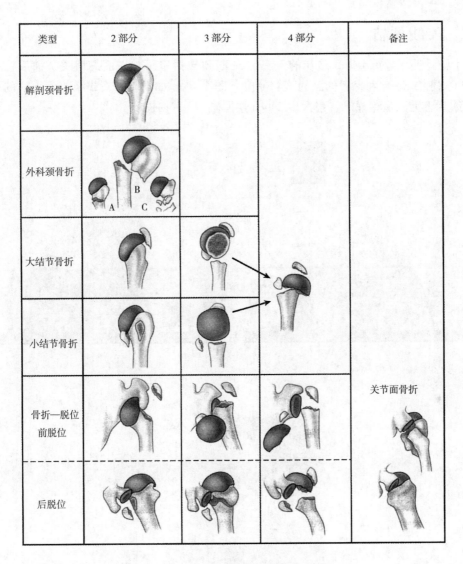

类型	2 部分	3 部分	4 部分	备注
解剖颈骨折				
外科颈骨折	A B C			
大结节骨折				
小结节骨折				
骨折—脱位 前脱位				关节面骨折
后脱位				

图 4-2　Neer 对移位的骨折的四部分分类法

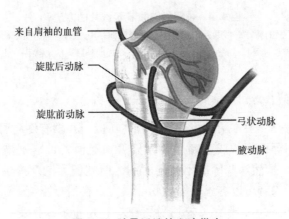

来自肩袖的血管
旋肱后动脉
旋肱前动脉
弓状动脉
腋动脉

图 4-3　肱骨近端的血液供应

二、X 线评估

对于肱骨近端骨折患者，最初的 X 线评估必须包括肩胛骨平面的肩关节前后位、肩胛骨侧位（肩胛 Y 位）和患者仰卧的腋窝侧位（图4-4）。如果肱骨头或结节骨折块的移位距离在 X 线片上无法清楚显示，可采取 2 mm 层厚轴向 CT 扫描。

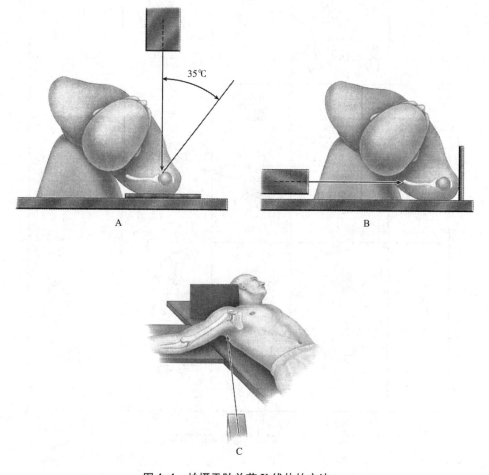

图4-4 拍摄盂肱关节 X 线片的方法

注 A. 垂直于肩胛骨平面的特殊 X 线片用于观察盂肱关节侧面；B. 平行于肩胛骨平面的 X 线片用于显示前方和后方移位；C. 患者可以取俯卧位、仰卧位或站立位。患者的伤臂需要轻度外展以确定前后关系。

三、非手术治疗

大多数肱骨近端骨折非手术治疗可以恢复肢体功能，并没有疼痛后遗症发生。在肩关节运动范围内，可承受中等程度的成角畸形并无显著功能损失。Neer 描述了可耐受的成角畸形 <45°，移位 <1 cm。虽然这些标准不是绝对的，但它们为治疗提供了指导。年老、体弱的患者比年轻、活跃的患者可以容忍更多的功能损失。在治疗决策上，第一步是判断对于特定的患者，位移（<66%）和成角（内翻耐受较差）是否可以接受；第二步是判断肱骨头

和肱骨干能否作为一个整体运动。如果这两条都满足，那么骨折是稳定的，且在一个合适的位置。可采用吊带悬吊保持一个舒适体位，并且通常在 1 周内开始采用钟摆式功能锻炼进行物理治疗。如果肱骨头和肱骨干不能作为一个整体运动，且患者由于年龄、对功能要求不高或由于并发症而预知无法进行康复锻炼而不适合外科手术，物理治疗可延迟 2 ~ 4 周。对于年轻、活跃的患者，应考虑早期手术固定。一般来说，制动时间及治疗时间越长，功能障碍越大。一项对 74 例肱骨近端压缩性骨折患者进行的随机对照试验发现，受伤 72 小时之内的早期被动功能锻炼是安全的，并且比常规 3 周后再行物理治疗在功能恢复方面更有效。但是，有研究指出，在非手术治疗过程中，骨折的沉降是持续存在的。

四、手术治疗

关于肱骨近端骨折固定的技术众多，各式各样，使得做出手术治疗是恰当的治疗方式的决定变得复杂。一般而言，骨折位移程度是评估骨折稳定性的指标。治疗目标就是用坚强固定达到肱骨近端的解剖复位，以允许早期功能锻炼。二期采取手术治疗的慢性骨折畸形愈合和骨不连往往预后不佳。因此，必须通过复位肱骨大小结节和肱骨头—颈的关系来恢复肱骨近端正常的解剖结构。手术适应证包括有移位的外科颈 2 部分骨折，有移位的（ > 5 mm）大结节骨折，有移位的 3 部分骨折，以及年轻患者的有移位的 4 部分骨折。固定的类型包括经骨缝合固定、经皮克氏针固定、髓内钉固定和钢板内固定，主要依据患者的年龄、活跃水平、骨质量、骨折的类型和相关的骨折以及外科医师的技术能力来选择（表 4-1）。年龄被认为是手术失败的预测因素，但并不是必然因素。Boesmueller 等对 154 例肱骨近端骨折患者的研究发现，使用钢板固定后，60 岁以上患者螺钉切出的风险是年轻患者的 4 倍，总体并发症的风险是后者的 3 倍。

表 4-1　用于治疗移位的肱骨近端骨折技术的优点和缺点

技术	优点	缺点
非手术治疗	很多骨折功能与手术治疗一样良好	不可避免的畸形愈合，肩袖功能丧失或更多的是肩关节僵硬，后期补救手术更困难
	低风险和低感染率	骨不连风险增加
微创技术	软组织损伤较小 感染风险低	学习曲线较长、腋神经和血管损伤、固定的不稳定性
髓内钉	对骨质疏松骨折固定更加稳定 对软组织损伤小	顺行髓内钉插入后的肩袖功能障碍 多发骨折效果差，后期内固定去除概率高
切开复位内固定	可进行解剖复位，功能更好，再次手术简单 多发骨折更稳定的固定 固定坚强 可辅助植骨	切开复位，增加感染风险，增加骨坏死风险
人工关节置换	避免了骨不连、骨坏死、有症状的畸形愈合，二次手术率低	功能结果差；对于年老患者，关节置换后的并发症难处理

在决定行外科手术以前，对血供和骨质量的评估至关重要。肱骨头的 Herter 位 X 线影像标准可以预测肱骨头坏死发生概率（图 4-5）。肱骨头骨骺端延伸 < 8 mm 或内侧铰链移位 > 2 mm，肱骨头坏死的概率增大。肱骨头骨骺端延伸、内侧铰链移位 > 2 mm 伴有解剖颈骨折，坏死的概率高达 97%，按照 AO/ASIF 经典分型，A 型关节外骨折对血供无影响，B 型骨折对血供有较少影响，C 型骨折的坏死概率很高。通过对肱骨两个平面内外侧皮质厚度的评估可以对骨密度和内固定材料的选择做出预判（图 4-6）。通常皮质厚度 < 4 mm 时不建议使用钢板螺钉固定，因为皮质骨不能耐受螺钉的拉力切割，可导致内固定失败。肩关节置换是更好的选择。

经骨缝合固定在骨科专著中已经阐述了很多。Park 等报道，采用经骨缝合固定治疗肱骨近端 2 部分和 3 部分骨折中，78% 的患者疗效极好。用结实的不可吸收线将肩袖一起缝入，具有增强骨质疏松患者的固定稳定性的优点。报道显示，该方法软组织的剥离程度并不广泛，相关的骨坏死率也相对较低。疑虑在于患者的肩关节活动能力及非坚强固定带来的复位失败。Dimakopoulos 等报道了 188 例经骨缝合固定治疗肱骨近端骨折病例获得了较好结果。他们认为，在采用这种技术的手术中软组织剥离较少，可以降低肱骨头坏死率，缝合固定足以满足早期被动关节运动的要求，并且可避免复杂和昂贵的内固定置入。

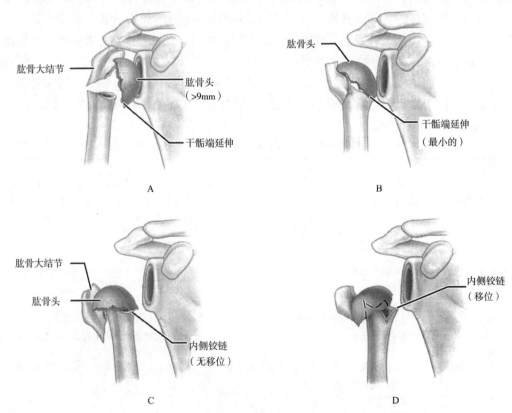

图 4-5　肱骨头的 Herter 位 X 线影像标准

注　A. 肱骨头干骺端延伸 > 9 mm；B. 肱骨头干骺端延伸 < 8 mm；C. 无移位的内侧铰链；D. > 2 mm 移位的内侧铰链。

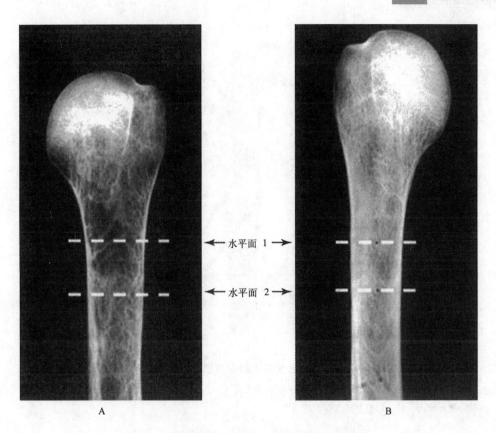

图 4-6　两个水平面可用来测量肱骨干皮质厚度

注　A. 低骨密度病例；B. 高骨密度病例。水平面 1. 大多数肱骨干的邻近部分在此水平面上，此水平面上的中间和侧面皮质的骨内膜缘是平行的；水平面 2. 位于水平面 1 以远 20 mm 处。

　　经皮克氏针穿针的优点是避免进一步损伤到软组织和肱骨头血供（图 4-7、图 4-8）。该技术费用相对较低。很多临床报道，对于 2 部分骨折、3 部分骨折、4 部分骨折，经皮克氏针治疗效果良好。然而，该技术在技术上具有挑战性，需要令人满意的闭合复位，有足够的骨骼强度，最少的粉碎（特别是结节），内侧距未受损，以及患者有良好的依从性。Calvo 等对 74 例老年患者（平均 71 岁）的研究证实，如果骨折能很好地闭合复位，则疗效满意；但如果不能满意地闭合复位，则必须使用其他复位和固定方式。内固定失败、钉道感染和腋神经损伤是常见并发症。Schenz 针和双皮质钉由大结节穿至肱骨干，以增强整体的稳定性。干骺端粉碎性骨折为经皮克氏针的禁忌证。

　　髓内钉比经皮克氏针能提供更稳定的固定，虽然其稳定性比不上锁定接骨板。Wheeler 和 Colville 证实，Polarus 钉（Accumed，Portland，OR）比经皮克氏针具有更强的生物力学稳定性，据报道其临床疗效很好。采用多轴螺纹的新型髓内钉比先前的髓内钉有更好的稳定性，新增的聚乙烯套管也许还能增加其稳定性并可防止螺钉退出（图 4-9）。肱骨近端插入髓内钉会损伤肩袖而导致术后肩部疼痛。这种新设计在技术上的优点是能够保护软组织以及髓内钉理论上的生物力学性质。外侧皮质粉碎不连续可能是髓内钉的禁忌证。一项随机对照试验证实，用直钉的并发症比用带曲度的髓内钉更少。

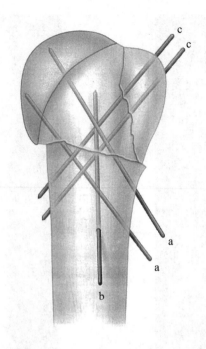

图 4-7　经皮克氏针骨折固定的位置

注　两根克氏针是通过肱骨干侧面、仅略高于三角肌插入（a），一根是通过前侧皮质（b）；如果是大结节骨折和移位，两根针逆行插入（c），以整复这些骨折块。

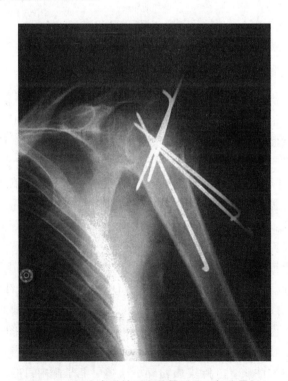

图 4-8　经皮克氏针固定肱骨近端 2 部分骨折

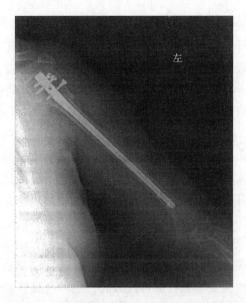

图 4-9 用带锁髓内钉固定肱骨近端多段性骨折

    钢板螺钉固定在 3 种固定方法中是最稳定的（图 4-10）。用锁定钢板能增加稳定性，尤其是对骨质疏松患者。切开复位和坚强内固定可以做到精确复位和复位后结节稳定，这是非常重要的，因为患者较难耐受结节的畸形愈合，而且再次采用肩关节成形术重建效果也不佳。Zhu 等进行的一项前瞻性随机试验发现，在 1 年随访时，用锁定钢板治疗的患者比用带锁髓内钉治疗的患者有更好的结果，但在 3 年随访时结果都是相同的。髓内钉组并发症的发生率较低（4%），而锁定钢板组较高（13%）。Konrad 等也报道了类似的结果。

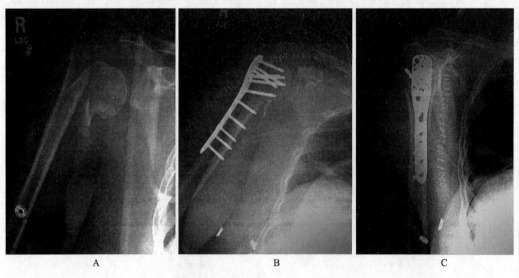

图 4-10 用钢板螺钉固定 2 部分骨折

    注 A. 移位的外科颈 2 部分骨折的骨折线在肱骨大、小结节之间；B、C. 用锁定钢板内固定后。因为是内侧粉碎性骨折，所以要使螺钉固定肱骨头下部。

以前，采用钢板固定治疗肱骨近端骨折时，由于肱骨头固定较差而导致的畸形愈合或不愈合等并发症非常多。此外，广泛的软组织剥离增加了肱骨头骨坏死的可能性，而骨坏死可导致肩关节疼痛及功能受限。人们曾期望肱骨近端锁定钢板的发展能在很大程度上改进对这些复杂损害的治疗，用锁定板进行切开复位内固定的优势是，将骨折块固定在解剖位置上并可以早期活动。由于肱骨近端锁定板已广泛应用超过 10 年，多项研究已经得到结果。然而，由于缺乏证据等级 1 级和 2 级的研究，还没有 Cochrane 的综述。一项关于对比锁定板和非手术治疗在老年 3 部分骨折和 4 部分骨折的随机对照研究结果显示，1 年随访愈合无差异。尽管缺乏大量的文献支持，大多数外科医生认为肱骨近端锁定板是肱骨近端骨折治疗的一大进步，它已经成为治疗这类骨折的首选。

目前大家对肱骨干骺端内侧更为关注。Gardner 等证明了内侧支撑螺钉替代肱骨矩的重要性。Jung 等则在临床上证实，如果内侧存在明确的粉碎性骨折，并且没有足够的支撑（肱骨矩或支撑螺钉），则是复位丢失的独立危险因素，在 252 例患者中有 17 例患者（7%）出现了复位丢失。而作为内侧支撑螺钉的替代方式，也可将肱骨头嵌插到肱骨干上，这样也可增加稳定性。Torchia 将其改良为内翻嵌插截骨术（图 4-11）后，使其具有临床应用前景，虽然目前还没有大型病例研究报道。但是，Week 等的生物力学研究发现，骨折嵌插可增加钢板对抗内翻应力的作用，与前者相比，单独应用钢板更具有生物力学优势。Gardner 等描述了使用腓骨干提供内侧柱的支撑方法，虽然其临床应用前景较好，但目前仍需完善，并需要进一步的临床随机对照试验来证明其有效性。

切开位放置锁定钢板存在的其他问题是放置钢板必须广泛显露，由此带来神经、血管结构损伤的风险，特别是旋肱后动脉的升支。钢板固定带来的并发症和再手术率仍然很高。螺丝钉穿过肱骨头是最常见的并发症。螺钉穿出往往由于骨折沉降或操作不当。增加使用钙磷酸骨水泥可显著降低该并发症的发生率。其他并发症包括关节骨化、撞击、畸形愈合、骨不连、骨坏死、感染和内固定断裂。较差结果多发于 2 部分和 4 部分骨折伴有内翻移位的骨折。

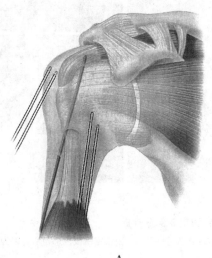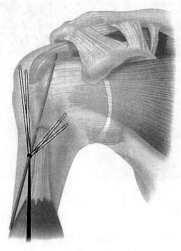

A   B

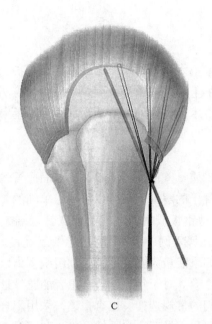
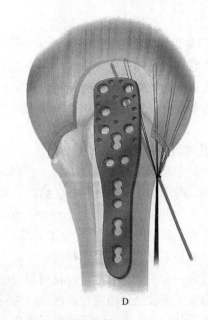

C   D

图 4-11 肱骨近端骨折行外翻嵌插截骨术及内固定治疗

注 A. 将 1 枚长斯氏针经肱骨干置入肱骨头；B. 将牵引线拉紧并系在斯氏针上，使内收的肱骨头变成外翻；C. 侧面显示骨折临时固定；D. 注意克氏针和缝线位置不影响使用塑形锁定板进行最终固定。

Gardner 等尝试用新方法以减少钢板内固定术的并发症，即使用前外侧肩峰入路（Mackenzie），在术中明确标记和保护腋神经，以避免破坏肱骨头附近的血液供应，并使并发症有所降低。Laflamme 等报道的一组经皮通过两个小切口置入肱骨钢板治疗的病例没有发生腋神经损伤和复位丢失。随着我们对肱骨近端解剖的进一步熟悉和手术技巧的提高，微创技术被认为是未来发展方向。

（一）特殊骨折类型的固定

1. 大结节 2 部分骨折

过去对于移位 >1 cm 的才采取手术治疗。但是，Rath 等的一项研究发现，69 例大结节骨折移位 <3 mm 的患者经过非手术治疗均取得满意的疗效。许多学者指出，肩关节对结节移位耐受性较差，主张移位超过 5 mm 即可采取手术治疗，以减少功能障碍和并发症的二次打击。通常，对这些骨折采取经骨缝合固定即可达到很好的稳定性，也偶尔用螺钉固定较大的骨折块。肩袖间隙也必须修复。

2. 有移位的外科颈 2 部分骨折

非手术治疗效果较差。有报道称，采用闭合复位经皮克氏针治疗易复位，非粉碎性骨折获得了成功。然而，对于可闭合复位的骨折以及多段骨折，为避免内固定失败、克氏针移位、感染、畸形愈合等并发症，我们仍然首选坚强的髓内钉固定技术。与切开复位内固定相比，髓内钉固定由于具有软组织干扰小、失血少的优点，可弥补对肩袖的干扰。对于移位较大的骨折、粉碎性骨折和难复位的骨折，则采用锁定钢板构型固定。这些系统改进后的近端固定方式可增高稳定性，使患者术后即可进行关节活动度的功能锻炼。对于严重骨质疏松的患者，Banco 等描述了一种"降落伞"手术方法，其中包括外翻嵌插截骨术和张力带固定合并经骨缝合，在所有 14 例老年患者中，骨折均愈合，患者满意度和功能恢复都很好。

3. 肱骨近端 3 部分骨折

老年骨质疏松患者可能需要采用半关节成形术，但对于大多数这一类骨折，仍优先考虑采用钢板固定。肱骨头与肱骨干对合复位，加上结节准确复位固定，可为骨折的良好愈合打下良好的基础。锁定钢板提供的坚强固定允许术后早期的关节活动，这也是手术治疗的目的之一。

4. 肱骨近端 4 部分骨折

采用非手术治疗普遍结果不佳。然而，骨质量差使固定困难，关节面血管的损伤使肱骨头坏死的风险增加。如果肱骨头、结节、肱骨干的解剖关系可以重建，单纯的骨坏死并不导致不良后果。Wijgman 等报道了 60 例采用 T 型钢板或钢丝环扎治疗肱骨近端 3 部分或 4 部分骨折患者，22 例（37%）发生了骨坏死，但 22 例中有 17 例功能恢复优良。对于年轻、活跃的患者，采取切开复位钢板固定方式，如果能最大限度地减少软组织剥离以避免对肱骨头血供的进一步损害，通常可以收到很好的疗效。对于年轻、活跃患者的肱骨近端 4 部分骨折，采用锁定钢板坚强固定目前已经成为我们的常规选择。也有报道，采用闭合复位经皮克氏针治疗肱骨近端 4 部分骨折获得了成功，但我们没有这方面的经验。对于对功能要求不高的老年患者，半关节成形术也是一个可行的选择。

（二）肱骨近端骨折的髓内钉固定

手术技术如下。

（1）患者平卧在可透 X 线的手术台上，胸部抬高 30°~40°。影像增强器位于术者对侧。往回转动 C 形臂 X 线机，可对肩关节和肱骨进行前后位的充分成像，向前转动 X 线机，可对肩关节和肱骨进行侧位的充分成像。

（2）在肩峰前外侧面做斜行切口，在三角肌的前、中 1/3 交界处沿肌纤维走行劈开三角肌。为了保护腋神经，三角肌劈开不能超过肩峰远端 5 cm。

（3）直视下，顺纤维走行切开肩袖。在肱骨扩髓时进行全层缝合以保护肩袖免受损害。

（4）在肱骨头后侧打入 1 根带螺纹的克氏针，起到"手柄"的作用，反旋肱骨头部达到复位的位置。

（5）在肱二头肌肌腱后面插入导针，在前后位及侧位透视引导下推进，达到适当的位置。

（6）仔细推进近端扩髓器，保护肩袖。

（7）使用复位设备复位骨折块，并钻入圆头导针。

（8）依次连续扩髓，使肱骨髓腔达到预定直径，通常比髓内钉直径大 1.0~1.5 mm。

（9）扩髓完成后，把髓内钉插入髓腔，切勿将骨折块撑开，确保钉尾埋入肱骨头的关节面。

（10）使用外装设备拧入近端锁定螺钉。仔细铺展软组织，以避免损伤腋神经。

（11）直视下全层缝合修复肩袖。

（12）前后位和侧位透视下确认复位情况和螺钉的位置及长度。

（13）通过主动辅助的关节活动度锻炼开始早期康复。

（三）肱骨近端骨折的切开复位和内固定

手术技术如下。

（1）患者仰卧在可透过X线的手术台上，将胸部和肩部垫高与桌面成30°~40°。将C形臂X线机置于手术台旁术者的对侧；向后旋转C形臂X线机，使其对前后位充分成像，然后向前旋转C形臂X线机，使其能对肩和肱骨的侧位充分成像。

（2）做胸大肌三角肌入路显露肱骨近端。

（3）剥离三角肌的前部以显露骨折部位。

（4）如有必要，在肱骨头后侧打入1根带螺纹的克氏针，起到"手柄"的作用，反旋肱骨头部达到复位的位置。在肩袖肌腱（冈上肌）处缝线对肱骨头复位有帮助。

（5）对于3部分或4部分骨折，将附着于移位的肱骨结节上的肩袖肌腱进行缝合以帮助固定。

（6）对于单纯骨折，复位后用克氏针临时固定；在X线透视下确定复位情况。如果内侧为粉碎性骨折，则要确定未发生内翻畸形。

（7）将钢板放在大结节上、肱二头肌肌腱的后面，用克氏针临时固定；在X线透视下确定钢板处于正确的位置。钢板固定位置太靠近易引起撞击，钢板距肱二头肌肌腱太近则有可能损伤旋肱前动脉。

（8）将2枚锁定螺钉拧入钢板上的螺孔，固定在肱骨头部分，然后将1~2枚固定于肱骨干上。在X线透视下确定螺钉在软骨下的位置和复位的质量；将X线透视机置于手术台旁术者的对侧时更易操作。

（9）确认复位准确后，在X线透视引导下拧入固定螺钉。

（10）对于粉碎性骨折，用螺钉将钢板固定于近端，再将肱骨干端复位固定于钢板上。如此操作可避免内翻错位。对于内侧粉碎性骨折，使用螺钉固定肱骨头中、下部也可增加稳定性。

（11）对于3部分或4部分骨折，将缝线穿过冈上肌和肩胛下肌的肌腱可帮助控制骨折块。

（12）将结节部用钢针和（或）缝线固定于关节面；通过肩袖的间隙观察或用手触，有助于将肱骨小结节复位至肱骨头。有时，肱骨小结节上关节面的复位是关键。肱骨近端骨折重建有困难时，X线透视能起到帮助作用。

（13）用与2部分骨折相同的方法将钢板固定。肩袖可固定在钢板上以增加稳定性。

（14）在前后位和侧位用X线透视确认复位情况和螺钉的位置。

术后处理：以主动辅助的关节活动度功能锻炼开始早期康复。

（四）前外侧间峰入路肱骨近端骨折内固定

手术技术如下。

（1）患者采取沙滩椅位或半仰卧位。

（2）自肩峰沿三角肌边缘做10 cm的皮肤切口。

（3）在三角肌的前中部分辨三角肌筋膜和前束，沿肌纤维方向劈开三角肌数厘米。为最大的显露，三角肌可劈开至肩峰的边缘，但是为保护腋神经，其远端不得超过距肩峰5 cm处。为防止分离太远而损伤腋神经，可在三角肌下缘打线结标记。

（4）如果神经靠近骨折线，则轻轻分离并探查神经。如果其被嵌顿在骨折缝中，轻轻地松解神经。

（5）如果存在结节间的骨折，可通过间接复位技术复位。如果有必要显露三角肌的前下方，处理软组织时应小心。

（6）随着骨折断端软组织干扰减少和对腋神经的保护，将钢板在腋神经下从近端向远端滑动，到腋神经可覆盖钢板头部和轴的交界水平。在放置钢板的过程中一定要留在外侧皮质后肱二头肌肌腱沟"裸点"，以避免肱骨头穿透血管。

（7）确保钢板通过较低的腋神经远端软组织窗固定肱骨干。

（8）彻底冲洗后，用可吸收缝线关闭缝合三角肌的筋膜层。放置引流并关闭皮下组织层。

五、肱骨近端骨折的并发症

肱骨近端骨折最常见的并发症是活动能力的丧失（强直）。早期物理治疗的目的即与改善活动能力相关，然而，许多患者尽管早期接受了物理治疗，仍不能完全恢复活动能力。突出过多的结节部造成的撞击或肩胛下的瘢痕形成也可限制活动范围。骨折不愈合也很常见，但锁定钢板和改进型髓内钉等新技术的应用使不愈合的发生率有所降低。畸形愈合的原因有固定不稳定或延误骨折的固定，患者因素，手术技术差。对于功能要求有限的老年患者，畸形愈合往往可以接受，但是对于年轻的患者，肩关节活动度差、撞击、旋转受限是不能接受的。无移位或非手术治疗的 2 部分和 3 部分骨折发生骨坏死的情况相对罕见，肱骨近端解剖结构的保留可以促进术后功能的恢复。发生骨坏死并不意味着功能一定差，有时骨坏死只是影像学上的表现，并不引起临床症状。由于晚期进行半关节成形术比早期进行的结果要差，对于 4 部分骨折，如果选择切开复位内固定，必须确定该方法是否可以重建肱骨解剖并提供充分的稳定性，这点很重要。

（张　艳）

第五章

肱骨干骨折

肱骨干骨折在全部骨折中约占3%，大多数可以进行非手术治疗。Charnley认为，肱骨干骨折在主要的长骨骨折中也许是最容易用非手术方法治疗的。肩和肘关节承担的活动范围，加上对上肢少量缩短的耐受性，允许X线影像上有造成微小功能缺陷且可被患者很好地耐受的不良表现。过去非手术治疗方法包括骨牵引、外展石膏托和夹板、Velpeau绷带及悬臂石膏，各种方法都有各自的优缺点。

功能支具因其操作的简易性、适应性、允许肩肘关节活动、相对低的费用及其复位效果，已从根本上取代了其他非手术治疗方法，成为非手术治疗的"金标准"。功能支具于1977年由Sarmiento开始推广，其工作原理是基于支具的水硬效应、肌肉的主动收缩以及重力的有益效应。有报道称，应用这项技术可达到96%以上的愈合率。我们目前在发生骨折的最初7~10日使用接合夹板或悬臂石膏，以等待疼痛得以缓解，然后换用预制的功能支具。吊带的应用不能避免内翻和内旋畸形愈合的发生。早期开始钟摆式功能锻炼，并且鼓励患者在可耐受的前提下使用肢体，要避免肩关节主动外展。患者要一直佩戴支具，直到疼痛消失和影像学有骨愈合的证据。考虑到皮肤易被汗水浸泡，支具日常的清洁应受到重视。病态的肥胖会增加患者发生内翻畸形的风险，然而，这些畸形更多的是外观上的问题而不是功能上的问题，而且上臂肥胖时畸形往往也不明显。

Jawa等做了一项非随机对照研究，对比了21例功能支具固定和19例钢板螺钉固定的治疗效果，结果表明，手术治疗复位更好，愈合更快，但并发症也更多，如医源性神经损伤、固定失效和感染。有2例原本接受支具固定的患者由于担心复位不佳，最终接受了钢板螺钉固定。支具固定的并发症有皮肤破损和畸形愈合。对于患者，无论是手术治疗还是非手术治疗，应考虑各种治疗方式的优点、缺点和风险。

我们对因经济条件不适合使用功能支具的患者使用吊臂固定。可以接受的复位包括短缩<3 cm，成角<20°，旋转<30°。Shields等发现，32例肱骨干骨折接受非手术治疗的患者，矢状面畸形成角0°~18°，冠状面成角畸形2°~27°，这些都未影响患者的治疗结果。

第一节　手术治疗适应证

肱骨干骨折选择手术治疗取决于多方面因素。McKee将手术适应证分为3类：①骨折适应证；②合并伤；③患者适应证。其中一些是更加绝对的适应证。非手术治疗失败、病理性骨折、关节内移位、血管损伤和臂丛损伤等情况几乎都需要手术治疗。我们选择手术治疗的最常见适应证是上肢需要早期活动的多发伤患者。治疗方案的选择必须全面考虑，对于特殊患者，需要个性化治疗。

肱骨干骨折的一期手术治疗的适应证如下。

一、骨折适应证

（1）闭合复位未达到满意的效果：①缩短 >3 cm；②旋转 >30°；③成角 >20°。

（2）节段性骨折。

（3）病理性骨折。

（4）关节内移位（肩关节、肘关节）。

二、合并伤

（1）开放伤。

（2）血管损伤。

（3）臂丛损伤。

（4）同侧前臂骨折。

（5）同侧肩关节或肘关节骨折。

（6）双侧肱骨骨折。

（7）下肢骨折需要上肢负重。

（8）烧伤。

（9）高速枪弹伤。

（10）合并慢性肘关节或肩关节僵直。

三、患者适应证

（1）多发伤。

（2）头颅损伤（Glasgow 昏迷记分 =8）。

（3）胸外伤。

（4）患者耐受性、依从性差。

（5）体型不利于非手术治疗（肥胖症、胸部过大）。

肱骨干骨折手术治疗的目标是通过稳定的固定恢复患肢的长度、成角和旋转，使患者能够早期活动和理论上的患肢早期负重。固定的方法包括钢板固定、髓内钉固定和外固定。外固定通常用于高能量的枪弹伤、骨折伴有严重软组织损伤及严重污染的骨折。Suzuki 等建议，对于合并多发伤或软组织损伤严重的肱骨干骨折患者，可使用外固定架固定并在 2 周内更换为内固定是安全的治疗策略。然而，在 17 例接受此治疗策略的患者中，有 2 例在更换为内固定时发生了深部感染。

（任　威）

第二节 钢板接骨术

钢板接骨术仍是肱骨干骨折固定的"金标准"。钢板固定可用于近端及远端延长的骨折和开放性骨折。该技术能为多发伤患者提供足够的稳定性，使其上肢能够早期负重，并使其肩和肘关节的并发症降至最低，正如 Tingstad 等的报告显示，钢板固定肱骨干骨折的愈合率高，并发症发生率低，功能恢复迅速。在 5 项大样本病例研究（Foster 等、McKee 等、Vander Griend 等、Bell 等和 Tingstad 等）的 361 例病例中，平均愈合率达到 96.7%。

一项肱骨干骨折采用钢板固定（23 例）和髓内钉固定（21 例）的前瞻性随机对照研究发现，采用两种方法进行手术后，患者肩和肘关节的功能恢复没有显著差异，但采用髓内钉固定的患者中有 6 例发生了肩部撞击，有 7 例需接受二次手术，而采用钢板固定的患者中出现上述两种情况的仅各有 1 例。这些学者指出，髓内钉可以处理病理性和节段性骨折等特殊情况，但与钢板固定相比较，技术要求更高，并发症发生率也更高。有研究者比较了 44 例采用顺行髓内钉固定和 29 例采用钢板固定的效果，发现与钢板固定相比，虽然采用髓内钉固定的患者的肩部疼痛稍重，但两者除了屈曲功能外，肩关节功能没有显著差异，采用钢板固定的患者的屈曲功能较好。一项对文献进行的 meta 分析包含 155 例病例，发现髓内钉固定后二次手术和肩部撞击的发生率要明显高于加压钢板固定。但一项更新的 meta 分析认为，现有的数据不足以显示哪种技术更好。

一、置入物的选择

肱骨干骨折固定最常用的钢板为宽的 4.5 mm 有限接触动力加压钢板（图 5-1）；骨髓较细小时偶尔也使用窄的 4.5 mm 有限接触动力加压钢板。远端的干骺端移行区也许需要使用双重 3.5 mm 有限接触动力加压钢板（图 5-2）或者为干骺端专门设计的新型钢板。对于螺旋形或斜形骨折，理想的构型包括 1 枚拉力螺钉和 1 块中和钢板，而横形骨折可完美地适用加压钢板技术。处理这些骨折时，要先使用拉力螺钉、克氏针或小骨块钢板（Eglseder 技术）获得临时复位，然后才能在直视下复位，并在已复位后的肱骨干上进行相对简单的钢板固定（图 5-3）。

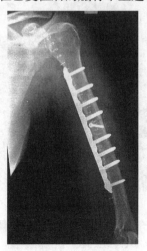

图 5-1 使用拉力螺钉的中和钢板技术，行有限接触动力加压钢板固定肱骨干骨折

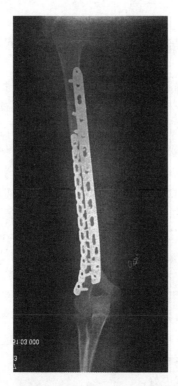

图 5-2　用双钢板固定肱骨干远端的干骺端骨折

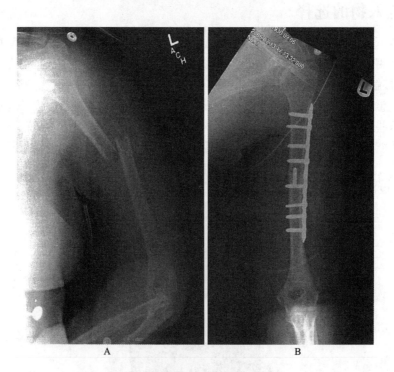

A　　　　　　　　　　　　　　　B

图 5-3　加压钢板固定肱骨干骨折

注　A. 移位的肱骨干骨折；B. 用微型骨块间钢板固定后用加压钢板固定（Eglseder 技术）。

　　粉碎性骨折或许需要使用桥接钢板技术。没有必要对每块骨折块都进行解剖复位。恢复正确的力线、旋转和长度，不破坏骨块上附着的软组织，往往能成功愈合。Livani 等报道了15 例患者，通过在骨折近端和远端的两个小切口完成桥接钢板固定，除 1 例合并臂丛损伤的Ⅲ度开放性骨折外，其余全部在 12 周内愈合。

　　对于骨质较差的患者，应选择较长的内置物以加强稳定性（图 5-4）。另有报道称，用异丁烯酸甲酯强化的锁定钢板和螺钉可增加该构型的稳定性。在骨折位置上、下通常需要至少用 4 枚双皮质螺钉把持 8 个皮质来固定钢板，以避免螺钉拔出。钢板长度的重要性与螺钉数量的重要性一样。对于因骨的质量差或粉碎性骨折导致的不稳定，可以通过增加螺钉数量和钢板长度以增加工作长度来实现稳定。

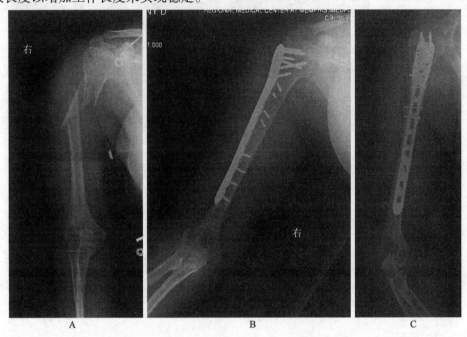

图 5-4　对于骨质较差的患者，较长的内置物可加强稳定性

注　A. 肱骨干节段性骨折延伸到近端肱骨；B、C. 长钢板用于建立稳定的固定。

　　随着在其他长骨上采用微创钢板接骨术的流行，我们也建议对肱骨干骨折采用这种技术；然而，其损伤桡神经的风险也开始为人们所关注。一项在尸体上进行的试验发现，使用微创钢板接骨术，钢板应距离桡神经 2.0 ~ 4.9 mm（平均 3.2 mm）。前臂的旋前运动可使桡神经向钢板方向移动 3 mm。这项技术尚未在大样本病例研究中加以证实。

二、入路

　　肱骨的钢板固定可以采用多种入路。中部、近端 1/3 的骨折通常以前外侧入路（肱肌劈开入路）为佳。后侧入路（肱三头肌劈开入路或改良的后侧入路）适用于肱骨干中段或延伸到远端 1/3 的骨折（图 5-5）。Gerwin、Hotchkiss 和 Weiland 描述过一种改良的后侧入路，即从外侧沿肌间隔将肱三头肌向内侧掀起。这种入路显露的肱骨干平均比标准后侧入路多 10 cm。在个别情况下，直接的外侧或前内侧入路或许是最合适的。

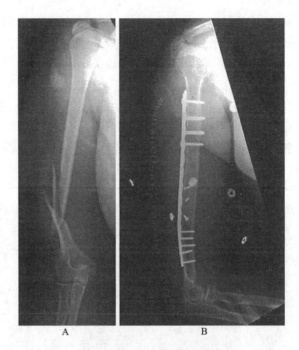

图 5-5　后侧入路钢板固定

注　A. 肱骨干远端1/3 骨折；B. 通过劈开肱三头肌的后入路进行钢板固定。

三、术后处理

在术后 1 周内开始肩和肘关节活动度锻炼，如果固定稳定的话，负重也是允许的。一项生物力学研究显示，大号（4.5 mm）和小号（3.5 mm）钢板在患者负重 50 kg 时可承受，不发生形变。负重≤90 kg 时，大号钢板不会失效，而负重≥70 kg 时，小号钢板会失效。

四、并发症

使用钢板固定肱骨干骨折的常见并发症是桡神经麻痹。当选择前外侧入路（肱肌劈开入路）时，必须确保在放置钢板时桡神经没有被压迫在钢板之下，以避免造成医源性桡神经损伤。后侧入路中，软组织的拴住作用可造成桡神经的医源性损伤。这种情况可通过适当剥离桡神经周围的软组织进行补救。有报道称，1%～2% 的闭合性骨折和 5% 的开放性骨折会发生感染。约 1% 的患者会发生再骨折。

采用改良的后侧入路（掀起肱三头肌）的肱骨干切开复位和内固定的手术技术如下。

（1）患者取侧卧位。

（2）在近端进行范围较宽的皮肤准备和铺单，以便使用无菌止血带。

（3）从止血带到尺骨鹰嘴尖端沿着肱骨做一个切口。

（4）剥离至肱三头肌筋膜并切开筋膜，沿外侧剥离至肌间隔。

（5）识别下方的臂外侧皮神经，随其往近端上行，可见其在穿出肌间隔的位置并入桡神经。该位置通常在止血带水平。松开止血带。

（6）识别桡神经。

（7）将三头肌近端与肌间隔分离。

（8）游离桡神经近端、远端、前缘、后缘，包括在外侧肌间隔做一个约 3 cm 长的切口，以利于移动桡神经。

（9）自骨膜上切断三头肌以显露肱骨，尽可能多地保留骨膜。

（10）在近端，如果需要显露，可向前掀起三角肌后缘。

（11）在远端和近端各夹 1 把骨钳（远离骨折），以便控制骨折块并掀起三角肌。避免骨钳造成环形剥离。

（12）对骨折部位进行清创后，置入 1 枚拉力螺钉作为临时固定。或者，对于横形骨折，当拉力螺钉固定较为困难时，可使用加压钢板或使用小骨块钢板（Eglseder 手术方法）作为临时固定，然后用钢板固定。

（13）使用钢板固定主要骨折块，以形成中和、加压或桥接固定。

（14）透视确认肱骨对线良好及骨折块已复位。

（15）放置引流管，缝合皮肤。

（吴丽娟）

第三节　髓内钉固定

人们在肱骨干骨折中采用髓内钉固定的最初动因是下肢骨折采用髓内钉固定的成功，但在上肢的应用中并未获得与在下肢的应用中同等的成功。虽然有很多文献报道，采用髓内钉的方法取得了良好的结果，但髓内钉进钉点出现不良反应以及愈合率的问题给这种治疗模式的热潮降了温。据报道，在更多近期的研究中使用顺行打入髓内钉的患者中，肩痛的发生率为 16%～37%。Bhandari 等发现，使用髓内钉固定的患者的再次手术和肩部撞击比使用钢板固定的患者更常见。但由于多种因素，例如是弹性钉还是坚硬的钉，顺行插入还是逆行插入，还有顺行插入髓内钉是采用外侧、前外侧进钉还是采用关节外进钉点，这些结论难以解释。因此，需要进行大规模的、控制良好的研究。

早期的弹性髓内钉，如 Rush 和 Enders 钉，几乎没有轴向或旋转的稳定性，在粉碎性骨折和不稳定骨折中需要额外的固定（如使用骨折端钢丝环扎术或长期的患肢制动）。即使有了额外的固定，相应的结构通常仍不够稳定，并发下肢损伤的多发伤患者仍不能早期锻炼及负重。锁定髓内钉的发展提高了稳定性及防旋功能，但仍未获得在下肢的应用中同等的成功。由于髓内钉的型号有限，大部分锁定髓内钉置入前需要扩髓，且骨折端分离成了一个问题，尤其是在较小的髓腔。新的髓内钉增添了较小的尺寸（7 mm、8 mm 及 9 mm）以便用于更小的骨头，置入时可扩髓，也可不扩髓腔。

顺行入路是成年人肱骨干骨折髓内钉固定术最常用的。然而，对特定的进钉点位置仍存在争议。传统的方法是采取肩峰中部外侧的切口，这样可以使髓内钉自肱骨头后侧穿入。此外，通过肩袖的切口与腱纤维并不平行。前外侧入口与肱骨髓腔处于同一直线上，且切口与肩袖的腱纤维平行。一些学者假定顺行置入髓内钉固定术后的患者发生肩痛的原因就是通过肩袖做横切口。对于之前肩关节有基础疾病的患者或下床活动时需要上肢负重的患者（截瘫或截肢的患者），应该考虑顺行肱骨髓内钉固定术的替代选择（如钢板接骨术）。

由于顺向入钉后肩痛频繁发生，有学者提倡采用逆向打钉以避免这一并发症；但逆向插入会伴发骨折向肱骨远端延伸。传统的逆向插入的起始点是在肱骨中线上鹰嘴窝上方 2 cm 处。近年来，有学者推荐在鹰嘴窝上部进针。鹰嘴窝进针点理论上应有的优势包括可增加骨折远端的有效长度，且髓内钉与髓腔在一条直线上；然而，生物力学的研究显示，较之于更高位置的进钉点，该方法抗旋转力矩较弱，并且会有复位的负荷性失败。

虽然弹性肱骨髓内钉在骨折愈合方面取得了成功，但进钉点的发病率及其仅适用于最稳定的骨折类型限制了它的使用。对尸体的研究发现，在钛质弹性肱骨髓内钉固定中，拧入交锁螺钉和张力螺钉时，腋神经处于相当大的损伤风险中。进行钝性分离三角肌、使用软组织套、直视肱骨皮质下进行钻孔和拧入螺钉，可能有助于预防此并发症。

有报道称，新型的自锁定膨胀髓内钉更易于插入，而它提供的抗弯和抗扭强度与锁定髓内钉相等。目前无相关临床研究来评价这种髓内钉。Franck 等描述了 25 例老年骨质疏松患者使用膨胀髓内钉（Fixion，Disco-Tech，Herzliya，Israel）固定肱骨干不稳定骨折，所有的骨折均愈合且没有并发症。Stannard 等采用关节外进钉点，顺行或逆向插入弹性锁定髓内钉（Synthes，Paoli，PA）固定，治疗了 42 例肱骨干骨折，39 例愈合；86% 关节活动度完全不受限，90% 没有疼痛症状。4 例患者发生了 5 种并发症：2 例不愈合，2 例固定失败，1 例伤口感染。所有发生并发症的患者使用的都是 7.5 mm 髓内钉，有学者建议髓腔≤8 mm 时，应谨慎使用弹性髓内钉。该方法需要较高的技巧。

当有髓内钉固定的适应证时，如分段骨折、中上 1/3 交接点骨折、病理性骨折、软组织覆盖不良的骨折、肥胖患者的骨折及某些多发伤患者的骨折，目前我们倾向于采用坚硬的锁定髓内钉顺行置入。我们采用前外侧切口直视下探查和修复肩袖。医源性桡神经损伤的情况已有报道，在骨折复位、扩髓、进钉及放置锁定螺钉时都必须小心。髓腔极其狭窄的患者禁用髓内钉。

肱骨干骨折顺行髓内钉固定的手术技术如下。

（1）仔细评估术前的 X 线片，以确保骨干的直径足以容纳髓内钉；如果骨干的直径太小，应选择钢板固定。

（2）患者平卧在可透射 X 线的手术台上，胸部抬高 30°～40°。影像增强器位于术者对侧。往回转动 C 形臂 X 线机，可对肩关节和肱骨进行前后位的充分成像；向前转动装置，可对肩关节和肱骨进行侧位的充分成像。

（3）在肩峰前外侧面做斜行切口，在三角肌的前、中 1/3 交界处沿肌纤维走行劈开三角肌。为了保护腋神经，劈开三角肌不能超过肩峰远端 5 cm。

（4）直视下，顺纤维切开肩袖。在肱骨扩髓时使用全层缝合，以保护肩袖免受损伤。

（5）在肱二头肌肌腱后面插入导针，在前后位及侧位 X 线引导下推进，达到适当的位置。

（6）仔细推进近端扩髓器，保护肩袖。

（7）使用复位装置备复位骨折块，并钻入圆头导针。依次递增连续扩髓，使肱骨髓腔达到预定直径，通常比髓内钉直径大 1.0～1.5 mm。对于中段 1/3 的骨折，可在骨折处做一个小切口，在复位和扩髓前手动探查，以确定桡神经没有被嵌入骨折中。

（8）扩髓完成后，把髓内钉插入髓腔，切勿使骨折块分离，确保钉尾埋入肱骨头的关节面。

（9）使用外装装置拧入近端锁定螺钉。仔细分离软组织，以避免损伤腋神经。

（10）从前后方向拧入远端锁定螺钉，以免损伤桡神经。在前方做 1 个 4～5 cm 的切口以显露肱二头肌，钝性分离肌肉，以避免医源性损伤肱动脉。

（11）全层缝合修补肩袖。

（12）前后位和侧位透视下确认复位情况和螺钉的位置及长度。

（13）通过主动辅助的关节活动度锻炼开始早期康复。

（秦　雪）

第四节　伴桡神经麻痹的肱骨干骨折

肱骨干骨折时最容易损伤的神经是桡神经，因为它在肱骨干中段从后方绕过肱骨，并在上臂远端向前穿过外侧肌间隔，该位置相对固定（图5-6）。通常桡神经损伤是运动性麻痹，低能量损伤的恢复率为100%，高能量损伤的恢复率为71%。Bambasirevic等曾报道过在16例开放性骨折中恢复率为94%。虽然神经很容易被锋利的骨折端切断，但这种情况很少出现。我们用常规的非手术方法治疗肱骨干骨折，用功能夹板支撑腕和手指，若3～4个月或以后骨折已经愈合但功能尚未恢复，则进行神经探查。因为桡神经通常只是挫伤或牵拉伤，其功能有望自愈。常规神经探查会使很多患者遭受不必要的手术，且有可能增加并发症的发生率。早期探查和修复断裂的桡神经的结果没有被证实能优于晚期修复。

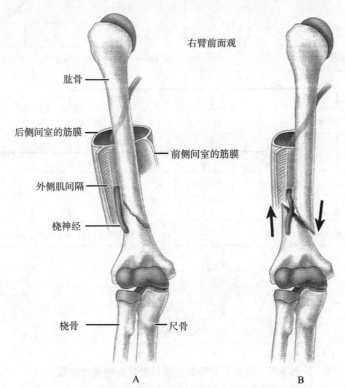

图5-6　肱骨远端1/3螺旋形骨折，桡神经嵌入骨折断端之间

注　A. 桡神经在上臂的下1/3处穿过外侧肌间隔时活动度最小；B. 典型的斜形骨折向外侧成角，骨折远端向近端移位。桡神经被外侧肌间隔固定在骨折近端，在尝试进行闭合复位时，桡神经被嵌顿在两骨折断端之间。

如果是开放性肱骨干骨折伴有桡神经麻痹，那么在对伤口冲洗清创的过程中就应对其进行探查。如果发现神经连续性存在，只需在骨折愈合过程中进行观察即可。如果有证据表明，桡神经被骨折端刺穿或夹在两断端之间，则需要早期探查。超声检查已被应用于诊断嵌顿或撕裂的桡神经。如果这一诊断工具的诊断结果能在大量患者身上得到重复，那么神经探查的手术指征就能更加明确了。

伴有桡神经麻痹的患者，如果其肱骨干骨折有明确的手术指征，应在固定骨折的同时进行神经探查。Shao 等回顾了 21 篇科学文献，其中包括 4 517 例肱骨干骨折，发现桡神经麻痹的总发病率接近 12%（$n=532$）。肱骨干中段和中下段骨折最常并发桡神经麻痹，而较之于斜形骨折和粉碎性骨折，桡神经麻痹在横形骨折和螺旋形骨折中更常见。总体来讲，恢复率为 88%。桡神经完全断裂多发生于肱骨开放性骨折，需要神经修复或移植；大多数神经麻痹发生于闭合性骨折，可自行恢复而无须治疗。基于他们的综述，Shao 等发展出一种治疗肱骨干骨折并发桡神经麻痹的流程（图 5-7）。

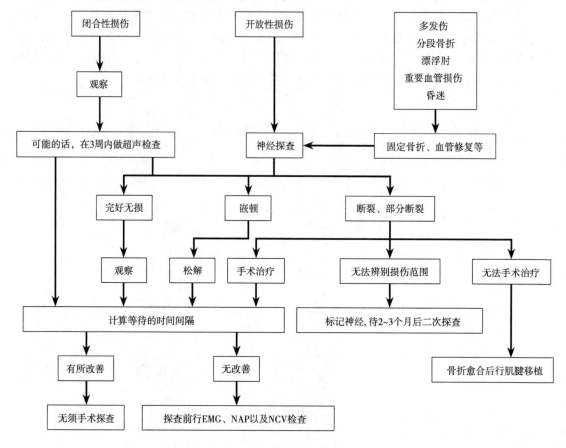

图 5-7 肱骨干骨折并发桡神经麻痹的治疗流程

注 EMG：肌电图；NAP：神经轴突生理学；NCV：神经传导速率。

（潘巧巧）

第五节　假体周围肱骨干骨折

假体周围肱骨干骨折在肩或肘关节置换术后很罕见，但很难治疗。骨质疏松导致的骨量减少、骨软化、类风湿关节炎是其主要原因。低能量的打击、轻微的扭转损伤、"同一平面"跌倒或术中的技术失误就可以造成各种类型的骨折。肩关节假体附近的骨折可能发生在结节水平、干骺端、假体柄的上端骨干或假体柄尖部以远。全肘关节假体周围的肱骨骨折也可能发生在从内外侧柱到假体柄尖部近侧的任何水平。

对于没有假体松动的稳定的术后骨折，可以通过制动等非手术治疗方式进行治疗。对于有假体松动的稳定骨折，如果始终有疼痛的话，应立即或等骨折愈合后进行翻修。对于不稳定骨折，无论是否伴有假体松动，是否需要假体翻修，都需要手术固定。如果需要翻修，应遵循人工关节翻修术的基本原则。骨质决定是否需要补充植入异体骨、支撑材料、骨水泥或自体骨。大多数需要肩/肘的全关节置换或半关节置换的患者都患有年龄相关性骨质疏松症。

我们在治疗假体固定良好的不稳定假体周围骨折时发现：①有移位的结节骨折应该用钢丝或粗缝线修复，伴随的肩袖撕裂也应修补；②不稳定的假体周围或假体下方的骨干骨折需要切开复位内固定。钢丝环扎或有限的螺钉固定效果不满意的，最好使用厚钢板，近端钢丝环扎，远端螺钉固定。至少4根钢丝，4根螺钉，把持住8个皮质，这些是必需的。我们推荐使用2 mm的钢丝而不是通常使用的1.6 mm的环扎带。骨折愈合要求必须达到解剖复位，可以考虑骨折部位植骨。

如果遇到骨质较差的患者，可以用骨水泥补充固定。骨水泥应该涂在骨折部位外边。如果是严重的骨质疏松，我们推荐增加植入异体全层骨皮质来支撑，并用额外的钢丝将其与钢板、钢丝、螺钉构型进行90°固定。自体骨应被用于骨折部位。我们认为，对于一个固定良好、功能也很好的肩或肘关节成形术后假体周围骨折，不应该使用长柄内植物修复。由于肩、肘关节成形术后的翻修结果并不像初次成形术后那样令人满意，我们认为，应尽一切努力实现首次骨折的愈合。

通过对细节小心谨慎的态度和重视骨质疏松，能够避免肩关节成形术的术中骨折。术中骨折应该在手术当时就用内固定修复或用长柄内植物进行翻修。

肩或肘关节置换术后假体周围肱骨干骨折总的治疗原则如上所述。内外柱骨折，如果内植物位置固定牢固，可以采取患肢制动治疗。良好的预后并不一定需要单柱骨折的愈合。

（曹炜琳）

第六节　肱骨远端骨折

尽管技术及内植物明显进步了，但肱骨远端骨折仍旧面临着挑战。这些损伤常包括关节内的粉碎性骨折，且很多都发生在有骨质疏松的老年患者身上。关节功能常因为僵直、疼痛和无力而减弱。这种骨折的愈后很少有正常的肘关节。但是，随着内植物技术、手术入路和康复计划的改进，预后已有所提高，据报道接近87%的患者功能为优良。与肱骨近端及肱骨干骨折相比，大多数成年人的肱骨远端骨折必须通过手术治疗。对于有严重内科疾病的老年患者来说，使用"骨袋"技术的非手术治疗也许是合理的。Desloges 等报道了对19例低需求的老年患者使用该技术后，13 例患者获得了优良的主观功能。

对于低需求的患者，文献报道，切开复位内固定和全肘关节置换均能取得较好疗效。Githens 等的一项 meta 分析显示，全肘关节置换和切开复位内固定术后患者的功能评分无显著差异，但后者在并发症及再手术率方面略有增高的趋势。在选择治疗方案时，骨折类型、粉碎程度、骨质、术者的经验［全肘关节置换和（或）切开复位内固定］、潜在的关节炎及患者的基础疾病等因素均需考虑在内，必须根据患者及骨折分类进行个体化治疗。

尝试对该位置可能出现的各种损伤进行分类时，就可显示出成年人肱骨远端骨折的复杂性了。AO/OTA 分类法，若所有的亚型分类都用上，定义了 61 种类型，其中 3 种涉及关节的分类最常用：A 型，关节外；B 型，部分在关节内；C 型，完全在关节内。Jupiter 和Mehne 提出的分类系统要简便一些，仅仅描述了 25 种类型。这种分类系统是基于与肘关节稳定性有关的“双柱”和“联结弓”概念而提出的。Mehne 和 Matta 根据骨折线形成的结构描述了复杂的肱骨远端双柱骨折：高位或低位 T 形骨折，Y 形骨折，H 形骨折，内侧或外侧的 L 形骨折。我们通常更倾向于使用 Jupiter 分类法，因为其在制订术前方案时是有用的。

治疗的目的是通过稳定的内固定使关节面达到解剖复位，从而实现早期活动。对外侧柱或内侧柱骨折（AO/OTA 分型为 B 型）通常采用直接手术入路复位和简易支撑钢板固定。对关节内骨折（AO/OTA 分型为 C 型）则差异很大。总之，横形骨折线位置越低，越难以达到稳定的固定。同样，骨折越粉碎，越难以达到解剖复位。

肱骨远端骨折的复位和固定的手术入路有很多。最常用的是采用鹰嘴截骨术的后侧经鹰嘴入路，但是，考虑到软组织愈合和内植物引起的症状，人们越来越多地采用了由 Bryan-Morrey 和 O'DriscoLl 提出的掀起肱三头肌手术入路（Bryan-Morrey 手术入路）或掀起肱三头肌及时后肌腱手术入路（图 5-8）和由 McKee 等提出的经肱三头肌手术入路（Campbell 后侧手术入路）。经鹰嘴入路对骨折的显露最充分。随着对骨折分型和复位方法的日益熟悉，为了减少并发症，宜采用肱三头肌入路或经肱三头肌入路。在所有后侧手术入路中，尺神经必须仔细显露，并且要避免过度游离，通常在手术最后将其前置于肱骨内上髁前方。近年来的许多报道质疑了尺神经前置的益处，并注意到进行尺神经前置的患者尺神经炎的发生率几乎是不进行前置的患者的 4 倍。Biggers 等发现，107 例患者中有 17 例出现了尺神经病变，其中 16 例为柱骨折，仅 1 例为肱骨小头或滑车骨折引起的尺神经病变。但学者们认为，这不是由单独的尺神经转位造成的，更多的是由于术中对内侧柱的复位和放置内侧钢板时牵拉尺神经导致的。

标准的钢板固定技术要求将钢板垂直放置（90°-90°放置）。研究显示，直接的内侧及外侧钢板固定具有生物力学优势，临床报道确认了钢板平行固定具有较高的愈合率及稳定性。Sanchez-Sotelo 等列出了一些肱骨远端骨折固定的原则，我们已经将其编入治疗方案中。小的软骨骨折块可以用无头螺钉、埋头螺钉或可吸收螺钉固定。

肱骨远端骨折固定的技术性目的：①所有螺钉都应穿过钢板；②每枚螺钉都应抓持到一个固定在对侧钢板上的骨折块上；③远端骨块应尽量多地放置螺钉；④每枚螺钉应尽量长；⑤每枚螺钉应尽量多地固定关节内骨折块；⑥在双柱骨折，钢板放置时可于髁上水平形成加压；⑦使用的钢板应足够坚硬，以防止髁上骨折愈合之前钢板被折断或弯曲。

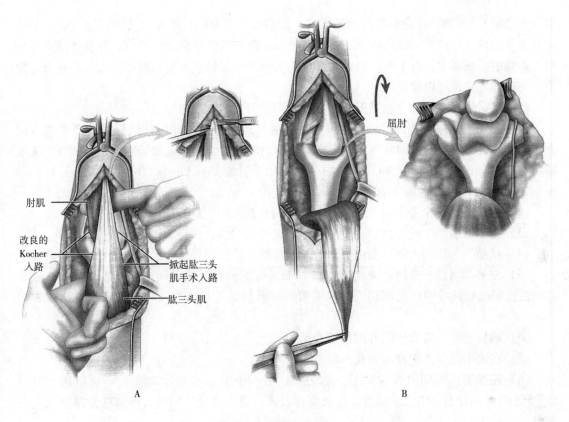

肘肌

改良的
Kocher
入路

掀起肱三头
肌手术入路

肱三头肌

屈肘

A

B

图 5-8　掀起肱三头肌及肘后肌腱手术入路

注　A. 改良的 Kocher 外侧入路结合内侧掀起肱三头肌手术入路；B. 对肱骨远端的显露与鹰嘴截骨术相似。

重建肱骨远端可以依据以下两条策略：①先复位固定关节面，然后与肱骨干对合固定；②或者先将内上髁或外上髁复位固定到肱骨干上，再重建关节面（尤其适用于当关节面粉碎性骨折时），然后复位固定对侧髁。必须注意，当有骨缺失时，使用拉力螺钉可能造成滑车狭窄，从而导致前臂难以正常放置。因为肱骨远端能放置螺钉的区域有限，所以可以采用临时固定，最后用螺钉穿过钢板固定，以确保肱骨远端的螺钉都有助于其结构的整体稳定性。预塑形的新型钢板或 3.5 mm 的加压钢板比 1/3 管型钢板和 3.5 mm 重建钢板更好，因为后者在干骺端粉碎性骨折中容易疲劳断裂。在低位骨折中，额外的小骨块钢板也许能提供额外的固定。锁定钢板被证明能增加稳定性及允许早期活动。严重骨质疏松时，多维螺钉比普通锁定螺钉更具有生物力学优势。

如果做到了允许早期活动的稳定的固定，患者可在术后 3 日内开始进行功能锻炼。Waddell 等证实，如果肘关节固定超过 3 周，将会发展成致残性的关节僵直。术后应坚持在医护人员监管下进行每周 3 次的物理治疗训练，同时每日完成家庭锻炼计划。如果无法实现早期活动，则应采用可动态屈伸的夹板固定。

近年来肱骨远端骨折愈合率已经有了很大提高。最常见的并发症是关节僵直，常需要二次手术。McKee 等报道了 25 例肱骨远端关节内骨折行内外侧钢板固定术的患者，平均术后 3 年，肘关节活动度平均为 108°，力量为健侧的 74%，DASH（Disability of the Arm，Shoulder，and Hand，即肩、前臂、手部残疾）评分平均为 20 分（0 分为完全正常，100 分为完全丧失功能）。其他并发症包括尺神经疾病、创伤性关节炎、骨坏死以及内固定材料引起的症状。开放性骨折或鹰嘴使用内固定的患者更易出现伤口并发症。据评估，在肱骨远端骨折行手术固定的患者中，有 1/8 的患者需要行二次手术。如果手术方式选择得当，注重技术细节，许多并发症是可以避免的。

经鹰嘴截骨入路肱骨远端骨折切开复位内固定的手术技术如下。

（1）患者可以采取侧卧位，也可以采用仰卧位或俯卧位。仰卧位的好处是便于关节前方的显露，有利于极低位的骨折和前方粉碎性骨折的治疗。对于延续到肱骨干的骨折，采取仰卧位复位会比较困难。选择仰卧位时，我们用手臂支架（Elbow LOC，Symmetry Medical Inc.，Warsaw，IN），以协助前臂放置。

（2）铺单覆盖整个上半身，以便在上臂近端放置无菌止血带。

（3）沿上臂后侧中线做切口，绕过或不绕过鹰嘴尖端，全层分离内外侧皮下组织。

（4）从肱三头肌边内侧缘和内上髁游离出尺神经。保留尺神经的营养血管（图 5-9A）。

（5）在外侧将肱三头肌游离出肌间膜。于三头肌和肘后肌之间切开以显露关节。或者在肘后肌和桡侧腕短伸肌之间切开，以保留肘后肌群的神经支配，将肘后肌与三头肌一起掀起。

（6）确保鹰嘴关节面的内外侧都能看见。

（7）在鹰嘴截骨之前预先钻孔，以备固定鹰嘴。

（8）用摆锯直接朝向鹰嘴关节面的凹槽，做一个尖部指向远端的 V 形切口进行截骨（图 5-9B）。用骨刀仔细完成截骨。如果用骨刀强行楔入凿开，则稍有不慎就会凿下大片的软骨。

（9）连同鹰嘴近端掀起肱三头肌，直接剥离三头肌肌肉组织，保留骨膜（图 5-9C）。

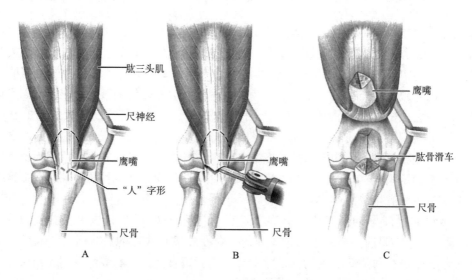

图 5-9　经鹰嘴入路

注　A. 鹰嘴截骨部位做浅 V 形或人字形标记；B. 用薄片摆锯开始截骨；C. 将截下的鹰嘴近端骨块掀起，将尺神经游离、移位并加以保护。

（10）清除骨折边缘，清理表面。

（11）用带螺纹的克氏针做手柄矫正内外髁。

（12）如果是简单的关节内骨折，用克氏针手柄和韦氏钳将骨折复位，打入克氏针，做临时固定。

（13）先在较容易复位的一侧柱固定钢板，再固定对侧柱。

（14）如果是复杂的关节内骨折，内外髁中总有一侧与肱骨干对合复位良好，应先将该侧复位固定在肱骨干上。用于固定小骨折块（2 mm 或 4 mm）的埋头螺钉可以用作临时固定，因为它不露出骨表面，因而不会影响钢板的放置。或者，可以沿肱骨髁柱放置钢板，远端用单层骨皮质螺钉临时固定。

（15）"全方位"重建关节表面，临时固定重建好的骨折块，复位内外髁，对合到肱骨干上，钢板固定。

（16）用无头螺钉、小骨折块螺钉或可吸收螺钉固定粉碎性关节内骨折。

（17）内外侧双钢板或两个钢板互成90°都是可行的。

（18）检查每枚螺钉，确保没有穿透关节面。

（19）修复鹰嘴截骨，前置尺神经，逐层关闭切口，负压引流。

术后处理：肘关节伸直位固定，术后 2 日拔除引流，术后 3 日开始肘关节屈伸活动，术后无须支具制动。

（刘　岩）

第六章

髋部损伤

第一节 髋臼骨折

一、髋臼的解剖

髋臼位于髋骨外侧面中央，呈半球形深凹，直径约为 3.5 cm，与股骨头一起构成髋关节。髋臼关节软骨为约 2 mm 厚的透明软骨，呈半月形分布于髋臼的前、后、上壁。中央无关节软骨覆盖的髋臼窝由哈佛森腺充填，它可随关节内压力的改变而被挤出或吸入，从而可使髋臼加深加宽，并使臼口变小，使髋臼包容股骨头的一半以上。另外，髋关节周围有强大的韧带及丰厚的肌肉覆盖，因而稳定性较强。正常成人髋臼外展角为 40°~70°，前倾角为 4°~20°，该前倾角的存在使外展角在屈髋活动时减小得较缓慢，从而保证了髋臼对股骨头较好的覆盖。

Judet 等将髋臼邻近结构划分为前柱、后柱。前柱（即髂耻柱）由髂嵴前上方斜向前内下方，经耻骨支止于耻骨联合，分为髂骨部、髋臼部、耻骨部 3 段。后柱（即髂坐柱）由坐骨大切迹经髋臼中心至坐骨结节，包括坐骨的垂直部分及坐骨上方的髂骨。后柱内侧面由坐骨体内侧的四边形区域构成，称为方形区。髋臼前、后两柱呈 60° 相交，形成一拱形结构，由髂骨下部构成，横跨于前、后两柱之间，是髋臼主要负重区，称为臼顶（又称负重顶）。前、后两柱之间的髋臼窝较薄弱，外伤时，股骨头可由此向内穿透进入盆腔。

在静息状态下，一侧髋关节承受的压力为体重的 20%~31%；单足静止站立时，承载侧髋关节承受的压力约为体重的 81%。在步态周期中站立相时髋关节有两个负重高峰，即足跟着地时（约为体重的 4 倍）和足尖离地前（可达体重的 7 倍）。摆动相时，伸髋肌的影响使大腿减速，髋关节反应力约与体重相等。步行速度越快，髋关节受力越大，当跑步或跳跃时，股骨头上所受的载荷约为体重的 10 倍。即使在不负重的状态下，如仰卧位直腿抬高或俯卧位伸髋时，肌肉的收缩也可使受力大于体重。

在无负荷或低负荷情况下，髋关节轻度不对称，股骨头半径略大于髋臼半径。在高负荷作用下，通过关节软骨及骨松质骨小梁的微小形变，头臼才获得最大接触，从而降低单位面积的负荷。

二、生物力学

1. 臼顶负重区

臼顶部约占髋臼的 2/5，由髂骨构成。正常人体负重力线由骶髂关节下传，经坐骨大切迹前方到达臼顶。在直立行走时，将体重传达至股骨头；在坐位时，则从髋臼后下部经坐骨上支止于坐骨结节。同此种力学环境相适应，臼顶部厚而坚强，月状面透明软骨的上部和后部也相应变宽变厚。髋臼月状软骨面越宽大，股骨头半径越大，承载面积也就越大。正常情况下，髋关节压力均匀分布在髋臼负重面上，压强较低，该压应力自髋臼关节软骨承载面中央向周围递减。在该应力分布区域内，髋臼软骨下骨硬化，在 X 线片上呈近水平的致密影，均匀分布于负载面，呈"眼眉状"。Domazet 对此进行形态学测量，发现其平均长度为（32.1±15.6）mm，女性为 24.8～31.5 mm，男性为 29.4～40.3 mm。男性的年龄与"眼眉"长度呈反比；女性的年龄与"眼眉"长度相关性较差。"眼眉"长度与股骨颈干角呈反比，与 Wiberg 角（即 CE 角）无关，但与下肢短缩程度有关。受损髋关节比正常髋关节的"眼眉"长度平均大 6.89 mm（女性平均大 8.79 mm）。若髋关节应力分布不均，该软骨下骨会形成三角形的骨硬化带，该骨硬化带可出现在臼顶的外侧及臼顶中央，位于臼顶外侧者对髋臼更为不利。因此，"眼眉"长度及形态的变化对于髋关节病损的诊治及随访有重要价值，可以直观地反映出髋臼应力分布的改变。Steven 等指出，髋臼骨折的移位有台阶状移位和裂缝状移位，或者二者联合出现。对于波及关节面的横断骨折，两种移位均可引起髋臼上方最大压力的显著提高。在裂缝状移位时，髋臼上方的接触面积增大，而在台阶状移位中，接触面积减小，2～4 mm 的台阶状移位可使关节面压强由正常时的（9.55±2.62）mPa 升高至（21.35±11.75）mPa，故台阶状移位对髋臼的应力分布影响更大。Hay 等用尸体骨盆标本模拟经顶型及近顶型髋臼横断骨折，利用压敏片测量裂缝状移位及台阶状移位情况下关节面接触面积及压力，发现经顶型髋臼骨折台阶状移位使臼顶最大压力上升至 20.5 mPa，而完整髋臼臼顶仅为 9.1 mPa。经顶型髋臼横断骨折裂缝状移位及近顶型髋臼压力大幅度增加。Konrath 等发现，台阶状移位导致臼顶最大压力显著提高，裂缝状移位次之，而解剖复位则不影响髋臼的应力分布。

目前，多数学者认为髋臼骨折治疗的关键是臼顶负重区的复位，该区的复位程度与预后显著相关。若负重顶受累且复位不良，髋关节因负重面积减小而发生应力集中，关节软骨变性而继发创伤性关节炎。对于未波及臼顶负重区的骨折，通过牵引等侵袭性小的措施进行治疗，预后好，而且较少发生创伤性关节炎。

2. 前柱与后柱

Harnroongroj 指出，在骨盆环稳定性中，前柱提供的平均最大力量为（2 015.40±352.31）N，刚度为（301.57±98.67）N/mm；后柱提供的平均最大力量为（759.43±229.15）N，其刚度平均为（113.19±22.40）N/mm，前柱所起作用约为后柱的 2.75 倍。这一发现对双柱骨折的处理有重要指导意义。Olson 等指出，将后壁关节面的 27% 切除，会使髋臼上方的关节面接触面积及压力显著上升，而髋臼前后壁骨折块解剖复位内固定后，这些变化仅能部分恢复正常。在完整的髋臼中，关节接触面积的 48% 分布于臼顶，28% 分布于前壁，24% 分布于后壁。为了进一步验证髋臼后壁骨折块大小对髋臼应力分布的影响，Olson 等将髋臼后壁 50° 弧范围内的关节面分别做 1/3、2/3 和全部宽度的分级切除，结果发现臼顶关节面的相对接触面积均比完整髋臼显著提高，分别为64%、71%和77%。分级切除后的关节面绝对接触面积均比完整髋臼显著减小。这提示后壁骨折可显著改变关节面的接触情况，即使是较小的缺损也可对关节接触面积有较大的影响。Steven等指出，这可能是关节面接触情况及负载的改变导致股骨头轻度脱位的缘故。

宋朝辉等观察髋臼后壁骨折对髋臼与股骨头之间应力的影响。用6具完整骨盆和股骨上1/3，用夹具固定于单足站立负重骨盆中立位，用压敏片依次测量完整髋臼，后壁1/3、2/3、3/3骨折时对髋臼前壁、后壁和负重顶区的应力和应力分布变化，结果表明后壁骨折使负重顶区的平均应力显著增加（$P < 0.01$），使前壁的平均应力显著减少，在后壁完整时，臼顶负重区应力为（1.09 ± 0.32）mPa，后壁1/3骨折时应力为（1.50 ± 0.37）mPa，2/3骨折时应力为（1.67 ± 0.21）mPa，3/3骨折时应力为（1.72 ± 0.32）mPa，所以对后壁骨折应尽量解剖复位。

三、致伤机制

髋臼骨折绝大多数由直接暴力引起，例如夜间突然地震，建筑物倒塌直接砸在侧卧人体髋部，暴力撞击股骨大粗隆，经股骨颈、头传达至髋臼发生骨折。如受伤时大腿处于轻度外展旋转中立位，暴力作用于臼中心，即发生髋臼横折、T/Y形或粉碎性骨折；如受伤时大腿轻度外展并内旋或外旋，暴力沿股骨头作用于臼后壁或前壁，则产生后柱或后壁骨折，或者前柱或前壁骨折。间接暴力所致损伤机制亦相似，视当时髋关节所处位置不同，可发生髋臼不同类型之骨折。如坐在汽车内髋、膝均屈曲90°，发生意外事故撞车，则暴力由膝传至股骨头，作用于髋臼后缘，则产生髋臼后缘骨折；如髋屈曲90°，大腿外旋内收时，可产生臼顶负重区骨折。无论是直接暴力还是间接暴力，均系股骨头直接撞击髋臼的结果，故除髋臼骨折外，股骨头亦可发生骨折。

四、分型

对髋臼骨折，不少学者曾提出分类，现在多采用Letournel分类和AO分类。

（一）Letournel 髋臼骨折分类

Letournel将髋臼骨折分为10类，前5类为简单骨折，基本都有1条骨折线，后5类为复杂骨折，每例都有2条骨折线，前者为后壁、后柱、前壁、前柱、横形骨折，后者为T形骨折，前柱加后半横骨折，横形加后壁骨折，后柱与后壁骨折，前柱加后柱骨折。

1. 后壁骨折

髋臼后壁或后缘的大块骨折，包括关节软骨，但不涉及后柱盆面的骨皮质，有时骨折向上延伸及臼顶区骨折块向后上移位，股骨头向后脱位，其与髋关节后脱位加臼后缘骨折，除骨折块有大小之分外，与后脱位基本相同。X线正位片示后唇线中断移位，闭孔斜位，显示骨折块。

2. 后柱骨折

骨折线由后柱经臼底弯向下方，后柱比较坚实，引起骨折的暴力较大，故常伴有同侧耻骨下支或坐骨下支骨折，骨折块向内向上移位，股骨头呈中心脱位，至坐骨大孔变小，有时可损伤坐骨神经，在X线片上髂坐线中断。闭孔斜位片示闭孔环和后唇线断离，髂骨斜位示后柱在坐骨大切迹处骨折。

3. 前壁骨折

臼的前壁或前缘骨折，骨折线由髂前下棘分离向下通过髋臼窝，但不涉及前柱盆面骨皮质，常有股骨头向前下脱位。X线正位片见臼前唇线和髂耻线中断，但闭孔环无骨折以与前柱骨折鉴别。

4. 前柱骨折

骨折线由髂骨前柱经臼底弯向下方，至耻骨下支中部，向上可至髂嵴，骨折块向盆腔移位，股骨头中心脱位，X线片上髂耻线中断。髂耻线合并股骨头和泪滴内移闭孔斜位片示前柱线在髂嵴或髂前上棘和耻骨支处断离。

5. 横形骨折

骨折线横贯髋臼的内壁与臼顶的交界部，通过前柱与后柱，但非双柱骨折，因其臼顶部或负重区仍连在髂骨上，前、后柱也未分开，但向内移位，股骨头向中心脱位，横骨折的平面可有高低之分，高位横骨折通过臼的负重区，低位横骨折经过前、后柱低于负重区，在斜位片上可见双柱未分开，以与T形骨折或前后双柱骨折鉴别。在X线正位片，闭孔斜位片，髂骨斜位片上，髂耻线、髂坐线、臼前后唇线均在髋臼同一平面被横断。

6. T形骨折

T形骨折是横形骨折基础上，又有一个垂直的骨折线，通过后柱四边形面区和髋臼窝，向远侧累及闭孔环致后柱全游离，向内移位，股骨头中心脱位。

7. 后柱加后壁骨折

骨折线从坐骨大切迹延伸至髋臼窝，也可延伸到闭孔，后柱骨折块向内移位，股骨头中心脱位少数有后脱位，X线片可见髂耻线连续，而髂坐线和后唇线中断并内移。坐骨结节骨折，闭孔斜位片示后壁骨折块移位，髂骨斜位片见后柱骨折移位。

8. 横形加后壁骨折

在前述横形骨折加上后壁骨折，股骨头向后内移位，髂骨斜位片上可见四边体骨折，髂骨翼完整，闭孔斜位片可见后壁骨折，如骨块后移，则可见横形骨折线。

9. 前柱或前壁骨折加后半横骨折

骨折线由髂前下棘向下穿过髋臼窝止于耻骨上支联结处，后半部分为横形的后柱骨折。正位片和闭孔斜位示前柱骨折变位，髂骨斜位示后柱骨折变位。与双柱骨折不同点是一部分髋臼仍与髂骨翼相连，闭孔环的后柱完整，后柱无移位，而髂耻线移位，闭孔斜位片可显示前柱或前壁骨折块的大小。

10. 双柱骨折

双柱均有骨折并彼此分离，后柱的骨折线从坐骨大切迹向下延伸至髋臼后方，前柱骨折线至髂骨翼，臼前壁骨折至耻骨支骨折，骨折块内移，股骨头中心脱位。X线正位片和闭孔斜位片、髂骨斜位片分别显示前柱和后柱骨折的特征。

关于髋臼骨折的分型，除按Letournel分型外，我们还见到两种情况：①髂骨翼骨折，即在髂翼前部的骨折线，并不与前柱骨折线相通，可至髋臼顶部，需将其复位，才能使髋臼骨折复位好；②髋臼顶骨折，常与横骨折同在，但髋臼顶形成粉碎性骨折，需单独进行复位与固定。

（二）AO分类

目前，文献中常用的髋臼骨折分类，除了Letournel分类外，还有AO分类。它也是以两柱理论为基础，其实质上是改良的 Letournel 分类。按照 AO 一贯的骨折分类习惯，也分成从轻到重的 A、B、C 3 型，对于判断预后更有帮助。

AO 分类每一型里包括 3 个亚型，每个亚型还可以再细分为若干个组，对于骨折形态的描述更加详细。这样细分对于不同医疗单位比较髋臼骨折治疗结果更加科学。虽然 AO 分类尽量遵循由轻到重的分类顺序，但是由于髋臼结构的复杂性，在某些方面又无法完全顾及这一顺序。例如，T 形骨折虽然属于 B 型骨折，但经常比 C 型骨折还要严重和难以处理。

（三）脱位程度

脱位可分为 3 度。Ⅰ度脱位，股骨头向中心轻微脱位，头顶部仍在臼顶负重区之下，无论复位完全与否，髋关节活动功能可基本保持。Ⅱ度脱位，股骨头突入骨盆内壁；头顶部离开臼顶负重区，正在内壁与臼顶之间的骨折线内，如不复位，髋关节功能受到严重破坏。Ⅲ度脱位，股骨头大部或全部突入骨盆壁之内，如不复位，则髋关节功能完全丧失。

五、临床表现

髋臼的解剖结构非常复杂，对于骨折部位和类型作出准确诊断特别重要。仔细的临床检查可以明确患者的全身状况和受伤情况，可以初步判断有无髋臼骨折以及其他合并伤，也便于制订合理的诊治计划。有明确外伤史，前述损伤机制可提示本病，髋部疼痛及活动受限，主要依据 X 线检查诊断，CT 有很大参考价值。髋臼后壁骨折股骨头后脱位，常见患肢呈内旋内收畸形并缩短，臀后可触及股骨头。另外，从病史中了解受伤机制，对于判断有无髋臼骨折以及重要脏器的合并伤很有帮助。Porter 发现，侧方应力导致的髋臼骨折容易合并腹膜后血肿，肝、脾、肾、膀胱破裂和大血管损伤。

六、辅助检查

对于髋臼骨折在临床检查的基础上要进一步了解，需要有影像学材料来作出准确判断。

（一）X 线检查

应拍摄骨盆的正位即前后位片和两斜位片（髂骨斜位片和闭孔斜位片）。

1. X 线前后位片

观察 5 条线和 U 形线的改变。①髂耻线：为前柱的内缘线，如该线中断或错位，表示前柱骨折。②髂坐线：为后柱的后外缘线，如该线中断或错位，表示后柱骨折。③后唇线：在平片上位于最外侧，为臼后缘的游离缘形成，如该线中断或大部分缺如提示后唇或后壁骨折。④前唇线：位于后唇线的内侧，为臼前缘的游离缘构成，如该线中断或大部分缺如，提示臼前唇或前壁骨折。⑤臼顶线和臼内壁线：为臼顶和臼底构成，如该线中断，表示臼顶骨折，如臼顶线和后唇线均破坏，表示后壁骨折；如臼顶线和前唇线均破坏，表示前壁骨折；如臼底线中断，则表示臼中心骨折。⑥U 形线：髋臼最下和最前面的部分边缘和髂骨四边形前面平坦部分相连而成，可判断髂坐线是否移位。

2. X 线闭孔斜位（3/4 内旋斜位）片

患者仰卧，伤侧髋部抬高向健侧倾斜 45°，投照前后位，能清楚地显示伤侧自耻骨联合到髂前下棘的整个前柱以及髋臼后缘。由于该位置髂骨处于垂直位，当发生双柱骨折时可以看到髋臼上方的"马刺征"。

3. X 线髂骨斜位（3/4 外旋斜位）片

患者仰卧，健侧髋后抬高，向伤侧倾斜 45°拍前后位片，可清楚地显示从坐骨切迹到坐骨结节的整个后柱，后柱的后外缘和髋臼前缘。

4. 弧顶角测量

Matta 于 1988 年提出当髋臼骨折时，测量 X 线正位片、闭孔斜位片、髂骨斜位片上髋臼前、中、后 3 个弧形关节面的角度，用以定量测定髋臼骨折移位后，髋臼负重区的剩余量，髋臼覆盖股骨头为保持稳定有一个最低值，用弧顶角可测出骨折是否累及了最低值。

在髋臼缘近骨折段的圆弧 m 与 n 线上，任选两点 PP'，经过 P 与 P' 分别做圆弧 mn 的两条切线 AB 和 CD，再经过 P 与 P' 分别做切线 AB 和 CD 的垂直线，相交于 O 点，O 点即为圆弧 mn 的圆心，由此求弧顶角。即在 X 线前后位片上测得的为内顶弧角，正常 ≥30°；在闭孔斜位片测得的为前顶弧角，正常 ≥40°；在髂骨斜位片测得的为后顶弧角，正常 ≥50°，测量结果大于此值表示髋臼负重区完整，若测量结果小于正常值，则提示臼顶有骨折。通过臼顶的骨折移位 >3 mm 应手术复位，此方法适用于除双柱骨折和后壁骨折以外的所有髋臼骨折。

（二）CT 检查

在 X 线片上臼顶部骨折，由于变位不大，前后重叠，可能显示不清。CT 不仅有助于显示臼顶骨折、臼后缘骨折、前后柱骨折和髋关节有无骨块等情况，还能了解骨折的粉碎程度和压缩性骨折、股骨头的损伤、骨盆血肿、骶髂关节的损伤等。

七、治疗

（一）治疗原则

髋臼骨折股骨头中心脱位是关节内骨折，因此治疗的关键是良好的复位。应遵守 Letournel 三原则：①熟知髋臼部的解剖；②了解并能区分 Letournel 关于髋臼骨折的分型；③能做到对骨折良好的复位。

（二）非手术治疗

非手术适应证包括：①通过关节上方 10 mm CT 扫描显示关节面完整；②在不牵引情况下，X 线前后位片和斜位片显示股骨头和上方髋臼相容性良好；③后壁骨折，CT 显示至少保留 50% 臼壁完整；④全身情况较差的多发伤、系统性疾病及骨质疏松的患者。

（三）手术治疗

1. 手术适应证

孙俊英等报道 98 例移位复杂型髋臼骨折的手术适应证为：①骨折移位 >3 mm；②合并股骨头脱位或半脱位；③合并关节内游离骨块；④CT 显示后壁骨折缺损 >40%；⑤移位骨折累及臼顶；⑥无骨质疏松。是否手术还应该考虑手术医师的经验和医疗条件，由没有经验的医师对适合手术的患者实施手术，有可能带来灾难性的后果。

2. 治疗时机

Letournel 与 Judet 将髋臼骨折的治疗分为 3 个时期：①伤后至 21 日；②21 ~ 120 日；③120 日以后。21 日以内骨折线清晰可见，可以做到良好复位。21 ~ 120 日者，虽然骨折已稳定并已愈合，但仍可见愈合时骨折线，按此骨折线以达到复位是有可能的，而 120 日以后骨折线已看不见，则复位就很困难了。因此，建议手术在伤后 5～7 日为最佳时机，此时出血较少，骨折也相对容易复位。但对于有脱位、开放性骨折、血管及神经损伤的患者，应该急诊手术。

3. 手术指征

根据 Letournel 三原则，凡错位的髋臼骨折均应手术复位，以达 0～1 mm 错位的要求。只有对于错位在 1 mm 以内者，才可以保守治疗。

4. 入路选择

对于单纯的髋臼前壁、前柱或后壁、后柱骨折，手术治疗相对简单，对于髋臼横形骨折、T 形骨折和双柱骨折等复杂性髋臼骨折，选择恰当的手术入路有助于减小手术创伤，减少手术并发症，更有利于骨折的复位，相反，则不但使手术创伤加大，增加手术危险性，还有可能导致骨折复位困难，甚至不能达到解剖复位而影响日后关节功能。在大多数情况下可以通过单一切口来处理髋臼骨折。为了达到良好复位，入路选择是重要问题，经验如下。

（1）髂腹股沟入路：用此显露可处理几乎所有髋臼骨折股骨头中心脱位，包括前柱及前壁，前柱加后半横，但主要用于前柱与后柱。T 形与横骨折，可显露髋骨全部内面，骶髂关节与耻骨联合。

手术需通过几个窗口，外侧窗口显露髂内窝，其内界为髂腰肌，中间窗口进入骨盆缘，其外界为髂腰肌与股神经，内界为股血管，内侧窗口显露耻骨上支和耻骨后，在股血管内侧。

（2）髂后入路：主要用于后柱与后壁骨折、横形加后壁骨折、横形骨折加后脱位以及某些 T 形骨折。

（3）扩大的髂腹股沟入路：髂腹股沟入路的缺点是不能显露髋关节内，扩大髂腹股沟入路在髂腹股沟入路的基础上，剥离髂翼外侧肌肉，以显露髂骨内外板，必要时可显露髋关节内，利于骨折复位和关节内骨块的处理。

（4）扩大的髂股入路（EIA）：该入路外侧可达髋臼外侧面的无名骨，内侧可达内侧髂窝。优点是不必破坏股骨的血供。缺点是髋臼前路的显露非常有限，钢板只能用到近端区域，前柱远端只能靠螺钉固定，另外股神经的损伤经常不可避免。

（5）改良的 Stoppa 入路：比较容易显露髋臼内侧壁、四方体和骶髂关节。手术入路在髂外血管和股神经下通过。沿着骨盆缘锐性切开，分离和牵拉髂耻筋膜可完全达到骨盆内侧面。屈曲患髋松弛髂腰肌使内侧髂窝抬高，可增加上方的显露。通过避免切断臀大肌，改良的 Stoppa 入路异位骨化发生率低，与髂腹股沟入路相似。Ponsen 利用改良 Stoppa 入路治疗 25 例髋臼骨折，解剖复位率达到 95%。

上述前 3 种入路比较常用，且出血量以扩大的髂腹股沟入路最多，其次为髂后入路，最少为髂腹股沟入路。

5. 临床经验

首先根据骨折类型选择理想的入路，前壁、前柱骨折、向前移位为主的横形骨折，应选髂腹股沟入路，后柱、后壁或后柱加后壁以及向后移位为主的横形骨折，应选择后方髂后入路，双柱、T 形、前柱加后半横骨折，应选择髂腹股沟，延长髂股或内外双入路（扩大髂腹股沟）。骨折粉碎程度与入路选择也有关系，对双柱骨折，T 形骨折前柱加后半横骨折等，如其后柱骨折粉碎严重，使复位后固定的难度加大，则经髂腹股沟入路固定较困难，宜选择髂内、外双入路。另外，3 周以后的陈旧性骨折，仅显露髂骨内面，不显露髋臼内，难于做到良好复位，对此应选择扩大的髂腹股沟入路或髂内外双入路。

手术中切开髋关节囊，有助于髋臼软骨面的对合，骨折间隙的骨痂及纤维组织需去除并凿开，骨皮质处可能已看不出骨折线，但臼软骨面仍能看清错位，自臼软骨向骨皮质凿开并V 形去除些骨质有助于复位及恢复臼软骨的球形。横形骨折的前骨折线常畸形愈合而后骨折线常纤维愈合，联合切除后部瘢痕及前方畸形愈合有助于复位，多次试行复位，才能达到解剖复位，术中 X 线检查是不可缺少的，最后复位好再固定。

股骨头脱位或半脱位伴后壁骨折者，特别难于分离活动，难于认出后壁的骨折线及其边界，需将骨痂去除但又要保留骨折块上的关节囊以保留骨折块血供，松解前面的关节囊与肌肉对向心性复位是必要的。

有学者采用手术治疗 72 例髋臼骨折手术入路选择的体会是：①能用单一入路不用双入路；②主要根据骨折移位程度确定，优先选择骨折移位大的前后柱，进行单一暴露复位，然后进行 X 线检查，了解前或后柱复位情况，如不满意，再做另一柱小切口，即前后联合切口；③能用髂腹股沟切口不用扩大的髂股切口，因为前者术后康复快，骨化肌炎发生率低。

八、复位与固定

髋臼是一个复杂的几何体，并具有曲线与弧度。髋臼骨折与一般四肢骨折的复位方法有所不同，如何采用器械配合牵引、复位顺序的方法与技巧及如何判断骨折复位程度等均十分关键。

1. 术中牵引及器械复位

由助手沿大腿方向牵引患侧下肢，要求适当保持屈膝位，以免损伤坐骨神经及股动、静脉。也可采用 Schantz 钉牵引，将钉沿坐骨结节的中部插入，既可牵拉又可控制坐骨骨折块旋转。此方法仅能纠正部分骨折移位，需配特制复位器械配合。器械复位技术如 Farabeuf 钳及 Schantz 螺钉，双螺钉技术：在骨折线的两侧分别拧入两枚 3.5 mm 皮质螺丝钉，露出螺帽和长约 5 mm 的螺纹，用 Farabeuf 钳的两端分别卡在这两枚螺钉的螺帽上进行复位，如果骨折线两侧的骨面高低不等，可以提拉较低的一侧螺钉；如果对位不好，有相对移位，可以通过旋转 Farabeuf 钳纠正；如果骨折分离，直接加压即可。T 形手柄 Schantz 螺钉可以插入髂嵴内控制髂骨旋转，插入坐骨结节内可控制后柱旋转。如有嵌插骨折，用骨刀凿开关节面复位，基底缺损区给予填充植骨。

2. 复位顺序

（1）先复位髋臼区域外的髂骨骨折再复位髋臼骨折，如髂骨翼骨折、骶髂关节骨折。因为髂骨翼及骶髂关节是髋臼负重区的延伸，只有先纠正其旋转、分离和近侧移位，才能恢复髋臼窝的正常轮廓。

（2）髋臼前、后柱骨折合并髋臼壁骨折时，先复位髋臼前、后柱骨折，再复位髋臼前或后壁骨折，因为只有柱的连续性恢复，粉碎壁才能正确复位。

（3）对累及前、后柱的 T 形、双柱骨折，应先复位前柱骨折，再复位后柱骨折。因多数后柱骨折在前柱复位后自然恢复。

（4）髋臼合并股骨头骨折时，先行股骨头切开复位内固定，再行髋臼骨折复位。

（5）既有粉碎骨折时又有不粉碎骨折时，先固定不粉碎骨折。

3. 单一髂腹股沟入路复位双柱骨折法

采用单一髂腹股沟入路或 K-L 入路治疗双柱髋臼骨折，解剖复位率高，一般无须延长手术入路或联合入路即可获得理想复位。有学者对 20 例双柱骨折患者中的 16 例采用单一前或后入路，其中 11 例采用单一髂腹股沟入路，解剖复位率为 82%。漂浮体位，躯干不固定，患肢无菌包裹。术中允许骨盆在前后方向旋转至少 45°。采用髂腹股沟入路时，患者仰卧位；采用 K-L 入路时，患者俯卧位。先采用髂腹股沟入路，显露第一窗口为外侧窗口即髂骨翼及髂窝内壁，第二窗口是位于髂腰肌股神经与髂血管之间的臼顶，髂耻线和方形区。如果无耻骨支骨折第三窗口不必显露。骨盆界限上的骨折线两边分别拧入两枚螺丝钉，采用双螺钉复位法，或者使用大复位持骨器，钳夹髂嵴及前柱使骨折复位，在从髂嵴的后侧中点，于髂嵴下的 4~5 cm 处斜向耻骨，用骨圆针暂时固定。后柱骨折常在前柱骨折后自然复位，必要时用骨膜剥离器插入第二窗口，显露方形体，如果发现后柱仍残留轻度移位，可用骨膜剥离器插入断端撬拨，然后采用球端弯钳及顶盘推压，使后柱间接复位。复位完成后，在 X 线透视下检查后柱骨折复位情况，如复位满意，可通过长拉力螺钉从前柱拉向后柱固定，如果后柱复位不满意，可采用 K-L 入路，从后路复位固定后柱。

4. 术中复位效果判断

髂腹股沟入路的优点包括：有可能复位固定前柱及后柱；不剥离臀肌，术后功能恢复快；几乎无异位骨化，关节活动满意；不切开关节囊，手术创伤小等。缺点是不能直视关节面，仅能借助前柱表面判定骨折复位，所以术中常需依靠 C 形臂 X 线机确定复位情况。K-L 入路，可以切开关节囊并向远侧牵引股骨头，在直视下观察后方关节面复位的满意度，使判定复位效果更确切。

目前所有的入路和技术都不能满足术中对整体髋臼关节面的了解，关节面的复位主要靠对齐髋臼外表面的来实现。当骨折块较碎或有压缩时，单纯对齐外表面不能使关节面解剖复位。希望能开发一种在术中能检测或观察到完整关节面的新技术，以使髋臼关节复位更加满意。

九、术后处理

负压引流 24~48 日，无外固定，3 日后可练习坐位及被动活动关节，也可用 CPM，练习股骨肌肉收缩，3 周可起床，用双拐下地，3 个月骨折愈合后逐渐弃拐。

王钢等对复杂的髋臼骨折，需显露前面与后柱时，用改良的 S-P（髂前外）切口。体位是患侧臀部垫起 45° 使之成半侧卧位，向前推患侧，可使之成 90° 侧卧位，先在半侧卧位；S-P 切口显露骨盆内面和前柱，进行复位，然后改侧卧位，将后侧皮瓣游离至臀大肌与阔筋膜张肌之间，然后按 K-L 切口显露，不必常规显露坐骨神经，切断外旋诸肌，尽可能多保留股方肌，显出臼后壁和后柱，向下显露，显出坐骨大切迹，前面显出臼缘，将此两者作判断复位的标志进行复位。如此用一个切口可显露臼的前、后柱，便于复位和固定。作者应用 12 例，认为暴露充分，便于固定，切口损伤较扩大的髂腹股沟或 S-P 为小，术后 1 周后即可用拐下地，术后发生异位骨化者也少。

关于手术入路，除前述经验外，凡有臼顶粉碎性骨折或前壁骨折者，于髂腹股沟显露时，还应显露髂翼外面，即扩大的髂腹股沟入路或 S-P 入路，切开髋关节囊，进行髋臼复位与固定，对前、后柱骨折和 T 形骨折，除髂腹股沟入路或 S-P 入路外，凡后柱骨折移位大者，需再加后入路 KLA，以使后柱复位与固定满意。

髋臼骨折的内固定，王庆贤等通过 12 具尸体伴骨盆髋臼骨折内固定生物力学测定，以髋臼横形骨折为例，前柱钢板固定后，承受最大负载为（489±71）N，后柱钢板为（252±92）N，而后柱双钢板为（1 040±143）N，前、后柱相比，前柱单钢板固定的稳定性高于后柱单钢板固定，后柱双钢板固定优于前柱单钢板固定。

张春才等设计了髋臼三维记忆内固定系统（ATMS）用于治疗髋臼骨折，分为前柱臼、后柱臼和弓齿固定器，分别用于前柱骨折、后柱骨折和髂翼骨折的复位固定，其手术显露途径，对后柱后壁骨折者，行后入路，将大粗隆后半劈开，臀肌向上翻开，术终将大粗隆复位，以粗隆行 ATMS 固定，前柱骨折经前入路固定。治疗 41 例年龄 16～68 岁，其中双柱骨折并有前壁或后壁骨折 19 例，前柱和前壁 5 例，后柱并后壁 8 例，后壁 9 例。按 Matta 标准，解剖复位 38 例，满意 2 例，不满意（移位 4 mm）1 例；38 例手术后 1.6 个月骨性愈合，2.5 个月关节功能恢复；其中异位骨化关节失用 1 例，骨化肌炎关节活动障碍 2 例。

十、伴发伤处理

髋臼骨折常伴有附近的骨或关节损伤，与髋臼骨折处理有关。

1. 同侧骶髂关节脱位

在复位时，应先将骶髂关节脱位复位并内固定，再整复髋臼骨折。

2. 髋臼骨折合并骨盆后环不稳定损伤

骨盆后环的满意复位是髋臼骨折准确复位的基础。当这两者都有损伤时，影响远期疗效的主要因素是髋臼骨折的类型和复位质量。

3. 髋臼骨折加后脱位

应尽快将脱位股骨头闭合复位，迟复位则有可能增加股骨头缺血坏死的发生率。

4. 髋臼骨折加股骨头骨折

分为圆韧带以下股骨头骨折（Ⅰ型）和圆韧带以上股骨头骨折（Ⅱ型）。对髋臼后柱骨折并后脱位，圆韧带以下股骨头骨折者，选择后切口入路进行复位；而对圆韧带以上股骨头骨折，后壁骨折块很小，复位后稳定者，用前切口显露处理，但如后壁骨折块很大，并有圆韧带以上股骨头骨折者，则需后切口复位后壁骨折，前切口处理头部骨折。

5. 髋臼骨折加股骨颈骨折

对 65 岁以下者分别行复位内固定；对 65 岁以上者，髋臼骨折复位固定，股骨颈骨折可行人工关节置换或将头切除，二期全髋置换。

（王　雪）

第二节　髋关节脱位

髋关节由髋臼和股骨头构成，是典型的杵臼关节，髋臼周围有纤维软骨构成髋臼盂唇，增加髋臼深度，股骨头软骨面约占球形的 2/3。髋关节周围有坚强的韧带和强壮的肌群，有很好的稳定性以适应其支持体重和行走功能，因此，髋关节脱位多为高能量损伤造成。按照股骨头脱位后的方向，可以把髋关节脱位分为前脱位、后脱位和中心脱位，以后脱位最常见。

一、髋关节后脱位

(一) 概述

后脱位占髋关节脱位的 85%～90%，多由间接暴力引起，当髋关节屈曲 90°时，内收内旋股骨干，使股骨颈前缘与髋臼前缘形成杠杆支点，当股骨干继续内收内旋时，股骨头受杠杆作用离开髋臼，造成后脱位，或外力作用于膝部沿股骨干方向向后，或外力作用于骨盆由后向前，也可使股骨头向后脱位，有时并发髋臼后缘或股骨头骨折。

(二) 诊断

1. 病史

患者往往有明显的外伤史，如高空坠落、车祸等，有些患者能够回忆受伤时髋关节处于屈曲位，受伤后患者感髋部疼痛，不能活动。

2. 查体要点

(1) 髋关节处于屈曲、内收、内旋弹性固定位，下肢有短缩畸形，大粗隆向后上脱位，可达 Nelaton 线之上，患侧臀部可以触及股骨头。

(2) 注意检查坐骨神经功能。

3. 辅助检查

(1) 常规检查：拍摄伤侧髋关节 X 线正、侧位片，明确髋关节脱位的类型和有无髋臼后壁或股骨头骨折。

(2) 特殊检查：术前对怀疑有髋臼或股骨头骨折的患者进行 CT 检查可以对骨折情况明确诊断，判断是否需要手术固定骨折，复位后关节不匹配者，CT 检查可以发现是否有碎骨片残留于关节内。

4. 分类

常用的是 Thompson-Epstein 分类。

Ⅰ型：脱位伴有或不伴有微小骨折。

Ⅱ型：脱位伴有髋臼后缘的单个大骨块。

Ⅲ型：脱位伴有髋臼后缘的粉碎性骨折，有或没有大碎片。

Ⅳ型：脱位伴有髋臼底骨折。

Ⅴ型：脱位伴有股骨头骨折。

对于 Ⅴ 型骨折脱位，Pipkin 又分为 4 个亚型 (图 6-1)。

Ⅰ型：髋关节后脱位伴股骨头中央凹尾端的骨折。

Ⅱ型：髋关节后脱位伴股骨头中央凹头端的骨折。

Ⅲ型：Ⅰ型或Ⅱ型后脱位伴股骨颈骨折。

Ⅳ型：Ⅰ型或Ⅱ型后脱位伴有髋臼骨折。

5. 诊断标准

(1) 患者多有明显外伤史，髋关节多在屈曲位受伤。

(2) 查体髋关节处于屈曲、内收、内旋弹性固定位，下肢有短缩畸形。

(3) X 线显示股骨头脱出于髋关节后方，CT 可以明确有无并发骨折及骨折的详细情况。

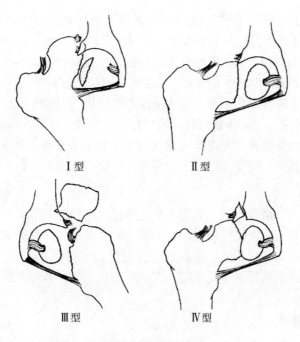

Ⅰ型　　　　　　　　Ⅱ型

Ⅲ型　　　　　　　　Ⅳ型

图 6-1　Pipkin 分型

（三）治疗

1. 保守治疗

所有类型的新鲜髋关节后脱位患者无论是否并发骨折，均应在麻醉下进行急诊手法复位，脱位时间越长，发生股骨头缺血坏死和创伤性关节炎的可能性越大。复位方法有 Allis 法、Stimson 法和 Bigelow 法，下面以 Thompson-Epstein 分类介绍治疗方法。

（1）Ⅰ型脱位：复位后再拍摄 X 线片，观察髋关节间隙是否与正常侧一致，若关节间隙变宽，提示翻转的髋臼缘或骨软骨块残留于关节内，进行 CT 检查明确诊断后手术清除关节内碎块。许多结构阻碍复位，如梨状肌、闭孔内肌、上下膈肌、股骨头脱出后关节囊的"纽孔样"嵌顿等，若复位不成功，避免反复复位，应及时切开复位。

复位之前，应检查患者有无坐骨神经损伤，复位后也应对坐骨神经的功能进行记录。复位成功后，患者皮肤牵引 3～4 周后，扶拐杖下地，2～3 个月不负重，以免缺血的股骨头塌陷，1 年内定期复查，注意有无股骨头坏死。

（2）Ⅱ～Ⅳ型脱位：应争取在 12 小时内复位，若复位成功，临时骨牵引，伴有的骨折可延迟 5～10 天再行手术治疗，对于手法复位不成功的患者，要及时切开复位。

（3）Ⅴ型脱位：Pipkin Ⅰ型或Ⅱ型损伤闭合复位往往成功，复位后复查 X 线片和 CT 证实为同心圆复位，股骨头骨折解剖复位，继续骨牵引 6 周。无法闭合复位或非同心圆复位，应行手术治疗，Pipkin Ⅲ型或Ⅳ型损伤往往需要手术治疗。

2. 手术治疗

（1）Ⅰ型脱位：手法复位不成功或非同心圆复位需切开复位，通常采用髋关节后方入路，通过关节囊的撕裂处显露髋臼，清理里面的血块和碎片，清除所有阻挡物后复位关节，术中注意保护坐骨神经。

（2） Ⅱ～Ⅳ型脱位：手法复位不成功的患者要及时切开复位。手法复位成功者，骨折可延迟 5～10 天再行手术治疗，期间拍摄 X 线片和 CT 检查，进一步明确骨折情况，对于 Ⅱ型脱位后壁骨折大于 1/2 和 Ⅲ型、Ⅳ型脱位的骨折参照髋臼骨折的手术方法。

（3） Ⅴ型脱位：Pipkin Ⅰ型或 Ⅱ型损伤无法闭合复位、复位后大的股骨头骨块位于关节外或不是同心圆复位，应行手术治疗。术中清除小骨折块，大的骨折块采用拉力螺钉或可吸收螺钉固定，再复位骨折。Pipkin Ⅲ型脱位的治疗尚有争议，年轻患者多采用切开复位、股骨颈骨折内固定、带血管骨移植，老年人建议行人工髋关节置换，Pipkin Ⅳ型脱位年轻患者多采用切开复位髋臼复位内固定和股骨头骨折复位内固定，老年人行人工髋关节置换。

（四）预后评价

髋关节后脱位后，如果没有发生股骨头缺血坏死和创伤性关节炎，预后通常良好。早期轻柔地复位以缩短股骨头血供受损的时间，是防止股骨头缺血坏死的重要措施，髋关节脱位后股骨头缺血坏死率在 10%～20%，创伤性关节炎的发生率约在 25%。髋关节脱位后可发生异位骨化，特别是必须实行手术复位时，发生率约在 3%，幸运的是，异位骨化通常不会致残。

（五）研究进展

随着人工全髋关节置换术的大量开展，全髋关节置换术后的髋关节脱位日益增多，如何治疗这类特殊的髋关节脱位是摆在骨科医生面前的难题。Forsythe 等比较了初次置换的人工全髋关节脱位闭合复位成功后与没有脱位的人工全髋的功能，虽然在 WOMAC 或 SF-12 功能评价中没有明显差别，但未脱位组的生活评分和满意度高于脱位组。人工全髋关节初次脱位后大多数学者主张非手术治疗，在良好的麻醉肌松下轻柔地复位，需要注意的是经历了全髋关节置换的患者大多有骨质疏松，牵引复位时特别要防止股骨骨折。如果全髋关节经历了 2 次及以上的脱位，很可能存在关节不稳定的因素，要通过详细体检、X 线、CT 等检查仔细分析原因，这时多需要手术治疗。Khan 等试图通过分析以往文献选择是手术复位还是闭合复位治疗全髋关节置换术后的髋关节脱位，但发现这些文献中的研究缺乏随机对照原则，有学者提倡一个多中心的随机对照研究以保证大样本量，获得可信的研究结果。

二、髋关节前脱位

（一）概述

髋关节前脱位不常见，占创伤性髋关节脱位的 10%～12%。髋关节前脱位的原因以外力杠杆作用为主，当患髋因外力强力外展时，大粗隆顶端与髋臼上缘相接触，患肢再继续外旋，迫使股骨头从前下方薄弱的关节囊脱出，造成股骨头向前下方脱出。

（二）诊断

1. 病史

患者髋关节受伤时多处于外展、外旋位，在受到外伤后髋部疼痛，呈外展、外旋、屈曲位弹性固定，不能活动。

2. 查体要点

（1）髋关节处于外展、外旋、屈曲弹性固定位，在闭孔或腹股沟附近可以触及股骨头，髋关节功能丧失，被动活动引起肌肉痉挛和疼痛。

（2）注意检查股神经功能和股动脉搏动。

3. 辅助检查

（1）常规检查：拍摄伤侧髋关节的 X 线正、侧位片，明确髋关节脱位的类型。

（2）特殊检查：对怀疑有髋臼前壁或股骨头骨折的患者应进行 CT 检查。

4. 分类

Epstein 根据股骨头脱位后的位置分为闭孔型和耻骨型。

5. 诊断标准

（1）患者多有明显外伤史，髋关节多在外展、外旋位受伤。

（2）查体髋关节处于屈曲、外展、外旋弹性固定位。

（3）X 线检查显示股骨头脱出于髋关节前下方，CT 检查可以明确有无并发骨折及骨折的详细情况。

（三）治疗

1. 保守治疗

髋关节前脱位多可以通过手法复位成功，适当地纵向牵引大腿，用帆布吊带向侧前方牵拉大腿近端，同时向髋臼推股骨头即可复位。

2. 手术治疗

当有股直肌、髂腰肌、关节囊嵌入阻碍复位时，可以通过 Smith-Peterson 入路行切开复位。

（四）预后评价

髋关节前脱位并发骨折较少，故预后较好。

三、髋关节中心脱位

（一）概述

髋关节外展，沿下肢向上的冲击暴力，使股骨头撞击髋臼底部，形成髋臼底骨折，致股骨头通过骨折部向盆腔插入，形成髋关节中心脱位。如由高处坠下，一侧下肢外展，足跟着地，致股骨头撞击髋臼底，而形成髋臼底部骨折，使股骨头随之内陷；又由于被挤压或受冲击暴力，如由高处侧身坠下，大转子部着地，股骨头向内上方的冲击力，也可造成臼底骨折，而形成髋关节中心脱位。或挤压暴力，造成骨盆骨折，折线通过髋臼底，致股骨头连同远端骨盆骨折块，向盆腔内移位，形成髋关节中心脱位。此型脱位，严格来说，有的只是骨盆骨折，不属于脱位。

（二）诊断

1. 临床表现

因后腹膜间隙内出血多，可以出现失血性休克，伤处肿胀、疼痛、活动障碍，大腿上段外侧方往往有大血肿，肢体短缩情况取决于股骨头内陷的程度，可合并腹腔内脏损伤，X 线、CT 检查可了解伤情及对髋臼骨折有三维概念的了解。

2. 诊断分型

患髋疼痛显著，下肢功能障碍，但患髋肿胀不明显。患肢有轻度短缩畸形，大粗隆因内移而不易摸到。直肠指诊可在伤侧有触痛并触到包块。X 线检查可以确诊。

（三）治疗

1. 手法复位

（1）牵伸扳拉复位法：适用于脱位较轻者。患者仰卧，一名助手固定骨盆，一名助手牵拉两侧腋窝，一名助手将患肢小腿下段，向远端牵拉，持续 5～10 分钟。然后医者站于患侧，以两手交叉抱持患肢大腿上段向外扳拉，将内陷的股骨头拉出而复位。也可只需远、近端两名助手，医者一只手固定骨盆，另一只手用宽布带绕过患肢大腿上段向外牵拉。

（2）牵引复位法：适用于脱位较严重者。患者仰卧，可采用股骨髁上骨牵引，使其逐渐将脱入髋臼的股骨头拉出而复位。患肢外展 30°；或双向牵引，即在股骨髁上牵引的同时，另用宽布带绕过大腿根部，向外牵引，加以 6～8kg 重量，2～3 天。复位后，减轻重量至 4～6kg，维持 6～8 周。也可于大转子部另打入一前后钢针，向外同时牵引。但大转子为骨松质，牵引重量太小不起作用，太大又容易将骨皮质拉裂。再者前后针的外露端，易绊住床单或其他物品，使用不方便，故不如宽布带方便实用。

2. 固定

因合并骨折，须牵引固定 8～10 周。

（武彩芸）

第七章

下肢损伤

第一节　股骨颈骨折

股骨颈骨折多发生于老年人，随着社会人口年龄的增长，股骨颈骨折的发生率不断上升。年轻人中股骨颈骨折的发生主要由于高能量创伤所至，常合并有其他骨折。股骨颈骨折存在两个主要问题：①骨折不愈合；②晚期股骨头缺血坏死。因此一直是创伤骨科领域中重点研究的对象之一。

一、解剖

髋关节囊是由非常致密的纤维组织构成，包绕股骨头及大部分股骨颈，其前后方起自粗隆间线。股骨颈外侧约一半的部分位于关节囊外。位于关节囊内的股骨颈部分没有骨膜覆盖。因此，在骨折愈合过程中，如同其他部位的关节内骨折一样，没有外骨痂生成，因而使骨内愈合。

1. 股骨头颈血供

许多学者对于股骨头颈部的血供进行了大量的研究工作。目前公认的观点是 Crock 描述的股骨近端有 3 组动脉系统提供血供：①位于股骨颈基底部的关节囊外动脉环，其为由关节囊外动脉环发出的，走行于股骨颈表面的颈升动脉；②圆韧带动脉；③骨内动脉系统。

关节囊外动脉环后部主要由旋股内侧动脉分支构成，而前部主要由旋股外侧动脉分支构成。臀上动脉及臀下动脉也少量参与该动脉环的构成。颈升动脉起自关节囊外动脉环，在前方自粗隆间线水平穿入髋关节囊。在后方穿过关节囊环行纤维向近端走行。颈升动脉在滑膜返折处继续向近端走向股骨头颈交界处的关节软骨部分，该段动脉 Weitbrecht 称为支持带动脉。

颈升动脉走行于股骨颈表面时随发出许多小分支进入股骨颈。颈升动脉分为 4 组（前、内、后、外），外侧颈升动脉供应股骨头颈大部分血供，在股骨头颈交界处关节软骨下方，颈升动脉构成另一个动脉环——滑膜下关节囊内动脉环。该动脉环具有较大的解剖变异，可以是完整的，也可以是不全的。由滑膜下关节囊内动脉环发出的动脉支进入股骨头。高位股骨颈骨折（头下型）常损伤滑膜下关节囊内动脉环。滑膜下关节囊内动脉环发出的动脉进入股骨头后称为骺动脉。骺动脉在股骨头中有两组：①外侧骺动脉；②下方干骺动脉。Crock 认为这两组动脉都发自一个动脉环，因此均可以称为骺动脉。

圆韧带动脉来自旋股内侧动脉分支。多数学者认为圆韧带动脉功能有限。部分成年人圆韧带动脉已没有血供，而圆韧带动脉即便有血供，也仅供应很少部分的股骨头及滑膜。如果骨折损伤了其他血供系统，圆韧带动脉血供远不足以供应整个股骨头。

股骨头血供主要有 3 个来源：①骨内动脉系统；②圆韧带动脉系统；③起自关节囊外动脉环的颈升动脉系统。其中颈升动脉系统占主要地位。一旦股骨颈发生骨折，骨内动脉系统必然损伤，股骨头血供便依靠残留的部分颈升动脉系统及尚存在血供的圆韧带动脉系统。Trueta 等对各动脉系统之间的吻合情况进行了研究，认为即使存在吻合，其吻合的程度也难以营养全部股骨头。换言之，一旦主要血供系统损伤后，其他血供系统则难以代偿（图 7-1）。

2. 骨骼解剖

股骨近端骨骼内的解剖结构形态与其所受到的生理应力情况完全适应。骨小梁的分布及走行与股骨近端所受到的不同应力相一致。1838 年，Ward 研究并描述了股骨近端骨小梁的分布情况，股骨头颈部在正常生理状态下主要承受压力。一组起自股骨距，向上行至股骨头负重区的骨小梁承受大部分压力，称为主要压力骨小梁。另一组骨小梁起自股骨矩下方，向外上止于大粗隆，称为次要压力骨小梁。股骨颈上部主要承受张力，有一组骨小梁自圆韧带窝后下方经股骨颈上部行至大粗隆下方及外侧骨皮质，称为主要张力骨小梁。在大粗隆部位还有一组自上向下的大粗隆骨小梁。主要压力骨小梁、主要张力骨小梁及次要压力骨小梁之间形成一个三角区，称为"Ward 三角"。该区域较为薄弱。以上几组骨小梁在股骨颈中的分布形成了一个完整的抗应力结构。Singh 根据骨小梁系统来判断骨质疏松情况，并提出了 Singh 指数，对其分级定量。在临床上，患者的骨质疏松与否对于内固定物置入后的稳定程度有直接影响。因此，常需要根据 Singh 指数来选择不同的治疗方法（图 7-2）。

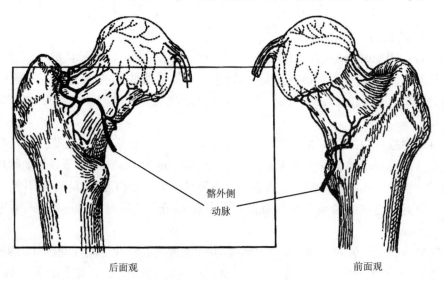

髂外侧动脉

后面观　　　　　　　　　　　　　前面观

图 7-1　股骨头颈血供系统

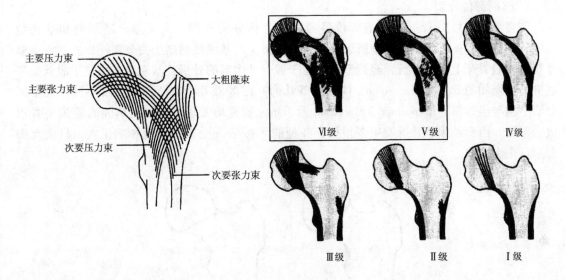

主要压力束
主要张力束
次要压力束
次要张力束
大粗隆束

Ⅵ级　　Ⅴ级　　Ⅳ级

Ⅲ级　　Ⅱ级　　Ⅰ级

图 7-2　Singh 指数

二、病因

1. 骨骼质量

股骨颈骨折多发生于老年人，女性发生率高于男性。由于老年人多有不同程度的骨质疏松，而女性活动相对较男性少，由于生理代谢的原因骨质疏松发生较早，故即便所受暴力很小，也会发生骨折。Atkin 在 1984 年的研究结果显示，84% 的股骨颈骨折的患者有不同程度的骨质疏松。Barth 等对股骨颈骨折的患者在人工关节置换术时取下的股骨内侧皮质进行组织学观察，发现与对照组相比，骨单位明显减少，哈佛管变宽。Frangakis 研究了老年女性股骨颈骨折与骨质疏松的关系，认为在 65 岁女性中，50% 的骨骼矿物质含量低于骨折临界值。在 85 岁女性中，100% 的骨骼矿物质含量低于骨折临界值。目前普遍认为，尽管不是唯一的因素，骨质疏松是引起股骨颈骨折的重要因素，甚至有些学者认为可以将老年人股骨颈骨折看作为病理性骨折。骨质疏松的程度对骨折的粉碎情况（特别是股骨颈后外侧粉碎）及内固定后的牢固与否有直接影响。

2. 创伤机制

大多数股骨颈骨折创伤较轻微，年轻人股骨颈骨折则多为严重创伤所致。Kocher 认为创伤机制可分为两种：①跌倒时大粗隆受到直接撞击；②肢体外旋。在第二种机制中，股骨头由于前关节囊及髂股韧带牵拉而相对固定，股骨头向后旋转，后侧皮质撞击髋臼而造成颈部骨折。此种情况下常发生后外侧骨皮质粉碎。年轻人中造成股骨颈的暴力较大，暴力延股骨干直接向上传导，常伴软组织损伤，骨折也常发生粉碎。

三、分型

股骨颈骨折分型很多，概括起来可分为 3 类：①根据骨折的解剖部位；②骨折线的方向；③骨折移位程度。

1. 解剖部位分型

许多学者曾根据骨折的解剖部位将股骨颈骨折分为 3 型：头下型、经颈型和基底型（图 7-3）。其中头下型和经颈型属于关节囊内骨折，而基底型则属于关节囊外骨折。头下型是指位于股骨颈上部的骨折，经颈型是指位于股骨颈中部的骨折，基底型是指位于股骨颈基底部与粗隆间的骨折。Klenerman、Garden 等认为，在 X 线片上由于投照角度不同，很难区分头下型与经颈型。Klenerman、Marcuson 及 Banks 研究均发现，实际上单纯的经颈型骨折极为罕见。由于经颈型骨折发生率很低，各型的 X 线表现受投照角度影响很大，目前此类分型已很少应用。

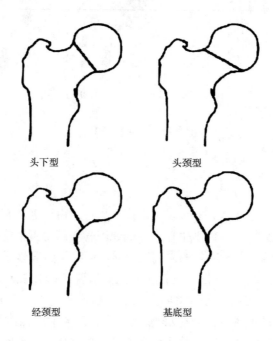

头下型　　　　　　　头颈型

经颈型　　　　　　　基底型

图 7-3　解剖学分型

2. 骨折线方向分型（Pauwels 分型）

1935 年，Pauwels 根据股骨颈骨折线的方向将股骨颈骨折分为 3 型（图 7-4）。Ⅰ型：骨折线与水平线夹角为 30°。Ⅱ型：骨折线与水平线夹角为 60°。Ⅲ型：骨折线与水平线夹角为 70°。Pauwels 认为，夹角度数越大，即骨折线越垂直，骨折端所受到的剪式应力愈合，骨折越不稳定，不愈合率随之增加。但该分型存在两个问题。第一，投照 X 线时股骨颈与 X 线片必须平行，这在临床上难以做到。患者由于疼痛等原因，在拍摄 X 线片时骨盆常发生倾斜，而骨折线方向便会改变。同一股骨颈骨折，由于骨盆倾斜程度的不同，在 X 线片上可以表现出自 Pauwels Ⅰ 型至 Pauwels Ⅲ 型的不同结果。第二，Pauwels 分型与股骨颈骨折不愈合及股骨头缺血坏死无明显对应关系。Boyd、George、Salvatore 等发现在 140 例 Pauwels Ⅰ型患者中不愈合率为 0%，股骨头缺血坏死率为 13%。29 例 Pauwels Ⅱ型的患者中不愈合率为 12%，股骨头缺血坏死率为 33%。在 92 例 Pauwels Ⅲ型的患者中，不愈合率仅为 8%，股骨头缺血坏死率为 30%。由于 Pauwels 分型受 X 线投照影响较大，与骨折不愈合率及股骨头缺血坏死率缺乏对应关系，目前也较少应用。

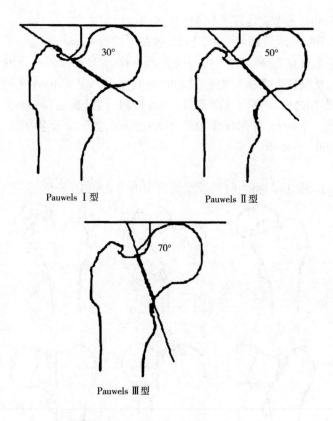

Pauwels Ⅰ型　　　Pauwels Ⅱ型

Pauwels Ⅲ型

图 7-4　骨折线走向分型 Pauwels 分型

3. 骨折移位程度分型（Garden 分型）

Garden 根据骨折移位程度将股骨颈骨折分为 4 型（图7-5）。Ⅰ型：不完全骨折，股骨颈下方骨小梁部分完整，该型包括外展嵌插型骨折。Ⅱ型：完全骨折，但无移位。Ⅲ型：完全骨折，部分移位，该型骨折 X 线片上可以看到骨折近端上移、外旋，股骨头常后倾，骨折端尚有部分接触。Ⅳ型：完全骨折，完全移位。该型骨折 X 线片上表现为骨折端完全失去接触，而股骨头与髋臼相对关系正常。

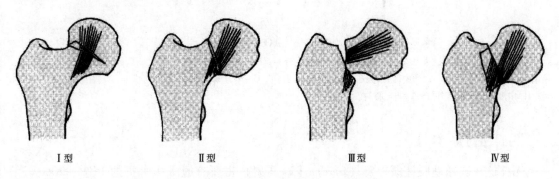

Ⅰ型　　　　　　Ⅱ型　　　　　　Ⅲ型　　　　　　Ⅳ型

图 7-5　Graden 分型

Garden 分型中自Ⅰ～Ⅳ型，股骨颈骨折严重程度递增，而不愈合率与股骨头缺血坏死率也随之增加。Garden 分型在国际上已被广泛应用。

Frandsen 等对 100 例股骨颈骨折分别请 8 名医生进行 Garden 分型，结果发现，8 名医生分型后的相互符合率只有 22%。对于移位与否的争议占 33%。研究中发现，骨折移位程度与股骨头缺血坏死及股骨头晚期塌陷有极大的相关关系。但 Garden Ⅰ 型与 Ⅱ 型之间，Garden Ⅲ 型与 Garden Ⅳ 型之间没有统计学差异。Garden Ⅰ、Ⅱ 型与 Garden Ⅲ、Garden Ⅳ 型之间有明显统计学差异。Eliasson 等建议将股骨颈骨折简单地分为无移位型（Garden Ⅰ、Ⅱ 型）及移位型（Garden Ⅲ、Garden Ⅳ 型）。

4. AO 分型

AO 分型将股骨颈骨折归类为股骨近端骨折中的 B 型（图 7-6）。

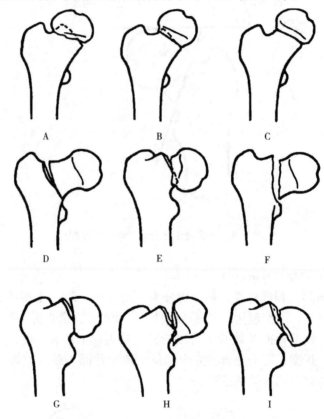

图 7-6　AO 分型

　注　A ~ C 为 B1 型：头上型，轻度移位。A. 嵌插，外翻≥15°；B. 嵌插，外翻＜15°；C. 无嵌插。D ~ F 为 B2 型：经颈型。D. 经颈部基底；E. 颈中部，内收；F. 颈中部，剪切。G ~ I 为 B3 型：头下型，移位。G. 中度移位，内收外旋；H. 中度移位，垂直外旋；I. 明显移位。

四、治疗

无移位及嵌插型股骨颈骨折（Garden Ⅰ、Ⅱ 型）占所有股骨颈骨折的 15% ~ 20%。无移位的股骨颈骨折虽然对位关系正常，但稳定性较差。嵌插型股骨颈骨折端相互嵌插，常有轻度内翻。由于骨折端嵌入骨松质中，其内在的稳定性也不可靠。Lowell 认为嵌插型股骨颈骨折只要存在内翻畸形或股骨头后倾超过 30°便失去了稳定性（图 7-7）。由于嵌插型股骨颈骨折的患者症状轻微，肢体外旋、内收、短缩等畸形不明显，骨折端具有一定的稳定性，因此，对此是采取保守治疗还是手术治疗存在争议。一些学者主张保守治疗。保守治疗具有避免手术风险、降低治疗费用等优点。主要缺点是骨折会发生再移位。其发生率各学者报道从8%～20%。Roaymakers 和 Madi 报道15%。MacAusland、Moore、Fielding 等认为，对于嵌插型股骨颈骨折应该同移位型股骨颈骨折同样行手术治疗。Bentley 应用内固定治疗嵌插型股骨颈骨折，愈合率为100%。3年后随诊，股骨头缺血坏死率为18%，而保守治疗组缺血坏死率为14%。由此可见，手术治疗具有很高的骨折愈合率，而且并未明显增加股骨头缺血坏死率。目前认为，对于无移位或嵌插型股骨颈骨折，除非患者有明显的手术禁忌证，均应考虑手术治疗，以防止骨折再移位，并减少患者卧床时间，减少骨折并发症的发生。

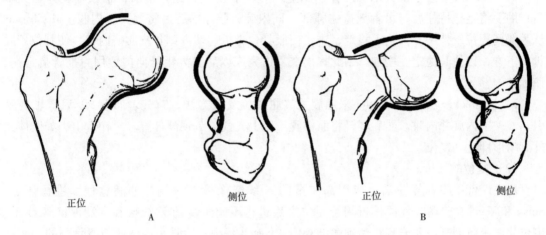

正位　　　　　　　　侧位　　　　　　　　正位　　　　　　　　侧位

A　　　　　　　　　　　　　　　B

图 7-7　Lowell 曲线

移位型股骨颈骨折（Garde Ⅱ，Ⅳ型）的治疗原则：①解剖复位；②骨折端加压；③坚强内固定。

移位型股骨颈骨折如患者无手术禁忌证，均应采取手术治疗。目前多数学者主张应予以急诊手术。由于股骨颈骨折的患者多为老年人，尽快手术可以大大减少骨折并发症的发生及原有心肺疾病的恶化。Bredhal 发现，12小时内进行手术治疗的患者病死率明显低于迟延手术对照组。另外，急诊手术尽快恢复骨折端的正常关系，对于缓解对股骨头颈血运的进一步损害有一定的益处。Masie 统计的一组患者中，12小时内手术者，股骨头缺血坏死率25%；13～24小时手术者，股骨头缺血坏死率30%；24～48小时手术者，股骨头缺血坏死率40%。目前多数作者主张应在6～12小时行急诊手术。

对于手术之前是否需要牵引争议较大。Needbof、Finsen 等观察到术前皮牵引对于患者肢体疼痛的缓解、术中骨折复位以及手术难易程度均无影响。因此认为术前的牵引价值不大，反而增加皮肤压疮的危险及护理困难。有学者从恢复血供的角度上考虑，提出应予以术前牵引。Manninger 应用动脉造影研究指出，中立位或轻度内旋位肢体牵引后，股骨头血供较牵引前明显增加。Clevelard、Boswoth 也认为中立位牵引后股骨头血供改善。因此，对于移位型股骨颈骨折，首先应尽早施行手术（6～12小时）。如由于某种原因无法急诊手术，可考虑术前皮肤或骨骼牵引，但牵引一定要保持肢体处于中立位或轻度内旋位，以避免肢体处于外旋位对于血供的继续损害。

1. 骨折复位

骨折的解剖复位是股骨颈骨折治疗的关键因素，直接影响骨折愈合及股骨头缺血坏死的发生。Moore 指出，X 线显示复位不满意者，实际上股骨颈骨折端接触面积只有 1/2。由于骨折端接触面积减少，自股骨颈基底向近端生升的骨内血管减少或生长受阻，因而降低了股骨头颈血供。

复位的方法有两种，闭合复位和切开复位。应尽可能采取闭合复位，只有在闭合复位失败，无法达到解剖复位时才考虑切开复位。

（1）闭合复位。

1）McElvenny 法：将患者置于牵引床上，对双下肢一同施行牵引；患肢外旋并加大牵引；助手将足把持住后与术者把持住膝部一同内旋；肢体内旋后将髋关节内收。McElvenny 认为解剖复位及外展复位均不稳定，主张使股骨颈骨折远端内侧骨皮质略内移，使其位于股骨头下方，以使其稳定性增加。因此提出在复位完成以后自大粗隆向内侧用力推骨折远端，使远端内移。

2）Leadbetter 法：Leadbetter 采用髋关节屈曲位复位方法，首先，屈髋 90° 后行轴向牵引，髋关节内旋并内收。然后轻轻将肢体置于床上，髋关节逐渐伸直。放松牵引，如肢体无外旋畸形即达到复位。

（2）复位的评价。

X 线评价：闭合复位后，应用高质量的 X 线影像检查对复位的满意程度进行认定。Simon 和 Wyman 曾在股骨颈骨折闭合复位之后进行不同角度的 X 线摄片，发现仅 X 线正、侧位片显示解剖复位并未真正达到解剖复位。Lowell 提出：股骨头的凸面与股骨颈的凹面在正常解剖情况下可以连成一条 S 形曲线，一旦在 X 线正、侧位片任何位置上 S 形曲线不平滑甚至相切，都提示未达到解剖复位。

Garden 提出利用"对位指数"（后被称为 Garden 指数）对股骨颈骨折复位进行评价（图 7-8）。Garden 指数有两个角度数值：在 X 线正位片上，股骨颈内侧骨小梁束与股骨干内侧骨皮质延长线的夹角正常为 160°，在 X 线侧位片上股骨头中心线与股骨颈中心为一条直线，其夹角为 18°。Garden 研究了大量病例后发现，股骨颈骨折复位后，在 X 线正、侧位片上 Garden Index <155°病例组中。股骨头缺血坏死率近 7%，而 Garden 指数 >180°病例组中，股骨头缺血坏死率达 53.8%。Garden 认为，如果复位后 Garden 指数在 155°~180°即可认为复位满意。

尽管有些学者认为外展位复位可以增加骨折端的稳定性，但目前大多数作者均提出应力求达到解剖复位。只有解剖复位，才可以最大限度地获得股骨头血供重建的可能性。

（3）复位后的稳定性：股骨颈骨折复位后稳定与否很大程度上取决于股骨颈后外侧是否存在粉碎。如果后外侧粉碎，则失于后外侧有效的骨性支撑，随后常发生复位失败，以致骨折不愈合。Banks 发现，在股骨颈骨折术后骨折不愈合的患者中有 60% 原始骨折有后外侧粉碎。Scheck 等认为，即使内固定物放置位置正确也无法抵消股骨颈后外侧骨缺损造成的不稳定。因此，有学者主张，对于伴有后外侧粉碎的股骨颈骨折，可考虑一期植骨。

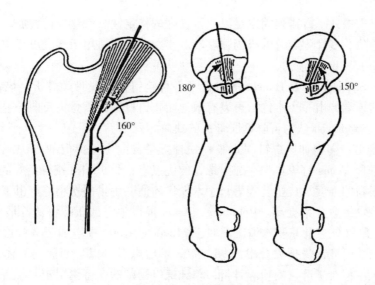

图 7-8　Garden 指数

（4）切开复位：一旦闭合复位失败，应该考虑切开复位，即直视下解剖复位。以往认为切开复位会进一步损害股骨头颈血供。近年来，许多学者都证实切开复位对血供影响不大。Banks 认为，切开复位后不愈合率及股骨头缺血坏死率均有下降。其理由是，切开复位时关节囊切口很小，而解剖复位对血供恢复起到了良好的作用。切开复位可采用前侧切口或前外侧切口（Watson–Jones 切口）。有学者提出，如存在股骨颈后外侧粉碎，则应选择后方切口，以便同时植骨。但不少学者认为后方切口有可能损害股骨颈后外侧残留的血供，故应尽量避免。

2. 内固定

应用于股骨颈骨折治疗的内固定物种类很多。合格的内固定原则是坚强固定和骨折端加压。应再次强调，解剖复位在治疗中至关重要，因为不论何种内固定材料都无法补偿不良复位所产生的问题。各种内固定材料均有自身的特点和不足。医生应该对其技术问题及适应证非常熟悉，以便选择应用。

三翼钉作为治疗股骨颈骨折的代表性内固定物曾被应用多年，由于其本身存在许多问题而无法满足内固定原则的要求，在国际上早已废用。目前经常应用的内固定材料可分为多针、螺钉、钩钉、滑动螺钉加侧方钢板等。

（1）多针：多针固定股骨颈骨折为许多作者所提倡。多针的种类很多，主要有 Knowles、Moore、Neufeld 等。多针固定的优点主要是可在局部麻醉下经皮操作，从而减少出血、手术死亡及感染的风险。其缺点：①固定强度不足；②在老年骨质疏松患者中，有在股骨粗隆下进针入点处造成骨折的报道；③存在固定针穿出股骨头的可能。多针固定时如进针过深，此针道应该废弃，否则如再次经此针道穿针，容易穿出股骨头。

多针固定时，每根针应相互平行，许多学者的试验结果证明，多针平行打入股骨颈（不论何种形式排布：三角形、四边形等）可有效地防止骨折端旋转，并且增加骨折端的稳定性。Moore 发现多针集中排布，股骨颈骨折不愈合率增加。

Swiontkowski、Hansen 及 Holmer 等的试验均显示 3 根针固定后的强度与 4 根针固定没有差别，因此提出 3 根针平行排列固定足以获得良好的稳定性。而针数目增加，会增加固定针穿出股骨头的危险。多针固定总的牢固强度较弱，因此主要适用于年轻患者中无移位的股骨颈骨折（Garden Ⅰ、Ⅱ型）。

（2）钩钉：Stromgqvist 及 Hansen 等设计了一种钩钉治疗股骨颈骨折，该钉插入预先钻孔的孔道后在其顶端伸出一个小钩，可以有效地防止钉杆穿出股骨头及向外退出，手术操作简便，损伤小，Stromqvist 认为可降低股骨头的缺血坏死率。

（3）加压螺钉：多根加压螺钉固定股骨颈骨折是目前主要提倡的方法，其中常用的有 AO 中空加压螺钉、Asnis 钉等。中空加压螺钉的优点有：骨折端可获得良好的加压力；3 枚螺钉固定具有很高的强度及抗扭转能力；手术操作简便，手术创伤小等。由于骨折端获得加压及坚强固定，骨折愈合率提高。Rehnberg、Asnis 报道中空加压螺钉治疗股骨颈骨折愈合率分别为 100% 和 96%。北京积水潭医院对于 212 例应用 AO 中空加压螺钉治疗股骨颈骨折患者进行了回顾性研究，骨折愈合率为 95.8%。术后患者可以早期活动肢体，有效地防止骨折并发症发生。但对于严重的粉碎骨折，单纯螺钉固定的支持作用较差，有继发骨折移位及髋内翻的可能。

（4）滑动螺钉加侧方钢板：滑动螺钉加侧方钢板主要有 AO 的 DHS 及 Richards 钉，其特点是对于股骨颈后外侧粉碎，骨折端缺乏复位后骨性支持者提供可靠的支持。其头钉可延套管滑动，对于骨折端产生加压作用。许多学者指出，单独应用时抗扭转能力较差，因此建议在头钉的上方再拧入 1 颗加压螺钉以防止旋转。

（5）内固定物在股骨头中的位置：对于内固定物在股骨头中的合理位置存在较大的争议。Cleceland、Bailey、McElvenny 等均主张在 X 线正、侧位片上，内固定物都应位于股骨头中心。任何偏心位置的固定在打入时有可能造成股骨头旋转。另外，股骨头中心为关节下致密的骨质较多，有利于稳定固定。Fielding、Pugh、Hunfer 等则主张内固定物在 X 线正位片上偏下，侧位片上略偏后置放。主要是为了避免髋关节内收、外旋时内固定物切割股骨头。Lindequist 等认为，远端内固定物应尽量靠近股骨颈内侧，以利用致密的股骨距来增加其稳定性。尽管存在争议，目前一致的看法是由于血供的原因，内固定物不应置于股骨头上方。关于内固定物进入股骨头的深度，目前一致认为应距离股骨头关节面至少 5 mm 为宜。

五、人工关节置换术

1940 年，Moore 与 Bohlman 应用金属人工假体置换术治疗股骨近端骨肿瘤。之后人工关节技术不断发展。在对于新鲜股骨颈骨折治疗方面，人工关节置换术曾被广泛应用于老年人移位型骨折。应用人工关节置换术治疗老年人股骨颈骨折主要基于两点考虑。①术后患者可以尽快肢体活动及部分负重，以利于迅速恢复功能，防止骨折并发症，特别是全身并发症的发生，使老年人股骨颈骨折的病死率降低。这一点曾被认为是应用人工关节置换术的主要理由。近年来，内固定材料及技术不断发展提高。当代的内固定材料完全可以满足上述要求。因此，人工关节置换术的这一优点便不再突出。②人工关节置换术对于股骨颈骨折后骨折不愈合及晚期股骨头缺血坏死是一次性治疗。关于这一点有许多不同意见。首先，目前无论采用何种技术方法，对于新鲜骨折不愈合及晚期股骨头缺血坏死都无法预测。其次，应用当代内固定材料后，多数作者报道股骨颈骨折不愈合率低于 5%。

另外，晚期股骨头缺血坏死的患者中只有不到 50% 因症状而需进一步治疗。总体而论，股骨颈骨折的患者内固定治疗之后，如骨折愈合而未发生股骨头缺血坏死者，其关节功能评分大大高于人工关节置换者。同时，人工关节置换有其本身的缺点：①手术创伤大，出血量大，软组织破坏广泛；②存在假体松动等危险而补救措施十分复杂。因此，目前的趋势是对于新鲜股骨颈骨折，首先应争取内固定。对于人工关节置换术的应用，不是简单根据年龄及移位程度来定，而是制定了明确的适应证的标准。Thomas A. Russell 在凯氏手术学中对于人工关节置换应用于新鲜股骨颈骨折的治疗提供了相对适应证和绝对适应证。国际上对此予以承认。

1. 相对适应证

（1）患者生理年龄在 65 岁以上。由于其他疾病，预期寿命一般不超过 15 年。

（2）髋关节骨折脱位，主要是指髋关节脱位合并股骨头骨折。特别是股骨头严重粉碎骨折者。

（3）股骨近端严重骨质疏松。难以对骨折端牢固固定。这一点是相对的，因为严重疏松的骨质不但难以支撑内固定物，同样也难以支撑人工假体。如应用人工假体，常需同时应用骨水泥。

（4）预期无法离床行走的患者。其主要目的是缓解疼痛并有助于护理。

2. 绝对适应证

（1）无法满意复位及牢固固定的骨折。

（2）股骨颈骨折内固定术后数周内固定物失用。

（3）髋关节原有疾患已适应人工关节置换。如原来已有股骨头无菌坏死、类风湿、先天性髋脱位、髋关节骨性关节炎等，并曾被建议行人工关节置换。

（4）恶性肿瘤。

（5）陈旧性股骨颈骨折，特别是已明确发生股骨头坏死、塌陷者。

（6）失控性发作的疾病患者，如癫痫、帕金森病等。

（7）股骨颈骨折合并髋关节完全脱位。

（8）估计无法耐受再次手术的患者。

（9）患有精神疾患，无法配合的患者。

总之，对于绝大多数新鲜股骨颈骨折，首先考虑解剖复位，坚强内固定。人工关节置换术则应根据患者的具体情况，按照其适应证慎重选用。

六、陈旧性股骨颈骨折及股骨颈骨折不愈合

对于陈旧性股骨颈骨折在诊断时间上分歧很大。King 认为，股骨颈骨折由于任何原因而未经治疗超过 3 周即可诊断为陈旧性骨折或骨折不愈合。Reich 认为，诊断陈旧性股骨颈骨折的时间标准应为伤后 6 周。Delee 将诊断时间定为 3 个月。究竟股骨颈骨折未经诊治多长时间后仍可行内固定抑或人工关节置换术尚无定论。一般认为，可将陈旧性股骨颈骨折分为两类：①根据适应证可行人工关节置换术者；②不需或无法行人工关节置换术者。对于后者，根据不同情况，可考虑闭合式切开复位、坚强内固定。由于陈旧性股骨颈骨折不愈合率较高，常需在切开复位的同时行植骨术。常用的有肌骨瓣植骨、游离腓骨植骨等。Meyer 报道，其一组 30 例陈旧性股骨颈骨折病例（30～90 日）采取内固定加肌瓣植骨方法治疗，骨折愈合率为 72%。Nagi 报道一组 16 例 6～62 周陈旧性股骨颈骨折的病例，应用螺钉固定加

腓骨移植,愈合率达 100% 。目前认为,植骨术对于骨折愈合有肯定的作用,但对于股骨头缺血坏死及晚期塌陷则无影响。截骨术曾被用来治疗股骨颈骨折不愈合,但由于截骨术后肢体短缩,股骨头与髋臼正常生理关系改变,晚期并发症较多,目前很少提倡应用。

股骨颈骨折不愈合在无移位型骨折中很少发生。在移位型股骨颈骨折中,曾普遍认为发生率为 20% ~30% 。近 20 年来,由于内固定材料的改进及手术技术的改进,骨折愈合率大为提高。目前多数文献报道股骨颈骨折术后愈合率为 85% ~95% 。关于不愈合的诊断标准,多数学者认为 6~12 个月仍不愈合者即可诊断。影响骨折愈合的因素有骨折复位质量、固定牢固程度、骨折粉碎情况等。Cleveland 的研究证明,骨折复位、固定与骨折愈合有明确的相关关系。Banks 的一组病例中股骨颈后外侧皮质粉碎者不愈合率为 60% 。另外,患者年龄、骨质疏松等因素也对愈合有一定影响。Phemister 认为,尽管存在不愈合,但股骨头形态及关节间隙会在很长时间内保持完好。一旦经过治疗骨折愈合,关节功能可以恢复。在治疗方面应注意以下 3 点:股骨头血供、股骨颈长度、骨质疏松情况。在治疗方面也可分为人工关节置换和保留股骨头两类。如股骨头完整,股骨颈长度缺损不大,颈干角基本正常,可行单纯植骨。股骨头外形正常,股骨颈有一定短缩合并髋内翻者可酌情考虑截骨术、植骨术或二者结合应用。对于股骨头血供丧失、股骨头变形、股骨颈严重缺损、骨质疏松难以固定的患者,则应选择人工关节置换术。

七、年轻人股骨颈骨折

年轻人中股骨颈骨折发生率较低。由于年轻人(20~40 岁)骨骼最为致密,造成骨折的暴力必然很大,因此损伤更为严重。有学者认为,年轻人股骨颈骨折与老年人股骨颈骨折应区分开来,而作为一个专门的问题来研究。Bray、Templeman、Swiont-kowski 等认为,年轻人股骨颈骨折不适用于 Garden 分型或 Pauwels 分型。

年轻人股骨颈骨折有以下特点:①骨密度正常;②创伤机制多为高能量暴力;③骨折不愈合率及股骨头缺血坏死率均高于老年人股骨颈骨折;④股骨头缺血坏死改变后多伴有明显症状;⑤人工关节置换术效果不佳。

年轻人股骨颈骨折后骨折不愈合率及股骨颈缺血坏死率各报道不同,多数学者认为愈合后较差的原因在于创伤暴力较大、损伤严重、难以解剖复位及坚强固定。

Cave 指出,对于所有股骨颈骨折均应解剖复位,在年轻人股骨颈骨折中解剖复位尤为重要,一旦闭合复位难以奏效,应积极采取切开复位。

由于较高的股骨头缺血坏死发生率,许多学者认为应尽早(6~12 小时)实施手术。常规在术中切开前关节囊进行关节内减压。Swiontkowski 等治疗了 27 例 12~49 岁的股骨颈骨折的患者,均可通过手术达到解剖复位。以 AO 6.5 mm 螺钉坚强固定,均行前关节囊切开,所有患者手术时间均在伤后 8 小时内。结果显示,无骨折不愈合病例,缺血坏死率只有20% ,他们建议 12~24 个月去除内固定物。

目前多数学者认为 Bray 及 Templeman 提出的原则是成功治疗年轻人股骨颈骨折的关键:①急诊手术(伤后 12 小时之内);②一定要解剖复位,必要时切开复位;③多枚螺钉坚强固定。有学者补充提出前关节囊切开减压的必要。

八、股骨头缺血坏死

股骨颈骨折后股骨头缺血坏死的发生率不同报道差异很大。其差异的原因可能在于各组病例骨折移位程度不同。

移位型股骨颈骨折发生后，股骨头便可以被认为已部分或全部失去血供。Phemister、Cano 等认为，血供的重建主要靠残留血供的爬行替代。血供重建主要有 3 个来源。①圆韧带动脉供血区域与其他部分的吻合。②骨折端骨内血管的生长，这一过程较为缓慢。骨折端的移位及纤维组织生成都将阻碍骨内血管的生长。因此，良好的骨折复位，牢固的固定极为重要。③股骨头未被关节软骨覆盖部分血管的长入。

关节囊内股骨颈骨折发生后，关节囊内的出血及凝血块将增加关节囊内的压力，产生"填塞效应"。许多学者认为，填塞效应对于股骨头的血供有一定影响，甚至是股骨头晚期塌陷的原因之一。实验表明，当关节囊内压力大于舒张压时，股骨头内血流明显减慢，甚至可造成骨细胞坏死。因此，很多学者主张在内固定手术时应行关节内穿刺或关节囊部分切除，以减小关节囊内压力，对降低股骨头坏死的发生率有一定作用。

骨折端的复位情况对于股骨头血供有很大影响，骨折端复位不良、股骨头旋转及内外翻都将使圆韧带动脉及其他残留的动脉扭曲，从而影响股骨头血供。Garden 指出，任何不良复位都会使股骨头缺血坏死及晚期股骨头塌陷的发生率增加。

内固定物也是股骨头血液循环的影响因素之一。Linton、Stromqvist 等指出，内固定物的体积增大对股骨头的血液循环是有害的。另外，内固定物的位置也对股骨头的血供产生影响。许多作者认为，内固定物置于股骨头外上方时将会损伤外侧骺动脉（股骨头主要血供动脉）。因此，应避免将内固定物置于股骨头上方。内固定物（如三翼钉）会使骨折端产生一定分离，同时反复地捶击振动，会造成不同程度的骨损伤。目前认为，应选择对股骨头颈损伤较小的内固定物置入。

在此应明确一个概念：股骨颈骨折后股骨头的缺血改变或股骨头缺血坏死与晚期股骨头塌陷是不同的两种病理变化。股骨头缺血坏死是指在股骨颈骨折的早期，继发于骨折、复位及固定之后股骨头发生的缺血改变。实际上，骨折一旦发生，股骨头血液循环即部分或全部受到破坏。而晚期股骨头塌陷是在股骨颈骨折愈合之后，股骨头血液循环重建过程中，关节软骨下骨在尚未修复的坏死区域发生骨折，从而造成股骨头的变形。股骨颈骨折后股骨头血供均不可避免地发生缺血改变，而由于不同的损伤程度，不同的治疗方法等因素使得血供重建的时间与范围不同。部分患者股骨头血供未获得重建，而股骨头受到应力作用而发生软骨下骨骨折，即造成股骨头晚期塌陷。股骨头晚期塌陷的发生率低于股骨头缺血坏死率。

综上所述，股骨颈骨折后股骨头是否成活取决于两个因素：①残留的血供系统是否足够营养股骨头；②能否在股骨头晚期塌陷之前重建股骨头血供。对于新鲜股骨颈骨折的治疗原则是解剖复位、骨折端加压、坚强固定，以保护残留血运及血运重建过程。

股骨颈骨折后继发的股骨头缺血坏死尚无单独的诊断标准。目前仍然普遍借用股骨头无菌性坏死的 Ficat-Arlet 分期：Ⅰ期，股骨头正常；Ⅱ期，股骨头内出现骨硬化及囊变；Ⅲ期，股骨头软骨下塌陷；Ⅳ期，关节间隙窄、关节塌陷及骨性关节炎。Ficat-Arlet 分期系统是基于 X 线的诊断系统。X 线诊断的优点：一是应用普及；二是价格低廉。其缺点是无法早期发现病变及无法对于病变的位置和范围进行描述。

近年来，由于磁共振技术的广泛应用，磁共振逐渐成为目前唯一可以早期诊断股骨头缺血坏死并了解其病变范围和位置的方法。其中具有代表性的是宾夕法尼亚大学分期，它是依据磁共振成像对股骨头缺血坏死进行分期的系统（表7-1）。

表7-1　股骨头缺血坏死的宾夕法尼亚大学分期

0期：正常X线、骨扫描及MRI表现

Ⅰ期：X线（-），骨扫描（+）或MRI（+）

　A 轻度 <15%（波及股骨头）

　B 中度 15%～30%

　C 重度 >30%

Ⅱ期：股骨头出现透亮区、硬化区

　A 轻度 <15% 股骨头

　B 中度 15%～30%

　C 重度 <30%

Ⅲ期：软骨下塌陷（新月征），未变扁平

　A 轻度 <15% 关节面

　B 中度 15%～30%

　C 重度 >30%

Ⅳ期：股骨头变扁平

　A 轻度 <15% 关节面和 <2 mm 的下陷

　B 中度 15%～30% 关节面或 2～4 mm 凹陷

　C 重度 >30% 关节面或 >4 mm 凹陷

Ⅴ期：关节间隙变窄和（或）髋臼病变

　A 轻度

　B 中度

　C 重度

Ⅵ期：进行性退行性变

股骨颈骨折后股骨头缺血坏死在伤后1年即可出现（X线诊断），2～3年出现率最高，5年后明显下降。其早期临床表现：①疼痛；②跛行；③髋关节内旋、外展受限。因此，股骨颈骨折治疗后，应该至少随访5年，同时要重视临床检查。

股骨头缺血坏死的治疗要根据患者的症状、体征及放射学表现而综合考虑。在临床工作中经常可以见到有些患者虽然X线表现很重，但症状轻微，体征并不明显。此时应以保守治疗为主。手术治疗方法很多，大致可分为两类：保留股骨头手术和人工关节置换术。保留股骨头手术主要有髓芯减压术和植骨术，主要应用于 Ficat-Arlet Ⅰ、Ⅱ期，其效果并不肯定，国际文献报道有效率为10%～47%。人工关节置换术应用于 Ficat-Arlet Ⅲ、Ⅳ期，可根据患者的不同情况选择半髋或全髋置换。一般情况下，全髋置换术效果优于半髋置换，半髋置换术由于手术创伤较小而主要应用于高龄患者。

另外，在欧美有些医生采用一种介于保留股骨头和人工关节置换之间的手术——股骨头表面置换。主要应用于年轻患者。股骨头表面置换来源于双杯置换术，其优点在于：①保留股骨头；②保留股骨近端髓腔；③更加符合生物力学；④延缓人工股骨头置换时间。

1948 年，Smith-Peterson 发明双杯置换术。Charnley 对其进行了改进。传统的双杯置换术经过临床应用证明效果很差。由于当时假体的材料均为聚乙烯，聚乙烯及骨水泥的磨削是引起假体松动的主要原因。Muller 首次应用金属材料的双杯假体。Amstutz 总结了应用股骨头表面置换术治疗的 322 例股骨头缺血坏死患者，共 586 个髋，其优良率：91%（5 年），66%（10 年），43%（15 年）。手术适应证选择非常严格，均为年轻患者，估计需要 2 次人工关节置换者。

股骨头表面置换在国内尚未见报道。对于年轻股骨头缺血坏死的患者可以作为一种治疗选择。

（陈洪均）

第二节　股骨粗隆间骨折

一、发生情况

随着社会人口老龄化，髋部骨折的发生率不断增高。美国目前每年髋部骨折发生率高达 25 万人。专家预测，到 2040 年，该数字将达到 50 万人。90% 的髋部骨折发生于 65 岁以上的老年人。其中 3/4 发生于女性。Griffin 和 Boyd 对 300 例股骨粗隆间骨折病例的研究显示：伤后 3 个月内的患者病死率为 16.7%，大约是股骨颈骨折患者病死率的 2 倍。如此高的病死率有以下原因：患者年龄较大，造成骨折的创伤较重，骨折后失血量大，治疗手术相对较大。由此可见，股骨粗隆间骨折是较为严重的骨折。

美国、英国和北欧的调查结果显示，在骨密度低于 0.6 g/cm 的女性中，髋部骨折发生率达 16.6%。Zain-Elabdien 等的研究表明，年龄与髋部骨折的发生率以及骨折不稳定及粉碎程度具有明显的相关关系。目前对于骨质疏松诊断的主要方法有 X 线、双光子骨密度仪、定量 CT 等。其中双光子骨密度仪应用较为普遍。文良元等通过对 742 例老年髋部骨折患者骨密度测定的研究指出，男性测定的敏感部位在 Ward 三角区，而女性则在大粗隆。骨密度降低与髋部骨折相关阈值男性为 2.5 秒，女性为 4.5 秒。

二、创伤机制

多数患者的股骨粗隆间骨折为跌倒所致，并主述粗隆部受到直接撞击。由于患者多为老年人，其跌倒的原因与其原有疾病所引起的步态异常有关，如心脑疾病、视力听觉障碍、骨关节疾病等。此类患者中合并其他部位骨折的发生率为 7%~15%。常见有腕部、脊柱、肱骨近端及肋骨骨折。

高能量所致的股骨粗隆间骨折较为少见，多为机动车伤和高处坠落伤。其骨折类型多为逆粗隆间骨折或粗隆下骨折。Barquet 发现在此类患者中合并同侧股骨干骨折的发生率为 15%，如不注意，则容易漏诊。

三、放射学诊断

标准的 X 线正、侧位片对于正确诊断尤为重要。X 线正位片应包括双侧髋关节。对于患侧应施以轻度内旋牵引，以消除患肢外旋造成的重叠影像，从而对于骨折线方向、小粗隆是否累及、骨折粉碎和移位的程度作出正确判断。标准 X 线侧位片可以显示后侧骨折块及其移位程度。健侧 X 线片可以帮助医生了解正常的股骨颈干角及骨质疏松情况，以便正确选择治疗方法。多数情况下普通 X 线足以诊断。极个别患者由于骨折无移位而 X 线显示阴性，但主述髋部疼痛并体检高度怀疑时需行 CT 或 MRI 检查。

四、分型

股骨粗隆间骨折的分型很多，目前公认并得以应用的有以下 10 种：①Evans 分型；②Boyd-Griffin 分型；③Ramadier 分型；④Decoulx-Lavarde 分型；⑤Ender 分型；⑥Tronzo 分型；⑦Jensen 分型；⑧Deburge 分型；⑨Briot 分型；⑩AO 分型。

所有分型可归为两类：①解剖学描述（Evans 分型，Ramadier 分型，Decoulx-Lavarde 分型）；②提示预后（Tronzo 分型，Ender 分型，Jensen 分型，Evans 分型等）。任何骨折分型必须应用简便并能指导治疗，同时提示预后才具有临床意义。就股骨粗隆间骨折分型而言，能够对于骨折的稳定性及复位，固定之后骨折部位能否耐受生理应力作出判断尤为重要。Evans 分型、Jensen 分型、Boyd-Griffin 分型、Tronzo 分型和 AO 分型广泛应用。

1. Boyd-Griffin 分型

Boyd 和 Griffin 将股骨粗隆周围的骨折分为 4 型，其范围包括股骨颈关节囊外部分至小粗隆远端 5 cm（图 7-9）。

Ⅰ型：骨折线自大粗隆沿粗隆间线至小粗隆。此型复位简单并容易维持。

Ⅱ型：粉碎性骨折。主要骨折线位于粗隆间线，但骨皮质多发骨折。此型复位困难，因为骨折粉碎并存在冠状面骨折。

Ⅲ型：此型基本上可以认为是粗隆下骨折。骨折线自股骨干近端延至小粗隆，可伴不同程度粉碎。此型骨折往往更难复位。

Ⅳ型：骨折自粗隆部至股骨近端，至少有两个平面的骨折。

2. Evans 分型

Evans 分型根据骨折线方向，大小粗隆是否累及和骨折是否移位而将股骨粗隆间骨折分为 6 型。其中 1、2 型为稳定型，其余均为不稳定型。Evans 的结论基于保守治疗的结果。

3. 改良 Evans 分型

Ⅰ型：无移位顺粗隆骨折。

Ⅱ型：移位型顺粗隆骨折。

Ⅲ型：移位型顺粗隆骨折合并大粗隆骨折。

Ⅳ型：移位型顺粗隆骨折合并小粗隆骨折。

Ⅴ型：移位型顺粗隆骨折合并大、小粗隆骨折。

Ⅵ型：反粗隆骨折。

4. AO 分型

AO 将股骨粗隆间骨折划分至股骨近端骨折 A 型。

A1：股骨粗隆部简单骨折。

Ⅰ. 沿粗隆间线骨折。

Ⅱ. 骨折线通过大粗隆。

Ⅲ. 骨折线向下至小粗隆。

A2：股骨粗隆部粉碎骨折。

Ⅰ. 有1块内侧骨块。

Ⅱ. 有数块内侧骨块。

Ⅲ. 骨折线向下至小粗隆远端1 cm。

A3：股骨粗隆中部骨折。

Ⅰ. 简单骨折，斜形。

Ⅱ. 简单骨折，横形。

Ⅲ. 粉碎性骨折。

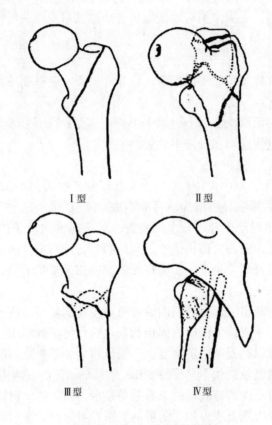

Ⅰ型   Ⅱ型

Ⅲ型   Ⅳ型

图7-9　Boyd-Griffin 分型

无论选择哪种分型，在术前对于骨折的稳定性作出判断十分重要。股骨粗隆间骨折稳定与否取决于两个因素：①内侧弓的完整性（小粗隆是否累及）；②后侧皮质的粉碎程度（大粗隆粉碎程度）。另外，逆粗隆间骨折非常不稳定。小粗隆骨折使内侧弓骨皮质缺损而失去力学支持，造成髋内翻。大粗隆骨折则进一步加重矢状面不稳定，其结果造成股骨头后倾。逆粗隆间骨折常发生骨折远端向内侧移位，如复位不良，则会造成内固定在股骨头中切割。

骨折的不稳定是内固定失用（弯曲、断裂、切割）的因素之一。

五、治疗

股骨粗隆间骨折多见于老年人，保守治疗带来的肢体制动和长期卧床使骨折并发症的发生难以避免。牵引治疗无法使骨折获得良好复位，骨折常愈合于短缩、髋内翻的畸形状态，从而造成患者步态异常。因此，手术治疗、牢固固定是股骨粗隆间骨折的基本治疗原则。

1. 保守治疗

只在某些情况下考虑应用。对于长期卧床、肢体无法活动的患者，患有全身感染疾病的患者，手术切口部位皮肤损伤的患者，严重内科疾患无法耐受手术的患者，保守治疗更为安全。保守治疗根据患者治疗后有无可能下地行走可以归为两类方法。对于根本无法行走的患者，无须牵引或短期皮牵引；止痛、对症治疗；积极护理，防止皮肤压疮；鼓励尽早坐起。对于有希望下地行走的患者，骨牵引 8～12 周；力求骨折复位；定期拍摄 X 线片，对复位和牵引重量酌情进行调整。去除牵引后尽快嘱患者功能练习及部分负重。骨折愈合满意后可行完全负重。

2. 手术治疗

目的是使骨折得以良好复位，牢固固定，以允许患者术后早期肢体活动及部分负重，从而尽快恢复功能。

骨折能否获得牢固固定取决于以下因素：①骨骼质量；②骨折类型；③骨折复位质量；④内固定物的设计；⑤内固定物在骨骼中的置放位置。

3. 手术时机

Kenrora 等的研究显示，24 小时内急诊手术患者病死率明显增加。Sexsen、White 等指出，24 小时后立即手术病死率有所增加。目前多数学者认为，伤后 72 小时手术较为安全。在最初 12～24 小时，应该对于患者进行全面检查，对于异常情况予以纠正。其中包括血容量的补充、吸氧及原有疾患的相关药物治疗。与此同时，进行充分的术前计划和麻醉准备。

骨折复位：骨折的良好复位是下一步治疗的关键。如果复位不佳，不论选择哪种内固定材料都难以获得满意的固定。

对于稳定骨折，轴向牵引、轻度外展内旋即可获得解剖复位。由于骨折端扣锁后完整的内侧弓可以提供稳定的力学支持，任何内固定物置入后均可得到牢固固定。

对于不稳定骨折，难以达到完全解剖复位。强行将大、小粗隆解剖复位，可使手术创伤增加。另外，术后的解剖复位往往不易维持。Rao、Banzon 等的一组 162 例不稳定股骨粗隆间骨折均行解剖复位，滑动髋螺钉固定的患者随访显示，98% 的病例发生继发移位。目前多数学者主张对于不稳定骨折恢复股骨颈干的解剖关系即可，而无须追求解剖复位。

近年来治疗股骨粗隆间骨折的内固定材料不断发展更新，其中常用的标准内固定物可分为两类：①滑动加压螺钉加侧方钢板，如 Richards 钉板、DHS（图 7-10）；②髓内固定，如 Ender 针、带锁髓内针、Gamma 钉等。

（1）滑动加压螺钉加侧方钢板固定。20 世纪 70 年代，滑动加压螺钉加侧方钢板应用于股骨粗隆间骨折的治疗。其基本原理是将加压螺钉插入股骨头颈部以固定骨折近端，在其尾部套入一侧方钢板以固定骨折远端。Sanstegard 等对 Richards 钉板固定的研究表明，骨折固定后，大部分负荷由 Richards 钉板承担，而骨折部位所承受负荷很小。另外，加压螺钉穿出

股骨头、加压螺钉切割股骨头等情况极少发生。Gudler 等对不稳定型股骨粗隆间骨折应用
Enders 针及加压螺钉加侧方钢板固定后的比较研究发现，后者的固定强度较前者高 5 倍。由
于滑动加压螺钉加侧方钢板系统固定后承受大部分负荷直至骨折愈合，固定后股骨颈干角自
然恢复，骨折端特别是骨距部分可产生加压力，目前已成为股骨粗隆间骨折的常用标准固定
方法。

滑动加压螺钉加侧方钢板根据加压螺钉与侧方钢板之间的角度不同，分为低位（130°、
135°、140°）和高位（145°、150°）。低位钉板应用于大多数股骨粗隆间骨折，特别是稳定
骨折。术前应根据健侧 X 线片确定正常颈干角后选择相应角度的钉板。由于钉板置入后骨
折端可沿加压螺钉滑动而产生动力加压，如钉板角度与解剖复位后的颈干角不一致，加压螺
钉则会对骨折端滑动产生阻力而减弱动力加压作用。某种情况下，需行外展截骨以增加骨折
端稳定性，此时应用高位钉板。

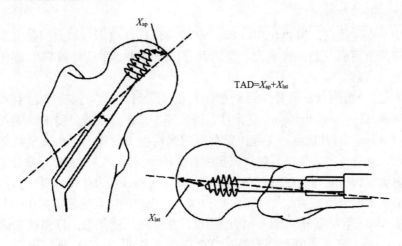

$$TAD = X_{ap} + X_{lat}$$

图 7-10　DHS

关于头钉置放的合理位置存在争议。Baum-gaertner 认为，头钉置放于股骨头颈中心最
为牢固，不易发生头钉切割，并提出 TAD（Tip Apex Distance）值的概念。TAD 值是指正常
解剖状态下股骨头颈中轴线在正侧位与股骨头关节面交点与头钉顶点的距离之和。Baum-
gaertner 和 Solberg 的研究发现，在 118 例滑动加压螺钉加侧方钢板固定的股骨粗隆间骨折
中，TAD 值 <20 mm 组无一例发生切割。而 TAD 值 >50 mm 组中，切割率高达 60%。

有学者主张头钉的位置位于股骨头颈中下 1/3（正位）偏后（侧位）。股骨头中下 1/3
偏后部位骨质较密，头钉置入后不易发生切割。Hartog 等通过尸体标本实验结果认为，偏心
位固定抗旋转力较差，主张以中心位固定为佳。

内上方固定应该避免，其原因：①股骨头内上方骨质薄弱，内固定难以牢固，切割发生
率较高；②外侧骺动脉位于股骨头上方偏后，该动脉供应股骨头大部分血供，头钉内上方置
放，极易损伤外侧骺动脉而引起股骨头缺血坏死。

头钉进入的深度应位于股骨头关节面下方 5~12 mm。此区域骨质致密，螺钉拧入后具
有良好的把持作用。头钉进入的深度如果距离股骨头关节面 12 mm 以上，则把持作用明显
减弱，螺钉松动及切割的发生率增加。

头钉的长度应为位于股骨头关节面下方 5 mm 为宜。考虑动力加压因素，可将实测距离再减去 5 mm。

（2）髓内固定：目前常用的髓内固定可分为两类：股骨髁—股骨头髓内针和股骨头—髓腔髓内针。

1）股骨髁—股骨头髓内针：1950 年 Leizius 应用髓内针自股骨中段向股骨头穿入，以固定股骨粗隆间骨折。1964 年 Kuntcher 将其入点移至股骨内下侧。由于股骨内下侧皮质较薄，软组织覆盖少，因此更容易插入髓内针。1970 年 Enders 等报道，应用 3 根较细而且更有弹性的髓内针治疗股骨粗隆间骨折。与 Kuntcher 髓内针相比，Enders 针更容易插入。在股骨粗隆部可分别放置于压力、张力骨小梁处，提高了固定的稳定性。在 20 世纪 70 ~ 80 年代曾得以广泛应用。

Enders 针固定的优点：手术时间短，创伤小，出血量少；患者肢体功能恢复快；感染率低；骨折延缓愈合及不愈合率低。

Enders 针由于以上优点，20 世纪 70 ~ 80 年代曾得以广泛应用，与此同时也暴露出一些缺点，如术后膝关节疼痛、髓内针脱出、髓内针穿出股骨头、术后外旋畸形愈合等。近年来，Enders 针的应用逐渐减少。

2）股骨头—髓腔髓内针：股骨头髓腔髓内针固定股骨粗隆间骨折在近年来有很大发展，主要有 Gamma 钉、Russell-Tayler 重建钉、PFN 等。其特点是通过髓内针插入一螺栓至股骨头颈（Interlocking）。其优点：①有固定角度的螺栓可使股骨颈干角完全恢复；②有效地防止旋转畸形；③骨折闭合复位，髓内固定使骨折端干扰减少，提高骨折愈合率；④中心位髓内固定，内固定物所受弯曲应力较钢板减少，内固定物断裂发生率降低。目前股骨头髓腔髓内针已逐渐成为股骨粗隆间骨折，特别是粉碎、不稳定型的首选固定方法。

Gamma 钉自 1980 年在北美问世以来曾经得以广泛应用。近年来，许多医生通过长期随访观察，发现 Gamma 钉在股骨粗隆间骨折治疗中存在很多问题。Gamma 钉近端部分直径较大，固定牢固。生物力学结果发现，固定之后股骨近端所受应力明显减少而股骨远端所受应力是增加的。因此，在靠近钉尾部的股骨远端常发生继发骨折。文献报道，发生率为 1% ~ 8%。另外，其头钉较为粗大，又只是单枚螺钉，抗旋转能力较差，螺钉在股骨头中切割的发生率较高。

AO 近年来所发明的 PFN 具有以下优点：一是近端直径较 Gamma 钉细小，远端锁定螺栓距钉尾较远，从而避免因股骨远端应力集中造成的继发骨折；二是股骨头颈部有两枚螺钉固定，有效地防止了旋转应力，大大降低了头钉切割的发生率。

对于股骨粗隆间骨折是采取髓内固定还是髓外固定要酌情而定。一般认为髓内固定对于骨折端血供干扰小，手术创伤轻微，骨折愈合率高。近年来不少学者对于股骨粗隆间骨折髓内外固定进行了回顾性研究。Parker 的 2 472 例大样本、多中心统计结果显示，两种固定方式在骨折愈合、手术时间、术中出血量及并发症等方面没有显著差异。髓内固定手术操作要求较高，固定之前骨折需获得良好复位。在某种情况下，只有外展位才能获得复位，而在此位置髓内针则无法打入。另外，髓内针操作技术的学习曲线较长。目前普遍认为，对于稳定股骨粗隆间骨折髓外固定即可，而对于不稳定股骨粗隆间骨折，特别是反粗隆间骨折，由于髓内针属中心位固定而具有很好的抗弯能力，应视为首选。

（3）外固定支架：外固定支架治疗股骨粗隆间骨折时有报道。其优点是手术操作简便，创伤轻微。缺点是术后活动不方便，需严格进行针道护理。主要应用于严重多发创伤及老年体弱多病，无法耐受内固定手术的患者。

（4）人工关节置换：主要应用于严重粉碎股骨粗隆间骨折并伴有严重骨质疏松的患者。其目的在于减少卧床时间，早期下地部分或全部负重。Green 报道的一组双极骨水泥伴髋关节置换的患者平均手术后 5 日可下地负重。有学者认为患有类风湿疾病的患者内固定失用以至骨折不愈合的发生率较高。Bogoch 报道为 24%。主张行一期人工关节置换。由于股骨粗隆间骨折常累及股骨矩，人工关节置换后的稳定性降低，因此适应证的选择非常严格。

（杨广禄）

第三节　股骨大粗隆骨折，小粗隆骨折

单纯的股骨大粗隆骨折非常少见。其发生率分布于两个年龄组：其一是发生于小儿及 7～17 岁少年人的大粗隆骨骺分离，此类相对多发，多为撕脱骨折，骨折块分离较明显，最多可达 6 cm；其二是成年人的大粗隆粉碎性骨折，常由直接暴力所致。大粗隆一部分骨折，骨折块常向后上方移位。

股骨大粗隆骨折后患者表现为局部疼痛及屈髋畸形，X 线检查即可确诊。

粗隆部骨折绝大多数可很好地愈合，因此，治疗的目的是恢复骨折愈合后髋关节的功能。

有 3 种治疗方法：①患髋外展牵引 6 周；②无牵引，卧床休息至局部症状消失 4～6 周后开始练习负重；③Armstrong 及 Watson-Jones 主张切开复位内固定，主要是针对明显移位的骨折。

由于绝大多数股骨大粗隆骨折预后良好，较多采取保守治疗。某些情况下，年轻患者中大粗隆移位较大者，可考虑切开复位内固定，以恢复外展肌功能。内固定多采用松质骨螺钉或钢丝。术后在扶拐保护下可部分负重 3～4 周，之后视愈合情况完全负重。

单纯股骨小粗隆撕脱骨折主要见于儿童及少年。约 85% 的患者＜20 岁，12～16 岁为高发年龄。老年人中的单纯股骨小粗隆骨折常继发于骨质疏松。由于小粗隆骨矩部疏松，无法抵抗髂腰肌牵拉力而至撕脱骨折。患者常表现为股三角部疼痛及屈髋畸形。Ludloffs 征阳性，即患者坐位时不能主动屈髋。大多数情况下采取卧床休息，对症处理。数周后症状消失即可负重。只有在骨折块分离十分明显时可酌情考虑切开复位。

（张　健）

第八章

膝部损伤

第一节　开放性膝关节脱位

开放性脱位需要急诊治疗。严重开放性脱位的诊断不难，但是在初始评价时软组织的真正损伤范围不明显。确定软组织损伤程度很重要，因为它能指导进一步治疗所需手术切口的位置，也能决定手术时间和采取何种修复或重建方式。在治疗膝关节脱位的早期阶段，软组织损伤范围是影响治疗的最重要因素之一。如前所述，闭合性膝关节后外侧脱位，即出现"酒窝征"，压迫致皮肤坏死，形成开放性膝关节脱位的风险较高，以及存在感染风险，且阻碍实施重建手术。

一、诊断

伤口较小时，诊断为开放性膝关节脱位较为困难。尤其是当初步评价时膝关节已复位。此时，应高度怀疑开放性膝关节脱位。若 X 线平片显示关节内气体则可确诊。当无法确定毗邻伤口是否与膝关节相通时，进行盐水负荷试验可帮助判断，即将 50～60 mL 无菌生理盐水通过远离伤口的健康皮肤注入膝关节，如果盐水从伤口漏出，则为开放性膝关节损伤，若不漏，也不能完全排除开放性膝关节损伤。其他一些因素，例如广泛关节囊损伤使液体渗入局部软组织而未从伤口漏出，皮下异物阻塞伤口或者是液体未进入关节内，都会导致假阴性结果。若高度怀疑开放性损伤，手术探查可能是最佳方法。一般不建议急诊室手术探查，因为这可能导致关节污染，且患者需忍受痛苦，也可能伤口不与关节腔相通。

二、治疗

开放性膝关节脱位的治疗方法类似于治疗开放性骨折。首先在急诊室清除所有伤口污物，避免探查伤口深部。用无菌辅料覆盖伤口，防止再次污染和暴露的关节软骨干燥。对于开放性骨折，需预防破伤风，若关节被污染，则应立即静脉内给予广谱抗生素。通常选择第一代头孢菌素或类似药物，但可根据可能的污染微生物和药敏试验来改变药物。

在手术室，治疗原则与开放性骨折相同，主要通过清创除去损伤和坏死组织，通过冲洗除去组织碎屑。对于开放性骨折，可用脉冲式冲洗，但不要将污物冲进膝关节，否则风险进一步破坏创伤软组织。若采用脉冲式冲洗，手法要轻柔，防止扩大损伤。如果伤口相对洁净，则应该关闭伤口；但是如果伤口或关节污染严重，或者广泛软组织损伤，则应敞开伤口

（可填充抗生素包或真空敷料），以利于进一步清创。清创的时机取决于多种因素，例如患者的医疗条件和其他器官损伤。最理想的是，每 24 ~ 48 小时让患者返回手术室再次灌洗和清创，直至膝关节和软组织清洁。广泛软组织损伤或由于污染和组织坏死需要多次清创的患者，建议在治疗早期讨论是否可行整形手术。

尽可能在早期清创时将骨软骨损伤修复或固定。对于大部分患者，大量丢失关节软骨是一种破坏性损伤，不管膝关节脱位的最终结果如何。如果能进一步减小软组织损伤，则应该在早期修复关节周围骨折，以获得充分固定。如果由于韧带损伤或骨折导致膝关节极其不稳定，应该考虑手术固定。如果患者情况、伤口清创和手术资源允许，则最利于骨折最终固定。另外，还可暂时使用外固定，使肢体对线，尤其是当随后需要外科伤口护理时。可用外固定防止膝关节再脱位，甚至是在内固定完成后。也可考虑长腿夹板，但不宜用它来处理开放性膝关节脱位。因此，可选择外固定架。外固定架应避免放置在将来手术部位，例如交叉韧带重建途径。

开放性膝关节脱位的患者，一般先不予处理撕裂的韧带，因为修复后，由于缝线、固定器械等异物会使感染的风险增加。除非是膝关节只有一个直接伤口，且伤口相对洁净。此时，只要不需要进一步剥离软组织，可修复韧带或骨损伤。如果能通过膝关节伤口进行操作，可修复关节囊损伤。

虽然开放性膝关节脱位的主要治疗方法是进行灌洗和清创，但是当膝关节裂伤或穿孔很小，且无严重关节囊损伤时，可选择关节镜。可用膝关节镜去除微小骨折块，观察关节面，或实施灌注和清创。此时需注意随溢液一起出来的破坏的关节囊组织，因为有发生骨筋膜室综合征的风险。因此，慎用关节镜，但是只有确认无严重关节囊损伤后，才能减少灌洗。

对于膝关节损伤是否采用引流管仍有争议。我认为常规使用引流管，弊大于利。事实证明机械性引流通道没有益处，因此不应该使用。如果选择性应用引流管，应该持续应用第四代抗生素直至拔管，且应尽快拔管。关闭膝关节伤口后，最好再持续应用第四代抗生素24 ~ 48小时，除非发生特定感染或严重污染。

（王增坤）

第二节　创伤性膝关节脱位

一、膝关节脱位分型

膝关节脱位很少见。现在有数个分型系统，但没有任何一个被完全接受。分型促进了外科医生之间的交流，改善了数据收集和分析，使人们对损伤类型、病史和最佳治疗方法有了更好的理解。了解损伤机制、暴力能量大小以及脱位部位都很重要。但在每一个分型系统中最重要的是：哪条韧带受到损伤，因为这是它的解剖基础，并且它可以指导分型和手术时机。然而，要全面考虑，尤其是多发伤患者，其治疗方法不同于运动导致的下肢损伤。不应低估高能量创伤所致的膝关节周围血管、神经损伤，以及广泛软组织损伤。多发伤中某些损伤可能决定最终治疗方案，如长骨骨折、脊髓、大脑及内脏损伤。因此，膝关节重建或修复可能必须等其他损伤治疗之后才能实施，但膝关节脱位的治疗除外。

Kennedy 描述了一种在文献中得到认可的分型系统，其标准是胫骨相对于股骨的位置。

Kennedy 的定位系统对需要手法复位的膝关节脱位非常有帮助。然而，这种分型系统没有描述哪些膝关节表面上对线良好，而实际上有多条韧带损伤（相当于膝关节脱位）的患者。多数学者认为，这类患者的膝关节是自动复位的。有些患者有畸形病史，在入院前自己或护理人员帮助其复位。但是这类报道不能为脱位方向提供可靠的证据。以脱位方向为标准的分型系统只能提示韧带受累，但是不能以此诊断韧带是否真的被撕裂。文献报道了一些膝关节完全脱位，但经 X 线检查或体格检查证实，其交叉韧带或侧副韧带仍然完好。

Schenck 等认为采用解剖系统将更有帮助。这是基于初诊时对韧带的物理检查或麻醉下体格检查结果。Schenck 认为，一条交叉韧带完整的属于 I 级膝关节脱位（KD I），因为此时只有前交叉韧带或后交叉韧带撕裂。此时也可累及侧副韧带。最常见的 I 级膝关节脱位是：损伤只累及前交叉韧带和后外侧角，而后交叉韧带完整。II 级膝关节脱位（KD II）很少见，其双交叉韧带撕裂，而侧副韧带完好。此种情况常见于膝关节向前方或后方脱位。另一最常见的是 III 级膝关节脱位（KD III），表现为双交叉韧带撕裂，一条侧副韧带受累，"M"表示内侧，"L"表示外侧。因此，III 级膝关节脱位是双交叉韧带撕裂，同时后外侧角或外侧副韧带撕裂，此时损伤常累及腓神经。IV 级膝关节脱位（KD IV）：4 条韧带完全撕裂，膝关节极其不稳。此时，损伤可累及膝关节周围广泛软组织。最后一种类型是 Wascher 及其同事添加的，为 V 级膝关节脱位（KDV）：除膝关节脱位外，还有股骨髁或胫骨平台骨折。在此解剖分型中，用"C"表示动脉损伤，用"N"表示神经损伤。例如，KD III LCN 表示双交叉韧带撕裂，1 条外侧副韧带和后外侧角损伤，损伤同时累及腘动脉和腓神经。这种解剖系统非常有用，它能指导治疗韧带撕裂伤，从而适时安排修复或重建手术。文献中报道了一系列用此解剖系统进行损伤分级和治疗的病例。这些报道中，KD III 最常见，其中 KD III L 比 KD III M 更严重。这使我们认识到：膝关节外侧副韧带和后外侧角损伤比内侧损伤严重。同时，这些报道发现 KD IV 常发生在高能量车祸事故中，且远较其他损伤类型少见。

二、血管损伤

在轻微膝关节脱位的评价过程中，仔细的神经血管检查很重要。因为腘动脉是供应下肢的终末动脉，它出现损伤或血栓将会威胁下肢的存活。因为腘动脉固定在膝关节后部的近端和远端之间，所以膝关节脱位或骨折—脱位可能伤及此动脉。腘动脉的近端固定在收肌管（Hunter 管），远端被其终支和侧支所固定。因此，严重膝关节损伤时，此动脉极易受损。除非患者有外周血管疾病，一般膝关节周围无侧支循环，一旦腘动脉受损，可发生下肢远端缺血，甚至截肢。

在体格检查中，必须触诊并记录足背动脉和胫后动脉的搏动。如果触诊不到动脉搏动，即使足部温暖、毛细血管充盈良好，仍然认为不正常。若脉搏消失，则考虑血管急症。为降低截肢的风险，必须在 8 小时内恢复血液灌注。文献中有许多关于膝关节脱位导致肢体长时间缺血而截肢的报道。如果初步确诊为膝关节脱位，应该立刻通过纵向牵引实施手法复位，除非有征象提示需要切开复位，如"酒窝征"。如果复位后仍无足背脉搏，应该立刻请血管外科会诊。血管脉搏消失不应去放射科做数字减影血管造影，因为这只会耽误治疗。如果需要的话，血管外科医生可在手术台上实施血管造影。若患者的脉搏减弱，但不威胁肢体，则可去放射科做血管造影，以确诊是否为不完全动脉阻塞，如内膜撕裂，虽然过去不认为这种疾病为良性。相对动脉压力有助于评估下肢血管。可用手提多普勒超声仪和袖带血压计评价踝肱指数（ABI），也称动脉血压指数（API）。测量肱动脉收缩压作为该指数的分子。在踝部测量足背动脉收缩压和胫后动脉收缩压，较大者作为该指数的分母。结果用小数来表达，ABI≥1.0 表示正常；ABI<0.9 提示动脉损伤，需要立刻检查。

膝关节脱位并发动脉损伤的概率仍然未知。文献报道，此概率高达 64%，但这可能低于实际发生率。膝过伸牵拉腘动脉可造成动脉损伤，Green 和 Allen 报道也可发生于膝关节后脱位。这些动脉损伤通常无法通过体格检查发现。问题是患者的血管内膜撕裂或部分动脉损伤可延迟发生。这类患者初始检查可能正常，但随后出现血栓并堵塞整条动脉。这种情况的发生概率还有争议，现在的文献也没有回答是否需要常规进行血管造影，还是只为特殊患者检查血管内膜损伤。有报道认为，即使出现血管内膜瓣撕裂，非手术治疗也常有效，且与常规仔细血管检查相比，血管造影在防止缺血发生方面价值不大。

研究显示，初始血管检查正常时，这一系列检查有助于排除严重动脉损伤。另外，血管造影术也有并发症，且价格高。因此，许多学者认为膝关节脱位后不应常规做此检查。然而问题是，动脉损伤一旦漏诊，后果严重。因此，特殊情况下骨科医生仍要考虑隐蔽损伤的可能性，这种损伤可导致缺血延迟发生。如果出现问题，漏诊导致的并发症要比血管造影术的并发症严重，因此，建议立刻请血管外科会诊，考虑是否做血管造影术。神经血管检查和踝肱指数都正常时，若远端肢体无变化，则不做血管造影术。但患者应住院观察至少 24 小时。在此期间，至少每 4 小时由经验丰富的医生做 1 次神经血管检查，以及时发现血管损伤。

三、神经损伤

进行神经功能检查时要重点检查腓神经。检查腓神经时，需要患者配合，在抗阻力下进行背屈踝关节和足趾（腓深神经），以及外翻踝关节（腓浅神经）。第一、第二足趾之间的足背皮肤感觉减退或消失（腓深神经），或其余足背皮肤感觉减退或消失（腓浅神经），提示腓神经损伤。

文献报道，膝关节脱位后神经损伤的概率高达 40%。因为腓神经绕腓骨头，且位置浅表，所以膝关节外侧或后外侧角损伤时最易伤及腓神经。腓神经损伤的预后较差，即使神经结构完整，完全性腓神经麻痹患者恢复概率也只有 50%。

对于膝关节损伤严重的患者，即使未伤及血管，也要考虑小腿骨筋膜室综合征的可能性。这是神经血管检查呈阴性的患者住院的另一个理由。下肢软组织损伤与膝关节损伤失血过多都能导致小腿肌间隔压力增加。如果出现神经损伤所致的感觉异常，应高度警惕骨筋膜室综合征。血管损伤且缺血时间较长（>3 小时）的患者，即使通过手术修复血管，恢复了下肢血流灌注，也可能发生缺血再灌注损伤。因此，修复血管时，应切开下肢 4 个筋膜室进行减压，以防止发生骨筋膜室综合征。

四、治疗

如果患者膝关节多条韧带受到损伤，要考虑以下问题。最重要的是，患者是否有威胁生命和肢体的损伤，包括同侧腘动脉损伤，以及需要立刻复位的持续脱位。如果有，则根据高级创伤生命支持计划（ATLS）对患者进行评估和复苏，同时反复进行神经血管检查。前面已经讨论了血管损伤，以及在肢体缺血时间过长和发生再灌注损伤的情况下，迅速诊断并行筋膜切开术的必要性。如果患者就诊时，膝关节脱位明显且无"酒窝征"，若病情允许，可静脉给予镇静剂进行纵向牵引。如果此时复位困难,只要病情允许,应该于手术室在麻醉下进行复位(可能需要切开复位)。除撕裂的关节囊卡压股骨髁外,闭合复位失败的因素还有半月板错位和骨软骨骨折。

一旦确诊膝关节脱位,无论是明显的脱位,还是关节明显不稳定、至少两条主要韧带断裂的隐蔽性脱位,必须确定是采取保守治疗还是手术治疗,以及手术时间。因为膝关节脱位非常少见,膝关节损伤中其概率不足1%,所以一定要有足够的证据支持诊断。现有文献中无回顾性随机对照试验,有些学者认为非手术治疗效果最好,而有些学者则持相反观点。这类损伤的病情各不相同,从而产生了不同的观点,且因罕见而缺少对比研究。传统上采用非手术疗法治疗膝关节脱位,许多患者最终能恢复膝关节功能,也很稳定。然而,文献报道,手术治疗累及多条韧带的膝关节损伤的效果优于非手术疗法。但即使一致赞成手术治疗的病例仍然有许多问题等待解决。例如,应该在损伤后多长时间安排手术?哪些结构可不手术而愈合?哪些结构应该修复?哪些结构需要重建而不是直接缝合?现在关于这一问题的骨科文献观点各不相同,还没有确定一致认可的"护理标准"。因此,治疗准则是建立在解剖和膝关节韧带愈合潜能的基础上的。当然,医生的个人经验也很重要。

如前所述,常发生在运动和其他活动中的低速度膝关节脱位不同于高能量所致的脱位。许多外科医生主张急诊修复损坏结构,但关节纤维化发生率较高。其他一些医生认为适当牺牲一点屈膝功能来稳定膝关节是可以接受的。通常,患者宁愿要适度松弛但有全面运动功能的膝关节,也不愿要僵直疼痛的膝关节。如果患者身体条件不允许早期治疗,可推迟重建手术,因为立刻手术短期关节僵硬的风险可能较大。

(周立哲)

第三节　半月板损伤

纤维软骨性质的半月板对保持膝关节正常功能极为重要。当半月板断裂时,膝关节运动机制就会发生异常。随后导致膝关节逐渐退化和关节软骨的缺损。早期人们认为半月板对关节功能不重要,通常经关节切开术将其完全摘除。现在才知道半月板在关节内有许多重要功能,包括负重、缓冲震动、润滑关节及稳定关节等作用。半月板也可反馈膝关节的本体感觉。因此,现在普遍认为应该尽可能保护半月板,但是当半月板撕裂时,只能摘除一部分。关节镜下半月板摘除术是一种常见的骨科手术技术,但是现在工作和研究已经进展到如何用关节镜保存和修复半月板了。影响半月板成功修复的主要因素是半月板血管较少,愈合潜能较差。研究显示,内侧半月板只有外周23%的面积有血供,而外侧半月板的血供面积不到25%。因此,如果血供部位外侧受到撕裂,则修复后的半月板的愈合能力将大大降低。

一、半月板的功能

伸膝时,50%的负重将通过半月板向下传递,而屈膝时,此比例将高达90%。摘除半月板内侧1/3后,膝关节的接触应力将增加65%。因此,关节软骨的缺损将导致骨关节炎,哪怕只切除损伤半月板的一小部分。另外,半月板有一种逐渐退化的倾向,现在还不知道原因,但是正是由于这种退行性变化才导致半月板极易撕裂。对于半月板退行性撕裂,大部分患者无特殊病史。创伤性撕裂则不同,患者大多能够描述受伤的时间和机制。可以是单纯半月板撕裂，也可合并其他损伤，如膝关节脱位或韧带损伤。退行性撕裂同样发生于老年人，通常不能自行修复、愈合。年轻患者的创伤性撕裂可以修复，但手术前应考虑许多因素。大部分半月板撕裂患者有膝关节机械症状和疼痛。如果撕裂的半月板活动度较大，通常患者描述有关节交锁，但是退行性撕裂的患者通常只有屈膝和旋转活动时才出现疼痛。然而许多半月板撕裂的患者只有疼痛而没有机械症状，这种情况也常发生于退行性撕裂者。

二、诊断

半月板损伤的急性诊断需要全面回顾病史和体格检查。然而，没有哪一项检查能够确诊半月板撕裂。

进行半月板挤压试验时，半月板撕裂患者通常会轻抚关节间隙并有疼痛感。对膝关节同时施加轴向压力和旋转应力时，通常能引出疼痛和机械症状。McMurray 试验是，膝关节从过屈位回到伸直位的过程中，使胫骨内旋和外旋。在此过程中，常出现关节右侧疼痛或者机械症状，如交锁声、咔哒声或撞击声。Apley 试验也是一种挤压试验，患者俯卧，屈膝 90°，内、外旋小腿，同时纵向挤压。如果有半月板撕裂，此试验常能引出症状，但是一定要保证不出现髋部或脊柱疼痛。还有一个试验是，使患者蹲下并走"鸭步"，此试验可能引出半月板病理症状。进行体格检查时，必须同时检查膝关节韧带损伤和稳定性，但是对于退行性半月板撕裂患者不常用，除非是已知有前交叉韧带慢性损伤。然而，急性膝关节韧带损伤患者同时伴半月板撕裂的概率可达 50% 甚至更高。偶尔患者会出现间歇性关节交锁。此症状提示半月板撕裂并错位，具体情况取决于撕裂的位置和形态，常需要修补。检查韧带过程中发现关节不稳可能会改变半月板撕裂的治疗，因为它是影响半月板修复和愈合的重要影响因素。

某些情况下可能出现类似于半月板撕裂的膝关节症状，此时要注意鉴别。这很可能是由于软骨或骨软骨骨折块造成的关节软骨病理征。髌股病理征也类似于半月板损伤，仔细检查髌股关节常能发现。滑膜性疾病，如色素绒毛结节性滑膜炎；或者结晶性关节病，如痛风或假性痛风可类似于半月板病理征，所以一定要拍摄膝关节平片。伸膝和屈膝负重位片、侧位片、髌股位片都应该拍摄，以排除退行性关节疾病，并可观察关节对线情况，排除其他关节异常。如果病史明确，体格检查症状与半月板撕裂相符，则不必进行 MRI 协助诊断。尽管 MRI 有助于诊断其他损伤，且诊断半月板撕裂的精确度达 91% ~ 95%。若患者有可用非手术治疗的韧带损伤或膝关节其他损伤，此时做 MRI 大有益处。如果 MRI 发现半月板撕裂伤，可能需要关节镜下切除或修复撕裂的半月板，尽管此时关节其他损伤可保守治疗。如果 MRI 显示半月板可被修复，孤立性韧带损伤的治疗方案可能会改变，如前交叉韧带。此时，很可能需要重建前交叉韧带来保护修复的半月板。如果患者不希望重建韧带，此时也不应该修复半月板，因为此时修复失败的概率很高。MRI 可以明确显示关节内病理状况，有助于医生和患者选择治疗方案，以及预先评价手术效果。

与 MRI 相比，传统的关节成像方法价值很小。可在各种选择的情况下进行磁共振关节成像，但大部分医生认为没必要，除非是在半月板修复或部分切除术后评价再撕裂的可能性。MRI 的优点是无创，对患者无放射性，灵敏度和特异度高。

三、半月板撕裂的治疗

无机械症状的退行性半月板撕裂通常采用非手术治疗。通过非甾体抗炎药通常能很好地控制病情，例如关节内注射药物；通过理疗改善关节运动和肌力。并不是所有的有症状性半月板撕裂患者都需要手术治疗，因为很多患者在受伤后 4~6 周会自行恢复。如果经保守治疗后仍然有症状或者在日常活动时仍然有疼痛，则应该考虑手术修复。

是否手术修复半月板撕裂取决于多种因素。撕裂部位与半月板血供的关系以及撕裂的形态，是决定实施关节镜半月板部分切除术还是修补术的两个最主要因素。半月板撕裂有多种形态，最常见的是纵行撕裂，常见于前交叉韧带损伤后，也可见于年轻人未累及交叉韧带的孤立性膝关节损伤。如果撕裂部位位于外周 1/3 或中 1/3，则可修复。据文献报道，如果重建同时受损的前、后交叉韧带则效果更佳。很可能需要关节镜部分切除的撕裂形态有放射状撕裂或"鸟嘴状"撕裂，这种撕裂形态起始于血供较少的半月板游离缘。横行撕裂血供也较差，此时很可能需要部分切除。复杂性半月板撕裂可能有多个损伤平面，这时最好也用关节镜半月板部分切除术。

描述半月板撕裂部位和修复可能性的常见方法是，从前向后将半月板平均分成前、中、后 3 部分。也可从外周向中间将半月板分成外周、中部、内部 3 部分，内部包括游离缘。半月板的血液供应从外周到内部逐渐减少。关节镜探查发现的长度 >1 cm 的半月板纵行撕裂应该尽可能复位并修复。位于半月板关节囊交界处的撕裂伤，半月板侧和关节囊侧的血供都很好，此处愈合潜力最好，称为红—红撕裂。红—白撕裂伤的血供来自半月板后侧边，但是中部大部分是有血供的。因为外侧的血管可以发出纤维管长入，所以这些撕裂伤仍然可以修复。累及中 1/3 和内 1/3 的撕裂伤称为白—白撕裂，因为此处血供极少，修补后愈合率较低。半月板严重缺损的患者组织退化和关节软骨缺损发生较早。因此，严重的半月板白—白撕裂的年轻患者仍然考虑进行修补，尤其是需重建韧带的患者，这可能需要纤维凝块、骨髓等刺激物，或其他生长因子来促进愈合。年轻患者发生较大的延伸到半月板关节囊交界处的放射状撕裂伤口也要考虑修复。如果不处理这类损伤，就相当于半月板完全切除。对于特殊患者，即使是半月板外侧放射状撕裂也要考虑修补，因为此处的愈合能力比内侧好。

修复后影响愈合的其他因素：研究显示，伤后 19 周内进行的修复愈合更好，但是这不意味着慢性撕裂伤不能够修复；同时也要考虑患者的年龄，因为老年患者半月板愈合能力较差；对于骨骼未发育成熟的患者，需等骨骼成熟后再将前交叉韧带重建在宽阔的生长板上，也应该同时修复半月板。

半月板修复技术有多种。在过去，"金标准"是后内侧或后外侧切口缝合修补，这样缝线可以系在关节囊上。试验研究显示，穿半月板上下面的垂直缝线提供的牵拉力最强。但是，还不清楚此方法的愈合率，近来关节镜技术使用的多种内置物和缝合器械都得到进一步发展。每一种方法都有其弊益，但是如果能正确使用关节镜技术，其优点更明显。这种技术不需附加切口，与切开手术相比其所需时间更短，甚至可以将缝合器械置于关节后部，如果正确使用，则神经、血管损伤的风险更小。但是，即使使用关节镜技术，也要遵循半月板修补的基本原则。必须去除不能修复的损毁半月板组织，除修补技术之外，也要处理半月板撕裂面产生的磨损和刺激滑膜的后关节囊以及血管再生等问题。将来随着纤维蛋白凝块、生长因子甚至基因技术的应用，半月板愈合率将会增加，但是现在这些技术还处于试验阶段。

　　除了半月板修复带来的并发症，患者也要清楚延长术后恢复期及相关的疾病。要将各种并发症告知患者，包括神经血管损伤、切口感染、半月板修补材料放置不当导致的损伤及关节纤维化的可能。关节镜部分半月板切除术并发症少，恢复快，与半月板修复相比，此方法能较早地进行活动。这不应该成为医生或患者手术指征良好而不做半月板修补术的理由，因为如果半月板得到修补愈合，其功能将会得到改善。

　　关于半月板修补术后恢复的文献显示，与多韧带重建面临的问题类似，该技术也面临相同的问题。现在还没有哪种方案能够提高半月板的愈合率。因为每名医生的方案都不相同，所以两两比较得不出理想结论。大多数医生认为，单纯半月板修补术后应避免膝关节过屈和负重，但这种思想并不普遍适用。如果半月板修补的同时也进行韧带重建，那么恢复计划应遵循韧带重建恢复计划。即使单纯半月板修补术，患者也不应在术后 6 周内进行运动。半月板切除术后 2 周患者就可以进行各种活动。与半月板切除术相比，半月板修补手术的恢复期更长。如同其他疾病的恢复方案，需要做更多的工作来阐明半月板愈合的最佳方案。如果术后患者不能约束自己的活动，或者不能承受由于修复失败将来再次手术的风险，就不应做这种手术。手术前要与患者沟通，使其了解并同意术后康复计划，否则术后可能会引起医患问题。

　　综上所述，关节镜部分半月板切除术可去除症状，使患者在相对短的时间内重获活动能力。然而，从长远来看，半月板切除可能对膝关节功能有害，可能加速退行性。因此，采用新技术修补半月板，提高愈合率，应成为医生选择手术患者的目标。

（李旭东）

第九章

脊柱损伤

第一节 脊柱损伤的分类

随着 CT、MRI 等现代影像技术在临床的广泛使用，对脊柱损伤的判断更加直观、精细，对脊柱损伤的认识也不断增加。但是由于受伤机制的多样性和脊柱解剖结构的复杂性，目前脊柱损伤的分类尚无公认的方法。根据不同的损伤特性，如病程、解剖部位、骨折形态或损伤机制，脊柱损伤有不同的分类方法，现将目前常用的分类方法介绍如下。

一、根据病程分类

根据脊柱损伤病程不同进行分类，可分为以下 3 种。

（1）急性期损伤：是指在 1 周以内的损伤，损伤呈现进行性发展的特点，损伤反应在 72 小时达到高峰，这种病理状态持续大约 7 天，之后逐步缓解。

（2）早期损伤：是指损伤未超过 3 周，出血、水肿等病理变化开始减轻，脊髓功能逐步恢复，还没有形成瘢痕粘连，是修复损伤的较好时期。

（3）陈旧性损伤：是指损伤时间超过 3 周，急性损伤的病理过程逐步消退，软组织也基本愈合，如伴有脊髓损伤，其内部有瘢痕修复。

二、按损伤部位分类

按损伤部位进行分类更为简单、方便、清晰，具体可以分为颈椎、胸椎、胸腰椎、骶椎、尾椎损伤等。

（一）颈椎损伤

颈椎损伤可分为上颈椎损伤和下颈椎损伤。

1. 上颈椎损伤

上颈椎损伤是包含枕、寰、枢复合体在内的任一部位的损伤。具体包括：①寰枕关节脱位、半脱位；②寰椎爆裂性骨折；③寰椎前、后弓骨折；④枢椎椎弓骨折；⑤枢椎椎体骨折；⑥齿突骨折；⑦寰枢间韧带损伤、寰枢关节脱位等。

2. 下颈椎损伤

下颈椎损伤指 $C_3 \sim C_7$ 椎体的损伤。损伤的类型包括：①颈椎前、后半脱位；②椎体压缩性骨折；③上、下关节突关节交锁和（或）脱位；④椎体爆裂性骨折、撕脱性骨折；

⑤椎体水平或矢状骨折；⑥椎弓或椎板骨折；⑦单侧或双侧关节突骨折；⑧棘突骨折；⑨钩椎关节骨折。

（二）胸椎损伤

由于胸椎有完整的胸廓保护，胸椎活动度有限，相对而言胸椎损伤并不常见。但胸椎椎管空间相对狭小，活动范围有限，受到外力损伤时发生爆裂骨折、脊髓损伤的风险较高。根据其解剖部位可分为：①上胸椎损伤，$T_1 \sim T_3$；②中胸椎损伤，$T_4 \sim T_{10}$；③下胸椎损伤，$T_{11} \sim T_{12}$。

（三）胸腰椎损伤

脊柱胸腰段指 $T_{11} \sim L_2$ 这一节段，其解剖特点有：①为活动的腰椎与相对固定的胸椎转折点；②为胸椎后凸和腰椎前凸的转折部；③也是关节突关节面的朝向移行部位。这些解剖特点构成了胸腰段损伤发生率高的内在因素。胸腰段骨折是一种常见脊柱损伤，据统计，胸腰段骨折占脊柱骨折脱位的2/3 ~ 3/4，其中压缩性骨折是胸腰段骨折中最常见类型，占58% ~ 89%。胸腰段骨折除骨结构损伤外，常伴脊髓、马尾的损伤，增加了诊治的重要性和复杂性。

（四）腰椎损伤

腰椎椎体较大，椎管空间较大，椎间盘间歇大，活动灵活，矢状面呈前凸，伸屈活动灵活，在其他方向活动受限，是身体负荷的主要承受者，受到剧烈外力时容易出现损伤。根据其部位具体可分为：①上腰椎损伤，包括 $L_1 \sim L_3$；②下腰椎损伤，包括 $L_4 \sim L_5$。

（五）骶椎损伤

骶骨骨折多与骨盆损伤伴发出现，在骨盆骨折中占30% ~ 40%。在治疗上常需与骨盆骨折的治疗一并考虑，所以分类上通常将其归入骨盆损伤。

（六）尾椎损伤

尾椎是人类进化后退变的结构，由于在脊柱生物力学上并无重要功能，骨折后一般没有明显的后遗症，一般保守治疗即可。

三、按照脊柱稳定性分类

根据损伤后脊柱的不同稳定程度进行分类，可以分为稳定性损伤和不稳定性损伤。关于脊柱稳定性的判断，目前学术界还没有统一的共识。20 世纪 80 年代，Ferguson、Denis 等在前人的研究基础上将脊柱分为三柱，即前柱（椎体和椎间盘的前2/3）、中柱（椎体和椎间盘的后1/3 及椎体上的附属结构）、后柱（双侧关节突关节，棘突间韧带复合体），认为累及中柱的脊柱损伤属于不稳定性损伤，该分类方法特别强调了中柱对脊柱力学稳定性的作用。

常见的脊柱稳定性损伤有：椎体轻、中度压缩骨折，单纯棘突骨折、横突骨折、关节突骨折等；不稳定损伤负重时可出现脊柱弯曲或成角畸形者，显示其机械性不稳定，如严重的压缩性骨折或爆裂性骨折及骨折脱位等。

四、按照损伤机制分类

颈椎与胸腰段骨折是常见的脊柱损伤类型，由于解剖和生物力学特点的不同，其损伤机制也不尽相同，现将其分开阐述。

（一）颈椎骨折的分类

急性颈椎损伤的受伤因素通常较为复杂，不能进行确切控制和观察，只能依据患者病史、临床表现和辅助检查进行判断，并根据实验研究中出现类似结果的外力所致的损伤进行归类。此分类方法较以上分类方式更为复杂，但有助于充分明确损伤的机制，指导治疗方法。通常采用的分类法见表9-1。

表9-1 颈椎损伤机制分类

分类	损伤机制
I	屈曲型损伤
	A. 向前半脱位（过屈性损伤）
	B. 双侧小关节脱位
	C. 单纯楔形压缩骨折
	D. 铲土者骨折（棘突撕脱骨折，多在 $C_4 \sim T_1$）
	E. 屈曲泪滴状骨折（椎体前方大块三角形骨块分离）
II	屈曲旋转损伤
	单侧关节突关节脱位
III	伸展旋转损伤
	单侧小关节突骨折
IV	垂直压缩损伤
	A. 寰椎爆裂性骨折（Jefferson 骨折）
	B. 轴向负荷的椎体爆裂、分离骨折
V	过伸性损伤
	A. 过伸性脱位
	B. 寰椎前弓撕脱骨折
	C. 枢椎伸展泪滴状骨折（枢椎前下角撕脱之三角形骨块）
	D. 椎板骨折
	E. 创伤性枢椎滑脱（Hangman 骨折）
	F. 过伸性骨折脱位
VI	侧屈损伤
	钩状突骨折
VII	机制不明损伤
	A. 寰枕脱位
	B. 齿状突骨折

（二）胸腰椎损伤分类

脊柱胸腰段骨折（$T_{10} \sim L_2$）是较为常见的脊柱损伤类型，按照损伤机制可分为几类。

1. 屈曲压缩性骨折

这是最为常见的一种类型，约占胸腰椎损伤的50%。受伤时，因脊柱曲度处于屈曲位，矢状面应力超负荷，前柱压缩和后柱牵张造成脊柱损伤。其损伤机制的特点是前柱受到压缩应力，后柱受到牵张应力，中柱作为支点，椎体后缘高度不变。根据所受外力方向不同，又可分为前屈型及侧屈型，受伤部位多为 T_{11} ~ L_1，其中侧屈型以 L_2、L_3 为多；椎体压缩一般 <50%，当超过 50% 时，伴有后柱受累。压缩性骨折以椎体上终板受累多见，下终板较少（图 9-1）。

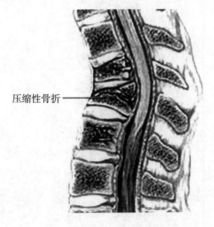

图 9-1　屈曲压缩性骨折矢状位

2. 爆裂性骨折

爆裂性骨折是椎体压缩性骨折的一种严重类型，约占脊椎骨折的 20%。发生原因通常包括纵向压力、屈曲和（或）旋转应力作用于脊椎，使椎间盘的髓核进入椎体，引起椎体应力集中，导致椎体粉碎骨折（图 9-2）。最显著的一个表现是脊柱中柱受损。前柱与中柱均损伤，椎体后柱压缩，向周围移位，椎体后方骨碎片及椎间盘组织突入椎管，压迫硬膜囊，后纵韧带不一定断裂。该类损伤最常发生于胸腰段，其中 L_1 爆裂性骨折占 50% 以上，原因可能是胸椎和腰椎应力交界集中，并且无胸廓保护，结构不稳定。

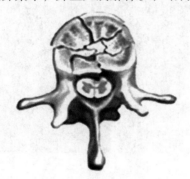

图 9-2　爆裂性骨折

3. 安全带型损伤

又称屈曲牵开型损伤，这种类型的损伤通常由于乘坐汽车时系安全带，发生撞车事故时急剧的应力将患者躯体上部迅速前移并屈曲，以前柱为支点，后柱与中柱受到紧急张力而破裂损伤。骨折包括棘突、椎板、椎弓根与椎体，以及后方复合韧带断裂（图 9-3）。也可不发生骨折，而表现为后纵韧带及椎间盘纤维环断裂，或伴有椎体后缘的撕脱骨折。根据损伤所在的不同平面，可分为水平骨折（就是常说的 Chance 骨折）和椎间分离的脱位两种类型。

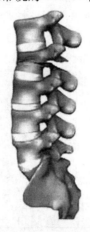

图 9-3　Chance 骨折

Chance 骨折在 X 线正位片示两侧椎弓根和棘突水平分离，或棘突间距增大；侧位片示椎板、椎弓出现水平间隙。典型病例可见到椎体后缘高度增大，椎间隙后部增大、张开。CT 可见椎弓根骨折（图 9-4）。此型损伤轻者可无神经症状，但对于严重骨折和脱位常出现不可逆神经损伤。

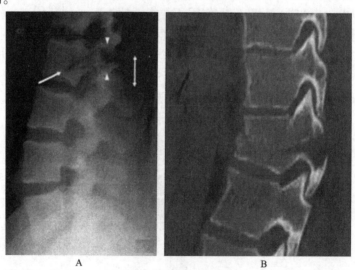

图 9-4　典型 Chance 骨折

注　A. X 线侧位片；B. 矢状位重建 CT。

4. 骨折脱位

在各种复杂、剧烈的作用力下，包括压力、张力、旋转及剪式应力等，脊柱在出现骨折的同时可发生脱位或半脱位。出现脱位后常导致严重的后果，三柱可同时受损。根据患者致伤外力作用方向的不同又可分为以下 4 个不同类型。

（1）屈曲旋转型骨折脱位：这种类型较为常见，压缩力与旋转力作用于前柱，中柱与后柱受到牵张与旋转力，可出现关节突骨折、椎体间脱位或半脱位，并且前纵韧带及骨膜可从椎体前缘剥离（图9-5）。若脱位经椎间盘水平，则椎体高度不变，棘突间距变大；若经椎体脱位，可出现切割样损伤。X线片不能进行清晰判断，CT可见上关节突移位，可见横突及肋骨骨折，脊柱旋转变化，可见上、下两节椎体间旋转、小关节骨折，骨折片突入椎管。该类型极不稳定，通常出现脊髓或马尾损伤，畸形进行性加重。

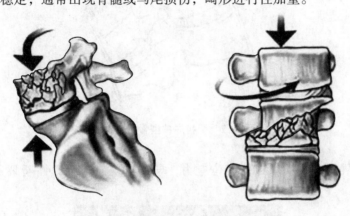

图9-5 屈曲旋转型骨折脱位

（2）剪力型脱位：又称平移性损伤，水平外力导致椎体向前、后或侧方移位。前、中、后三柱均可受累。过伸严重时可出现前纵韧带断裂，并可以伴有椎间盘撕裂，出现脱位，未见明显椎体骨折（图9-6），如果移位超过25%可导致所有韧带断裂，甚至出现硬脊膜损伤伴有严重神经并发症。又分为前后型及后前型两个亚型：前者后型指剪切力来自上节段向内后，常出现上一椎节棘突骨折，伴有下一椎节的上关节突骨折，出现前纵韧带的完全撕裂，伴有小关节脱位交锁，但未见椎板出现游离；后前型常发生于伸展位时，上一椎节向前移位，椎体未见明显压缩，可见多节段脱位的椎体后弓断裂，因而可有游离浮动的椎板。

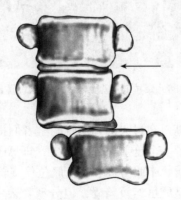

图9-6 剪力型脱位

（3）牵拉屈曲型骨折脱位：发生在屈曲位受到应力时，在安全带型损伤的基础下，出现椎体间脱位或半脱位，合并韧带撕裂及撕脱性骨折（图9-7）。

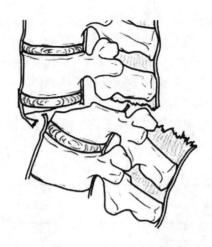

图 9-7　牵拉屈曲型骨折脱位

（4）牵拉伸展型：是指受到伸展位应力，导致出现前柱张力性断裂，伴有后柱压缩（图 9-8）。

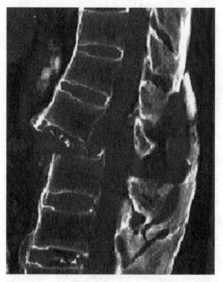

图 9-8　牵拉伸展型骨折 CT 矢状位重建片

由于胸腰段骨折的发生率高，在过去的几十年间学者们提出了多种分类系统。1993 年，Magerl 等基于骨折的形态提出了一个复杂的分类系统（即 AO 分型），将脊柱骨折按损伤机制和稳定性分为椎体压缩性骨折、牵张分离和骨折脱位伴旋转 3 种类型，同时在各个分类下按骨折形态进行亚组分型。该系统虽然较精确，但分型复杂，有研究表明应用的可靠性差，因此临床应用并不方便。

近年来学者们认识到脊柱的附属结构如椎间盘、韧带等对脊柱稳定性起到重要作用，因此国际脊柱创伤研究组（spine trauma study group）在 2005 年提出了胸腰椎损伤 TLICS（thoracolumbar injury classification and severity）分型，其目的是借此分型系统来指导临床治疗方案的选择。该分型系统主要参考脊柱骨折的形态、后方韧带复合体的完整性和患者的神经功能状态3个方面的指标。根据其评分总和用来决策是否需要手术及手术的方式。这一分型系统目前在临床应用较为广泛。

AO脊柱分类组（AO spine classification group，AOSCG）将 Magerl 等胸腰段骨折 AO 分型和 TLICS 分型进行整合，建立了新的 AO 胸腰椎骨折分型系统。该分型系统在原来的基础上对脊柱骨折形态的分型进行简化，也将神经功能纳入分型考虑因素，该分型系统对完全性和不完全性椎体爆裂性骨折有了区分，而是否是完全性椎体爆裂性骨折对保守治疗后期脊柱后凸是否进展有重要的参考意义。

此外，胸腰段骨折应用较多的一个分类是 McCormack 在 1994 年提出的 Load-sharing 评分系统，该系统主要用来评估脊柱前柱骨折后在轴向抗负荷能力，包含3个因素：椎体破坏的比例、骨折块的分离程度和脊柱后凸畸形程度，依据上述3个因素进行综合评分以评估其稳定性及是否需要前路的稳定。

五、脊柱损伤的其他分类

1. 复杂性脊柱损伤

复杂性脊柱损伤是指除了多节段脊柱损伤或同时伴有其他器官及组织损伤，这种损伤还有相对复杂、致伤因素多样、治疗较为棘手的特点。脊柱复合性损伤由 Blauth 于 1998 年提出，从创伤分类应属于多发性创伤的一种。Blauth 将复合性脊柱损伤分为3型：Ⅰ型，相邻或非相邻多节段不稳定损伤，发生率约为2.5%；Ⅱ型，合并胸或腹腔脏器损伤，超过50%的患者同时合并有肺损伤，进行 CT 检查可以明确受伤情况，2周内进行前路手术效果不佳，约3%的患者合并有腹部脏器损伤；Ⅲ型，合并有全身多发创伤的脊柱骨折，在多发创伤中占17%~18%，需要通过手术治疗胸腰段损伤，约6.2%合并有全身多发损伤。

2. 依据是否合并脊髓损伤的分类

部分脊柱骨折脱位的患者伴有不同程度的脊髓损伤，根据脊髓受伤严重程度可以分为：①脊椎损伤合并脊髓不可逆性损伤；②脊椎损伤合并一过性脊髓损伤；③无脊髓损伤，这种类型恢复效果好，远期并发症少，对生活质量的影响小。

（莫敏敏）

第二节　脊柱损伤合并脊髓损伤

一、概述

脊柱损伤常并发脊髓损伤，脊髓损伤是指由于外界直接或间接因素导致的脊髓形态及功能上的改变。在损害节段以下出现各种运动、感觉和括约肌功能障碍，肌张力异常及病理反射等改变。在医学比较发达的今天，脊髓损伤的治疗依然是困扰医学界的难题，不仅给患者带来身体和心理的严重伤害，还给患者家庭和社会带来了沉重的经济负担。目前，创伤性脊髓损伤的全球发病率约为23/100万，北美约为40/100万，西欧约为16/100万，亚洲的预测发病率为（21~25）/100万。加拿大一项回顾性研究发现，创伤性脊髓损伤的发病率在35.7/100万，男女比例为4.4∶1，并且男性患者以下颈椎为主，女性患者以上颈椎为主。

尽管 10 年来手术率大幅提高（61.8% ~ 86.4%），但是患者院内病死率（3.1%）未降低，平均住院时间（26 天）也未缩短。其中，75 岁以上患者的院内病死率可达 20%。在我国，尚缺少大规模普查脊柱脊髓伤发病率的报道，但是针对创伤患者的研究发现，脊髓损伤患者占创伤总数的 0.74%，占脊柱损伤的 16.87%。

二、致伤因素

脊髓损伤可分为原发性脊髓损伤与继发性脊髓损伤。前者是指外力直接或间接作用于脊髓造成的损伤，后者是指在原发损伤基础上继发一系列生化机制造成的组织自毁性损伤。

根据有无伤口，脊髓损伤又可分为开放性损伤和闭合性损伤。开放性损伤多见于枪弹、锐器等直接作用于脊椎，使脊髓受到损害，损伤与外力作用的部位一致，以胸髓最为多见。闭合性损伤多见于暴力导致脊柱异常活动，如车祸、坠落、扭伤、过重负荷等，使脊柱发生过度伸展、屈曲、扭转，造成椎体、附件或血管损伤，进而造成闭合性脊髓损伤。

脊髓损伤是指由于受到直接或间接机械外力而导致脊髓结构与功能的损害。

1. 直接外力导致的脊髓损伤

由于脊髓位于骨性椎管内，受到脊柱良好的保护，一般情况下不易遭受直接外力损伤。但在少数情况下，刀刃、子弹、弹片等可穿过椎板或者通过椎板间隙直接损伤脊髓，伴有轻度的脊柱骨性结构的损伤，或者没有骨性结构的损伤。由于脊髓受到这种直接外力的损伤，往往造成脊髓的完全性横贯性损伤，大多数患者神经功能无法改善，预后不良。比较复杂的是火器伤，即使弹道并未直接穿过脊髓组织，高速的火器如子弹进入人体后产生的局部震荡等效应仍可损伤脊髓。在一些国家，火器伤是脊髓损伤的主要因素，可高达 44%，大多数患者为青年男性。约有 70% 的颈椎损伤患者出现完全性神经损害，70% 的腰骶椎损伤患者出现不完全性马尾损伤。

2. 间接外力导致的脊髓损伤

间接外力是造成脊柱损伤合并脊髓损伤的主要原因。外力并非直接作用于脊髓，而是作用于脊柱，导致脊柱骨折脱位或是无骨折脱位的损伤，间接作用于脊髓，导致脊髓损伤。高空坠落、交通意外等间接外力可引起各种类型的脊柱骨折、脱位，导致脊髓损伤；反之，脊髓损伤并不一定伴有脊柱骨折脱位，儿童脊髓损伤多属此种情况。据估计，2007 年全球因意外或者自伤导致脊髓损伤患者为 13 万 ~ 22 万。总体来说，发达国家因交通事故致伤的比例在降低，但是老年患者跌倒的比例较高；发展中国家交通事故比例很高，老年患者摔倒的比例也很高。研究发现，交通事故仍然是脊柱损伤的主要病因（约 50%），其次是摔倒（28%）。一项全球性研究指出，发展中国家虽然汽车总数占全球的 48%，但是致死性车祸占全球的 90%。北京和天津的创伤性脊髓损伤的发病率分别为 60.6/100 万和 23.7/100 万。其中，车祸约占总体病因的 50%。

在病理情况下，轻微的外力也可以导致脊柱骨折，并使脊髓遭受间接暴力，导致脊髓损伤。常见于强直性脊柱炎、类风湿性关节炎。

三、病理

脊髓损伤按损伤的轻重程度分为不完全性脊髓损伤和完全性脊髓损伤，按病程进展分为原发性损伤和继发性损伤。脊髓在遭受外力后所受到的最初损伤为原发性损伤。原发性脊髓损伤的常见病理类型为脊髓挫伤及挫裂伤、脊髓断裂。脊髓在原发性损伤后因缺血、缺氧而导致的神经组织进一步损伤称为继发性脊髓损伤。继发性脊髓损伤最早表现为脊髓组织水肿，如果缺血、缺氧状态持续存在，会相继出现脊髓神经组织细胞坏死、凋亡等继发性改变，导致脊髓神经组织不可逆性损害。

四、分类

按照病理变化脊髓损伤可分为脊髓震荡、脊髓休克、不完全脊髓损伤、完全脊髓损伤、脊髓圆锥综合征、马尾神经损伤等。

五、临床表现

由于脊髓功能节段性分布的特点，不同部位的脊髓损伤表现的症状和体征各不相同，从患者的症状特点上可以推测脊髓损伤的节段。

1. 上颈段脊髓（$C_1 \sim C_4$）损伤

颈椎骨折占脊柱骨折的20%左右，但是占脊髓损伤病死率的60%。上颈髓损伤四肢呈痉挛性瘫痪，损伤平面以下节段感觉、运动、反射功能消失。因 $C_2 \sim C_4$ 段内有膈神经中枢，其受累及可引起膈肌麻痹，出现呼吸困难、咳嗽无力、发音低沉甚至窒息死亡。

2. 下颈段脊髓（$C_5 \sim C_8$）损伤

可出现四肢瘫，双上肢表现为下运动神经元受损：远端麻木无力，肌肉萎缩，腱反射减低或消失；双下肢则为上运动神经元性瘫痪：肌张力增高，膝、踝反射亢进，病理反射阳性。损伤节段平面以下感觉消失，并伴有括约肌功能障碍。

3. 胸段脊髓（$T_1 \sim T_2$）损伤

由于胸椎管较窄，脊髓损伤多为完全性，损伤平面以下感觉消失，下肢痉挛性瘫痪，肌张力增高，同时部分肋间肌瘫痪，出现呼吸困难。T_6 节段以上损伤可导致脊髓休克，伴有交感神经麻痹：血管张力丧失、血压下降、体温随环境温度变动、霍纳综合征等。脊髓休克期过后出现总体反射、反射性膀胱、射精反射和阴茎勃起等。

4. 腰膨大（$L_1 \sim S_2$）损伤

胸腰段脊椎骨折较常见，损伤后膝、踝反射和提睾反射，使上述反射皆消失，腹壁反射则不受累。因脊髓中枢失去对膀胱及肛门括约肌的控制，排便、排尿障碍明显。

5. 脊髓圆锥（$S_3 \sim S_5$）及马尾损伤

脊髓圆锥损伤一般不出现肢体瘫痪，可见臀肌萎缩，肛门反射消失，会阴部呈马鞍状感觉消失。脊髓圆锥内存排尿中枢，损伤后不能建立反射性膀胱，直肠括约肌松弛，出现大、小便失禁和性功能障碍。L_2 以下损伤马尾神经，马尾神经在椎管内比较分散和活动度大，不易全部损伤，多为不完全性损伤，两侧症状多不对称，可出现剧烈的疼痛和不同程度的感觉障碍，括约肌和性功能障碍多不明显。

六、诊断

脊柱损伤伴脊髓损伤的诊断包括：明确的外伤病史（坠落、敲击、交通事故、枪弹伤、摔倒等），局部症状（剧痛，运动时加剧），神经功能障碍（感觉、运动、反射和自主神经功能障碍）和辅助检查结果。除脊柱损伤的诊断外，还需要明确脊髓损伤的平面、损伤性质和严重程度。

（1）脊髓损伤平面：根据不同损伤节段具有不同的临床征象，进行全面神经查体，按照深浅感觉、运动、深浅反射、病理反射仔细检查，确定受损节段。完全性与不完全性脊髓损伤、脊髓休克与脊髓震荡需要仔细鉴别。

（2）脊髓损伤严重度分级：可作为脊髓损伤治疗和转归的观察指标。目前较常用的是国际 Frankel 分级和美国脊髓损伤学会（ASIA）分级。

（3）脊髓损伤的影像学诊断：X 线、CT 和 MRI 检查，可发现脊髓损伤部位的脊柱骨折或脱位及脊髓信号改变。

（4）脊髓损伤电生理检查：体感诱发电位检查（SEP）可测定脊髓感觉，运动诱发电位检查（MEP）可测定锥体束运动功能。

七、处理原则

脊髓损伤通常较为严重，C_4 以上的高位损伤大部分当场死亡。C_4 以下的脊髓损伤虽然不致命，但通常合并有颅脑、胸部、腹部或四肢的严重创伤。完全性脊髓损伤至今尚无有效治疗方法，因此需重视预防和减少脊髓功能的丧失。治疗后可残留功能障碍，因此需要加强康复治疗，促进其融入社会。

1. 非手术治疗

伤后 6 小时内是抢救的关键时期，24 小时内为创伤炎症反应急性期，应积极救治。

（1）药物治疗：控制脊髓炎症反应和局部充血、水肿，稳定神经细胞膜，促进神经功能恢复。甲强龙、神经节苷脂、神经营养因子等需要尽早应用。

（2）高压氧治疗：可改善脊髓缺氧，于伤后数小时进行。一般为 0.2 MPa 氧压，每次1.5 小时，10 次为 1 个疗程。

2. 手术治疗原则

脊柱骨折复位，重建脊柱稳定性，解除脊髓压迫。

3. 脊髓损伤并发症防治

瘫痪一般不直接危及患者生命，但其并发症则是导致截瘫患者死亡的主要原因。

（1）肺部感染：为颈髓损伤的严重并发症，是导致患者早期死亡的主要原因。要坚持每 2~3 小时翻身 1 次，给予化痰药物，选用有效抗生素，鼓励患者咳痰，必要时行气管切开。

（2）泌尿系感染和结石：圆锥以上脊髓损伤由于尿道外括约肌失去高级神经支配，出现尿潴留。阴部神经中枢受损，出现尿失禁。患者长期留置导尿，容易发生泌尿道感染。抬高床头，多饮水，定期冲洗膀胱、清洁尿道口及更换导尿管。

（3）神经源性膀胱：指中枢神经和周围神经疾患引起的排尿功能障碍。要进行持续导尿及膀胱功能锻炼，必要时可行药物治疗及手术治疗。

（4）大便功能障碍：主要表现为顽固性便秘、大便失禁及腹胀。可采取饮食和药物治疗，必要时灌肠、针灸甚至可用手取出。

（5）压疮：是截瘫患者最常见的并发症，最常发生的部位为骶部、坐骨结节、背部等。防治方法为解除压迫，局部皮肤按摩，使用气垫床，红外线灯烘烤等，同时改善全身状况，增加蛋白质及维生素的摄入，必要时输血。

（6）深静脉血栓及肺栓塞：截瘫患者长期卧床可导致下肢深静脉血栓，血栓脱落可导致肺栓塞。预防的方法是每日加强肢体被动活动，促进血液流动。

4. 康复治疗脊髓损伤康复目标

因损伤的水平、程度和患者基础情况不同，需要区别对待。重获独立是康复的首要目标。要通过训练提高患者生活自理能力，从而尽可能地达到心身的独立。方法有思想教育，让患者接受现实，消除患者忧虑和悲观心态，使其乐观、积极地面对生活；给予按摩、电疗、水疗等物理治疗；加强主动及被动功能锻炼。

八、三级预防

Ⅰ级预防即预防伤残。主要是指采取必要的措施，防止脊髓损伤的发生。注意生产生活安全，避免创伤是防治本病的关键。一旦发生创伤，在院前及院后急救及检查、治疗过程中，应防止搬运过程中发生损伤脊髓。在脊髓损伤发生后，抢救患者生命的同时早期采取急救措施、制动固定、药物治疗和正确地选择外科手术适应证以防止脊髓二次损伤和继发性损害，防止脊髓功能障碍加重，为促进脊髓功能恢复创造条件。必须牢记预防脊髓损伤比治疗脊髓损伤更重要，必须避免在急救治疗过程中发生或加重脊髓损伤。必须指出正确的外科治疗只是脊髓损伤治疗的一部分，而不适当的手术可能加重脊髓损伤。

Ⅱ级预防即预防残疾。脊髓损伤发生后，预防各种并发症和开展早期康复治疗，最大限度地利用所有的残存功能（如利用膀胱训练建立排尿反射），达到最大限度地恢复生活自理能力的目的，防止或减轻残疾的发生。

Ⅲ级预防即预防残障。脊髓损伤造成脊髓功能障碍后，应采取全面康复措施（医学的、工程的、教育的），最大限度地利用所有的残存功能并适当改造外部条件（如房屋无障碍改造），以使患者尽可能地在较短时间内重返社会，即全面康复。

（姜 剑）

第三节 脊柱脊髓损伤的临床检查

脊柱脊髓损伤的临床检查对于伤情的评估很重要，通过相关病史的询问（受伤时间、受伤地点、受伤时的体位及受伤后当时所行的处理措施等），感觉、运动、肌力反射等相关的体格检查以及相关影像学（X线、CT或MRI等）的检查，能详细地了解脊柱和脊髓损伤的平面，对保守治疗或者手术治疗均具有重要意义。但是必须指出的是，切忌对已损伤的脊柱进行反复的搬动和检查，这样可能会加重脊髓损伤，使不完全瘫痪变为完全瘫痪，造成严重的后果。

一、病史采集

病史采集在脊柱脊髓损伤中具有重要的作用。通过详细询问病史，可以对患者伤情有个初步的了解。询问病史主要包括以下几个方面。

（一）外伤史

脊柱损伤应时刻考虑到是否伴有脊髓的损伤。但是脊柱脊髓的损伤是个多因素引起的综合性损伤，椎体的骨折脱位程度与脊髓损伤程度也并非完全一致（临床上可见椎体骨折片压迫椎管超过50%的患者仍然无相关神经脊髓症状），而且严重的脊髓损伤也可以由于轻微的脊柱骨折或者强烈的脊髓震荡引起。外伤史的询问主要包括：①受伤时间；②受伤地点；③损伤因素，枪弹伤、刀刺伤、火器伤、车祸、高处坠落等；④受伤时的姿势及先受伤的部位；⑤伤后治疗经过，脊柱脊髓损伤后是否经过及时的制动处理，并且了解这些临时措施的疗效，均有助于疾病的诊断和治疗；⑥受伤后搬运过程中神经症状是否加重，如果伤后四肢能有微弱的活动，但通过搬运后肢体功能障碍由轻渐重，截瘫平面由低渐高，可伴有大小便失禁，说明在搬运过程中产生了继发性的脊髓损伤，这将预示损伤的预后不良；⑦既往史，患者过去是否有脊柱外伤病史或慢性脊柱退变性疾病，以及神经系统症状如何，是否有明显的神经卡压症状及明显的病理征，这些均对脊髓损伤的性质、诊断和预后具有重要意义。如原有颈椎病脊髓受压或明显的颈椎管狭窄，患者只需经受轻微外力作用即可发生脊髓损伤，甚至出现明显的四肢瘫痪。如果既往经历过脊柱损伤，包括明显或者不明显的骨折或脱位，经过数年后逐渐出现脊髓受压的表现，则多为脊柱不稳导致的脊髓慢性压迫。

（二）主要临床症状

脊柱损伤与脊髓损伤所表现出来的临床症状不一定有明显的正相关性。严重的脊柱损伤可不伴有任何脊髓症状，而有时患者出现四肢瘫痪也可由轻微的脊柱骨折脱位引起。如果仅是简单的脊柱损伤，不合并有脊髓损伤的情况，则临床症状主要以疼痛及活动受限为主。如果脊柱损伤伴有不同程度的脊髓损伤时，不同节段的脊髓损伤具有不同的临床表现。

1. 高位颈脊髓损伤

脊髓损伤发生在 C_3 脊髓平面以上。由于此平面以上的损伤可损伤膈神经（由 $C_3 \sim C_5$ 脊髓节段发出的分支组成）而引起肋间肌和膈肌的瘫痪，因此，此类患者可能出现呼吸困难，如果伤后不进行及时辅助呼吸，可立即死亡，如 Hangman 骨折 C_1、C_2 骨折脱位等。症状轻者，可无明显的脊髓损伤症状，仅出现颈部疼痛不适，疼痛可放射至枕部。

2. 中段颈脊髓损伤

$C_4 \sim C_6$ 脊髓节段损伤。患者可表现为完全的四肢瘫。由于 C_4 的脊髓损伤后，炎症反应往往波及 C_3 颈脊髓节段，因此患者也会出现自主呼吸消失。此外，由于累及交感神经，可引起患者体温调节系统的异常，出现散热障碍，因此伤后可出现高热。

3. 低位颈脊髓损伤

$C_7 \sim T_1$ 脊髓节段损伤。损伤较小者，如单纯椎体压缩性骨折，可仅以局部症状为主：疼痛，活动受限，有时可合并神经症状和体征。损伤较重者，如颈椎过伸伤，可出现上肢症状较下肢症状严重的中央管综合征。

4. 胸段脊髓损伤、胸椎椎体损伤

可表现为损伤节段的疼痛，活动受限。而胸段脊髓损伤可表现为损伤平面以下的截瘫，包括感觉及运动障碍。

5. 脊柱脊髓损伤

脊柱脊髓损伤中以胸腰段脊柱脊髓损伤最为多见。腰段的脊髓损伤可无神经症状及体征，仅表现为腰背部的疼痛及活动受限。但是必须指出的是，较严重的腰段的脊柱脊髓损伤可累及脊髓圆锥及马尾神经，出现相关的脊髓圆锥综合征和马尾神经综合征。一旦出现，需立即急诊手术，解除压迫，防止大小便功能和性功能的丧失。

二、体格检查

脊柱脊髓损伤后的体格检查尤为重要，包括感觉检查、运动检查、损伤平面的确定、有无马尾神经综合征等。通过详细的体格检查，能大致确定损伤平面及脊髓神经的损伤程度，结合之前的病史及稍后的实验室及影像学检查，对脊柱脊髓损伤的诊断和治疗具有指导作用。

（一）脊柱损伤的体格检查

无论是单纯脊柱损伤、单纯脊髓损伤或脊柱损伤合并脊髓损伤，伤后对于生命体征的检查是首要的。明确患者的呼吸道是否通畅，心脏是否停搏，血压及脉搏情况等。只有在维持稳定的生命体征的条件下，才有必要对患者的专科情况进行检查。单纯的脊柱损伤不合并脊髓损伤时，阳性体征主要涉及受伤部位的压痛、叩击痛、活动受限等。胸腰段的脊柱骨折可见后凸畸形，而无四肢感觉、肌力、运动及反射的减退，无锥体束征受损的阳性体征。在单纯腰椎骨折中，直腿抬高试验可能阳性，但加强试验阴性。在不合并脊髓损伤的脊柱骨折中，阳性体征相对较少，主要检查重点应放在是否合并有脊髓神经损伤的鉴别上。

（二）脊髓损伤的体格检查

脊髓损伤同时影响损伤区域的运动和感觉。急性脊柱脊髓损伤后的神经功能的评估常依据由 ASIS 发布的脊髓损伤神经功能分级国际标准（international standards for the neurologic classification of spinalcord injury，ISNCSCI）来判断损伤的严重程度（图9-9）。脊髓损伤后患者应立刻平躺、制动，搬运时应承轴线搬运，避免伤后活动引起脊髓的二次损伤。对多发创伤、中毒昏迷、镇静、气管插管及药物麻醉的患者而言，神经功能评估存在一定困难。但是通过神经系统的检查，能对伤情有个大致的判断。对于脊髓损伤后的体格检查，主要包括感觉检查、神经损伤平面的确定、运动检查、肌力及深浅反射病理征等。

1. 感觉检查及感觉平面的确定感觉的检查

主要检查身体两侧的 28 个皮节的关键点。从缺失、障碍到正常分别为 0、1 分和 2 分。NT 表示无法检查。两侧感觉检查的 28 个关键点，每个关键点均应检查针刺觉和轻触觉两种感觉。此外，感觉检查不能遗漏骶尾部的肛门这个节段，可以通过肛门指检确定肛门感觉功能是否存在（分为存在和缺失）。可以在肛门部位黏膜和表皮交接处评估 $S_4 \sim S_5$ 节段的皮神经感觉功能。除了浅感觉的检查外，深感觉如位置觉、深压觉和深痛觉也应进行详细的检查。等级评分为缺失、障碍和正常。感觉平面是指具有正常感觉功能的最低脊髓节段。通过感觉平面的确定，可大致确定损伤的脊柱节段，为治疗提供重要线索。

2. 运动及肌力检查

运动检查包括四肢的活动程度、主动及被动运动功能。其中主要涉及肌力的检查，包括5 对上肢肌节关键肌和 5 对下肢肌节关键肌。上肢肌节关键肌包括 C_5 屈肘肌（肱二头肌、肱肌）、C_6 伸腕肌（桡侧腕长伸肌、桡侧腕长短肌）、C_7 伸肘肌（肱三头肌）、C_8 中指屈肌（指深屈肌）和 T_1 小指外展肌。下肢肌节关键肌包括 L_2 髋关节屈曲（屈髋肌—髂腰肌）、L_3 膝关节伸展（伸膝肌—股四头肌）、L_4 踝关节背伸（踝背屈肌—胫前肌）、L_5 蹞趾伸展（长伸趾肌—蹞长伸肌）和 S_1 踝关节跖屈（踝跖屈肌—腓肠肌、比目鱼肌）。肌力的评估可分为6 级：①0 级，为完全瘫痪；②1 级，可见或者可触及肌肉收缩；③2 级，全关节可主动活动，但不能对抗重力，只能水平移动；④3级，全关节可主动活动，能对抗重力，但不能对抗外力；⑤4级，全关节可主动活动，能对抗部分外力；⑥5级，全关节可主动活动，可对抗外力。此外还需检查肛门括约肌的收缩功能，这在评定马尾综合征时具有重要的作用。

3. 深浅反射及病理征

轻微的脊髓损伤，如脊髓震荡，可没有明显的反射改变及病理征。但是严重的脊髓损伤，如脊髓休克急性期，所有反射都不能引出，肢体表现为弛缓性瘫痪。随着时间的推移，脊髓休克进入恢复期，深部腱反射呈亢进状态，病理征如巴宾斯基（Babiskin）征等通常在此时可以引出，而且可以通过刺激龟头、阴茎或者是牵拉导尿管引出球海绵体反射。不同的脊髓损伤平面可表现出不同的反射改变。上脊髓损伤可能出现四肢痉挛性瘫痪，病理征阳性。而胸腰椎平面的损伤上肢深浅反射可能正常，双下肢出现痉挛性瘫痪，深反射亢进，病理征阳性。因此，不同的深浅反射及是否有病理征的出现对确定脊髓损伤平面具有重大意义。

三、实验室检查

实验室检查对脊柱脊髓外伤的患者同样具有重要意义。如多发伤的患者，由于失血过多，可能出现血红蛋白、红细胞压积降低，白细胞增高。由于血液浓缩，尿量减少，尿比重增加。同时体内可能出现一系列的酸碱平衡紊乱，影响整个治疗的效果。如低钠血症可见于脊柱脊髓损伤的患者，尤其是颈脊髓损伤的患者。重度的低钠血症可导致患者出现意识模糊等神经精神方面的症状，甚至死亡。此外，由于机体的保护因素，交感神经系统处于兴奋状态，使胰岛素的分泌受到抑制，血糖升高。对于严重的脊柱脊髓损伤患者，还可能存在胰岛素抵抗。

动脉血气分析在脊柱脊髓损伤中也具有重要的作用。上位颈脊髓的损伤，累及膈神经，引起膈肌麻痹、呼吸困难，严重时甚至威胁生命。急性上脊髓损伤患者出现呼吸性酸中毒，动脉血气分析可出现 PO_2 浓度的减少，PCO_2 浓度的增加，HCO_3^- 可正常。因此，进行相关的实验室检查，监测电解质、酸碱平衡对于脊柱脊髓损伤患者尤为重要。

四、影像学检查

外伤患者若无相关脊柱脊髓损伤的症状，则无须进行影像学检查，这便使病史询问及体格检查在脊柱脊髓损伤治疗中具有重要的作用。如果患者自述有疼痛、神经功能损伤或者反应迟钝等，均需要接受影像学评估。

1. X线检查

X线检查为脊柱脊髓损伤影像学检查中最基本的检查。常规拍摄正、侧位片，必要时可拍摄斜位片以确定有无椎弓根峡部裂。通过X线片，可测量椎体前缘和椎体后缘的比值；测量椎弓根间距和椎体宽度；测量棘突间距及椎间盘间隙宽度并与上下邻近椎间隙相比较；还能观察椎体是否有形变等。对于上脊椎损伤的患者，张口位X线检查也具有重要的诊断意义。此外，根据X线检查发现的损伤程度可以预估脊髓损伤的程度。如胸椎的椎体滑脱Ⅰ度以上，可能导致完全性的脊髓损伤；而腰椎的滑脱程度可能与脊髓的损伤程度不一致。

2. CT 检查

与 X 线检查相比，CT 更能精确地显示微小的骨折块，并可间接地反映椎间盘、韧带及关节突的损伤（与 X 线检查相比，CT 更能清楚地显示枕颈关节和颈胸关节）。通过 CT 平扫，我们能观察到骨折块进入椎管的程度，并根据该程度进行脊髓损伤的预测。我们定义：骨折块占据椎管前后径 <1/3 者为 Ⅰ 度狭窄，1/3 ~ 1/2 者为 Ⅱ 度狭窄，>1/2 者为 Ⅲ 度狭窄。中、重度狭窄者多有脊髓的损伤。此外，三维 CT 重建能更直观地显示病变部位，对手术具有重要的指导意义。值得注意的是，在搬动患者进行 CT 检查的过程中，应遵循轴线滚动原则进行搬动，防止脊髓的二次损伤。但是 CT 的缺点在于其对软组织的不敏感性。

3. MRI 检查

相比较 CT 而言，MRI 能更好地反映脊髓、神经根、韧带等软组织的结构与功能。特别是对判断脊髓的损伤具有重要的价值，因为临床工作中也会碰到 CT 和 X 线检查正常，但 MRI 提示严重脊髓损伤的患者。轻微的脊髓损伤，其在 MRI 上可无明显的改变。但是在较为严重的病例中，MRI 能显示出脊髓的水肿、出血、椎间盘的突出、压迫脊髓的严重程度，甚至脊髓横断、不完全损伤或者完全损伤均能在 MRI 中得到体现。对于脊柱脊髓损伤后出现神经脊髓症状的患者，均建议进行 MRI 检查，判断脊髓的受压迫程度及其相关病理改变。此外，MRI 也可显示软组织的损伤。如韧带断裂，在 T_1WI 可观察到断裂处的黑色条纹影，在 T_2WI 可观察到高信号。但是 MRI 对于骨头的敏感性不如 CT，骨折线在 MRI 上呈长 T_1、短 T_2 信号改变。

4. 其他

有一些影像学检查，虽然不常用，但是对于在 CT、MRI 无法清楚显示的情况下，仍有一些参考价值。如脊髓造影对陈旧性脊柱脊髓损伤及陈旧性椎管狭窄具有一定的诊断价值，椎间盘造影可显示受损的椎间盘，神经根管造影术能显示神经的形态及其周围的结构变化，脊髓动脉造影术则能显示脊髓和周围组织缺血性、血管性和肿瘤性病变。

五、神经电生理检查

神经电生理检查主要评估脊髓及神经的功能，对于脊柱脊髓损伤后的脊髓损伤程度的判断具有一定的指导作用。主要包括：①运动诱发电位（MEP），指刺激大脑皮质、脊髓或者周围运动神经，在外周肌肉上测得的电位；②体感诱发电位（SEP），刺激肢体末端的感觉纤维，在上行感觉通路中记录的电位，主要反映周围神经、上行传导通路及皮质感觉区等；③皮质体感诱发电位（CSEP），通过感觉冲动经脊髓后索即薄束与楔束传导，因脊髓感觉区与脊髓前角很近，又为一个整体被蛛网膜所包绕，故通过 CSEP 检查可及时发现脊髓损伤与否及其程度；④脊髓诱发电位（SCEP），直接将电极放在硬膜外或蛛网膜腔，对脊髓进行阶段性检测；⑤肌电图（electronmusclegram）等。但是神经电生理检查必须结合病史、体格检查及相关影像学检查，这样才能较全面地评估脊柱脊髓损伤程度。

（刘 洋）

第四节 脊柱损伤的治疗

对于不伴有神经功能损伤的脊柱损伤，外科治疗的根本原则是恢复脊柱的机械稳定，以利于患者的护理、搬动以及脊柱的解剖复位。多数脊柱损伤的患者常合并有神经功能的受累，但神经功能受损并非是手术的绝对适应证，除非损伤呈进行性加重。单纯的脊柱骨折脱位，应按照骨折的一般原则进行复位、固定及功能锻炼，并注意避免加重或诱发脊髓损伤。伴有脊髓损伤的脊柱骨折脱位，则更应重视神经功能的挽救和恢复。通常而言，对于脊柱损伤及其引起的不稳，治疗原则和目标包括：恢复脊柱序列，稳妥固定，必要时进行融合，防止再次发生移位；恢复椎管形态，彻底减压，利于神经功能恢复；预防并发症（积极治疗，早日开始恢复，避免长期卧床并发症）；合并神经损伤者应密切护理。

一、院前治疗

如同任何骨折损伤的急救一样，脊柱损伤的院前急救必须及时，措施得当，这对于治疗预后有着至关重要的影响。脊柱损伤的治疗应在伤后即刻开始，正确的搬运和固定可以有效地保护脊柱损伤患者的神经功能，避免神经损伤的进一步恶化；如若得不到正确的救助，后期将可能出现不可恢复的神经功能损伤。合并有严重的颅脑、胸部或腹部损伤、四肢血管伤者，首先处理窒息、大出血等危急情况，稳定气道、呼吸及循环。若患者意识清楚，可根据其主诉了解受伤经过及部位。搬运时应保持脊柱轴线稳定及正常的生理曲线，切忌使脊柱做过伸、过屈的搬运动作，以避免进一步的损伤。应使脊柱在无旋转外力的情况下，3人用手同时平抬患者放至于木板上，人少时可用滚动法。对颈椎损伤的患者，要有专人扶托下颌和枕骨，沿纵轴略加牵引力，使颈部保持中立位，患者置木板上后用沙袋或折好的衣物放在头颈的两侧，防止头部转动，并保持呼吸道通畅。最好使用充气式颈围、制式固定担架等急救器材，避免引起或加重脊髓损伤。随后，根据伤情及附近医疗资源配置情况，将患者送至有治疗能力的医院，途中应密切观察病情，出现生命体征危象者应及时抢救，注意保持气道通畅，避免由于缺氧或低血压加重脊髓损伤。

二、非手术治疗

（一）支具治疗

非手术治疗可用于稳定性损伤、神经功能受累较轻的不稳定骨折/脱位、不便行内固定治疗的脊柱损伤。非手术治疗通常需进行牵引或佩戴各类矫形器及支具。例如，Halo牵引环、颅骨牵引、石膏背心等。非手术治疗的具体措施取决于损伤的性质和可用的设备。矫形器及支具的选择应在保证固定效果的前提下，兼顾护理的便利以及患者的舒适程度。如医疗条件不允许，可用枕头或沙袋垫于损伤平面处，慢慢伸直脊柱进行复位。但无论采取何种方式，需要注意避免在牵引复位的过程中造成二次损伤。

对于大部分力学稳定的脊柱损伤，单纯保守治疗就可获得较好的临床疗效。塑形良好的脊柱支具或过伸位石膏等均可以获得良好的效果。但需要注意的是，非手术治疗可能需要长时间的制动或者卧床，这对于老年患者或者全身情况较差的患者而言，可能导致新的并发症的出现。并且，非手术治疗因为制动周期较长，也存在发生并发症的可能，如血栓、肺部感染、肌肉萎缩等，非手术治疗通常并不能恢复患者的脊柱高度，后期容易出现脊柱畸形。

单纯压缩性骨折或稳定的爆裂性骨折（无后方骨或韧带结构破裂）不合并神经功能损伤的患者，可以通过支具或卧床休息进行治疗。支具制动可以通过对损伤节段上下方椎体的相对制动而对脊柱进行稳定作用。对于腰椎上段和胸椎中下段的损伤，可佩戴常规胸腰段支具；而对于腰椎下段（L_3 以下）损伤而言，腰骶关节活动度较大，支具制动的范围也应相对延伸。同样，T_6 以上的骨折通常应佩戴颈胸支具。无论损伤的节段或类型如何，安装支具之后应及时复查站立位平片，以确保支具固定时脊柱已处于稳定。当患者离床活动时应佩戴支具，并避免进行弯腰、扭转、持举重物等活动。支具通常应佩戴 3 个月，轻度的压缩性骨折患者可适当缩短，而三柱骨折的患者可延长至 4~6 个月。患者通常于伤后 2 周和 6 周复查平片，以确保脊柱处于稳定状态，随后每隔 6~8 周门诊复查，观察有无关节强直或自发性融合导致的畸形，直至影像学结果及临床查体证明骨折已愈合，可考虑卸除支具。此后应复查动力位平片，确认无脊柱不稳后，患者方可逐渐恢复日常工作及活动。

（二）药物等其他治疗

全身支持疗法对高位脊柱伴脊髓损伤者尤为重要，包括气道管理。其他治疗还包括低温休眠疗法、高压氧及各类促神经生长药物治疗等，但不能代替手术治疗。

1. 脱水疗法

20% 甘露醇 250 mL 静脉滴注，目的是减轻脊髓水肿。注意水、电解质平衡。

2. 激素治疗

地塞米松或甲强龙静脉滴注，对缓解脊髓的创伤性反应有一定意义。注意相关并发症，如败血症、肺炎等。

3. 氧自由基清除剂

维生素 E、维生素 A、维生素 C 及辅酶 Q 等。

4. 促进神经功能恢复的药物

三磷酸胞苷二钠、维生素 B_1、维生素 B_6、维生素 B_{12} 等。

5. 支持疗法

注意维持患者的水和电解质平衡，注意热量、营养和维生素的补充。

三、手术治疗

手术治疗的目标是去除压迫神经的组织，恢复并维持脊柱序列，稳定脊柱，直至形成骨性愈合。手术的远期目标是尽可能为神经功能和脊柱运动功能的恢复提供稳定的环境。在进行手术决策时需要考虑患者骨折部位、椎体破坏程度、是否累及神经功能、脊柱后凸畸形的角度、后柱结构的稳定性等因素，综合致伤史、既往病史、神经系统查体结果、各项辅助检查结果等信息制订手术方案。

针对脊柱损伤的外科手术治疗，其适应证和禁忌证在很大程度上取决于损伤的类型和全身情况。绝大多数伴有神经损伤的患者和部分合并有不稳定性骨折的患者，均为手术治疗的适应人群。若不稳定性脊柱损伤合并有完全、不可恢复的脊髓损伤，仍应进行融合手术，以方便护理，减少由于脊柱畸形造成的呼吸功能受累或局部神经根受累引起的慢性背痛。不能通过佩戴支具、牵引等保守方法进行复位的脊柱损伤，应进行手术。有 5%~10% 的颈椎损伤患者在佩戴颈围进行保守治疗后效果不佳，出现后凸进行性加重、疼痛加剧或移位进展，此类保守治疗失败的患者具备手术适应证。

此外，当患者合并有多发伤（例如颌面部损伤、胸壁损伤等）和其他基础情况（过度肥胖难以适应支具）、不宜进行支具固定等非手术治疗时，也应考虑手术干预。早期复位有利于神经功能的恢复，并且早期复位的成功率也较延迟复位的成功率高。

总体而言，所有的不稳定性脊柱损伤都应进行内固定手术，特别是伴有神经损伤的骨折或脱位、明显的脊柱畸形，应进行手术治疗，以便于术后的护理及早期活动，保全神经功能。

（一）手术治疗的原则

1. 获得并维持解剖复位及稳定

为了获得并维持解剖复位，造成损伤的外力作用需要通过内固定的矫形力进行对抗，且这一过程需要持续到脊柱损伤完全愈合。后路椎弓根钉棒系统较前路内固定系统刚性更强，已成为胸腰段损伤的首选术式。然而，由于脊柱前柱对于承担轴向载荷的作用更大，前方入路也常用于前柱的减压及结构重建，提供稳定性或为随后的后路固定创造条件。

2. 减压

无论椎管内占位情况如何，只要出现神经功能受累，就应进行神经减压。椎管占位50%以上但神经功能完好的患者可以不用直接减压，向后方椎管内突入的骨片可被缓慢吸收；当脊柱序列良好时，并不一定导致椎管狭窄。前路和后路手术均可用于脊柱损伤的治疗；而除了直接减压之外，后方张力带的修整复位可对神经组织进行间接减压。

通常导致脊柱损伤神经症状的骨组织来自前柱的椎体，位于硬膜囊前方，需要直接减压，而通过椎体切除和椎间盘切除，前路减压可直接去除来自脊柱前柱的致压物；后路手术可进行椎板切除，以去除突入椎管的骨块或椎间盘碎片，必要时也可修补撕裂的硬膜。对于某些腰椎损伤而言，也可通过后路进行经椎弓根截骨而对前柱进行减压。因此，手术入路的选择主要取决于是否存在神经压迫，以及致压因素的来源。其次，应当考虑选择的手术入路是否能有效进行螺钉、线缆等内固定的置入，是否会出现内固定失败等风险。例如，小关节脱位合并椎体终板骨折时最好采用后方入路，而关节突连续性良好的骨折则最好通过前路椎间盘切除融合。但对严重不稳定的脊柱损伤，应采用前后路联合固定及融合，以重建稳定，使患者得到更快的恢复。

3. 减少固定节段长度

减少固定节段长度、保留脊柱运动功能对于活动度更大的腰段脊柱而言更为重要。配合椎弓根钉棒系统使用的椎板钩可在保留生物力学作用的前提下进一步减少固定长度。随着内固定器材、技术的不断发展和适应证的深化认识，对特定损伤的短节段固定也可取得和长节段固定相仿的疗效，特别是"伤椎置钉"概念的提出和实践，为医生在治疗脊柱损伤时提供了更多选择。

此外，固定节段长度也对手术入路的决策产生影响。例如，颈椎短节段的手术可考虑从前方入路，而颈胸交界段的长节段手术则应考虑后方入路，否则前方入路造成开胸等手术创伤过大。

4. 手术时机的选择

目前，学者对减压和固定的最佳手术时机尚未达成共识，但已有研究证明，脊柱损伤的延迟手术（72 小时以后）治疗效果与早期手术（24 小时以内）有明显差异。因此，建议伤后特别是伴有神经功能持续恶化者，尽早进行手术干预，以期尽早恢复神经功能。存在脊髓或神经根持续受压并有神经功能受累等临床表现时，晚期减压甚至可在伤后 12 ~ 18 个月内进行。

5. 避免并发症

手术相关并发症包括硬膜撕裂、医源性神经损伤、假关节形成、内固定失败、医源性平背（iatrogenic flat back）、感染等。合并椎板骨折的爆裂性骨折发生硬膜破裂的概率更高，医生在手术时应充分估计到神经根嵌顿于结构破坏的椎板内的可能，并做好修补硬膜以及留置脑脊液引流的准备。使患者翻身进行俯卧位手术的过程可能导致医源性神经损伤，因此，不稳定型脊柱损伤的患者应注意围术期体位摆放、人工气道建立等问题；特别是对于高位脊柱损伤及合并脊髓损伤的患者，谨慎进行气管插管或拔管操作、维持生命体征平稳、保证脊髓灌注等方面均应当予以重视。感染、假关节形成、内固定失败，医源性平背等并发症与患者自身基础条件及手术技巧有关，应及时识别、发现并予以对应处理。此外，根据损伤的节段不同，应考虑特殊的风险，如骶椎骨折应考虑损伤本身或手术复位导致骶前静脉出血、神经丛损伤，颈椎骨折应考虑到有无椎动脉损伤及继发的脑血管事件等。

（二）合并脊髓损伤的脊柱损伤治疗

合并脊髓损伤的脊柱损伤可能引起长远而严重的神经系统并发症，而及时、积极的救治措施能有效减少损伤节段的神经细胞损害，改善神经功能的长期预后。治疗措施主要包括药物治疗和手术干预，但可选择的治疗手段并不充裕。需要指出的是，目前尚无关于脊髓损伤统一而绝对的治疗标准，医生应结合患者的受伤节段、损伤程度和综合情况选择治疗措施和治疗时机。

（三）微创手术在脊柱创伤手术治疗中的应用

随着显微外科、导航技术、手术器械的不断发展以及医生对疾病理解的逐渐深入，微创脊柱手术在脊柱损伤手术治疗中的地位得到了明显的重视，并已取得了一定的进步，例如微创入路（通道拉钩系统、内镜技术）、微创器械（经皮内固定系统）以及影像和导航系统等。微创手术不仅为脊柱各节段损伤的手术处理提供了更多的选择，更为一些难以耐受开放手术的伤患提供了更为安全、有效的手术方法。

微创手术的适应证包括：不稳定骨折（伴或不伴骨折移位），开放性损伤，伴有原发性全瘫或不全瘫，在椎管狭窄的基础上并发继发性或进行性神经功能障碍，创伤后出现继发性骨折移位，骨不连，无法进行佩戴支具等保守治疗。禁忌证包括：不能进行全身麻醉或传统开放手术者，有其他严重并发症者。条件允许时，可以考虑微创手术，因其具有手术创伤更小、出血量少、可以实现术后早期活动、加速进入康复训练等优点。此外，椎体成形术与经皮骨水泥强化术，也可用于骨质疏松性骨折的前柱支撑以及内固定的强化。

目前已有多项研究证实微创脊柱手术在治疗脊柱创伤中的作用，例如经皮或微创化椎弓根螺钉固定可以在减少创伤的同时获得脊柱的稳定性。但需要注意的是，微创脊柱手术的最终目标仍然是顺利达成手术目的，故其开展应遵循"先简单后复杂"的原则，使医师熟练掌握手术技巧和经验，并不断发展微创手术的技术。

（四）术后康复训练

术后应尽快进行康复训练，通过综合的物理治疗、活动技巧锻炼，强化肌肉力量，防止挛缩，并使用辅助装置（如校正器、助步器或轮椅）以改善活动能力和神经性疼痛。康复训练还应包括动作能力和认知能力的评估，以便更好地帮助患者返回工作岗位。

（杨雨朋）

第十章

骨肿瘤

第一节　良性骨肿瘤

一、骨瘤

骨瘤是由致密骨组成的发生于骨表面的良性骨肿瘤。生长在骨松质内的常称为内生骨赘或骨岛。

1. 流行病学特点

骨瘤男女均可发病，以男性多见。以累及膜状成骨部位为主，如颅顶骨、面骨和下颌骨等，颅骨的侧方少见。髓内损害多见于干骺端，盆骨和椎骨也可见到。

2. 临床表现

（1）症状、体征：不对称的骨性肿块，界限清楚，无痛，偶有局部水肿。表面多光滑，固定。

（2）辅助检查：不规则的密度增高影，提示硬化骨，界限清楚，髓内、外均可见到。

3. 鉴别诊断

（1）异位骨化：常有外伤史。

（2）退行性增生：有慢性损伤史和发病的典型部位，多有疼痛。

4. 治疗

无症状时一般不给予治疗。有压迫症状时可手术切除，切除应在正常骨界面。

5. 预后

预后良好，未见有恶变者。

二、骨样骨瘤

骨样骨瘤是一种直径不超过 2 cm，能形成骨，有与肿瘤大小不相称的疼痛，特别是夜痛，常对非甾体抗炎药有反应的良性肿瘤。

1. 流行病学特点

儿童和青少年男性最多见，成年人偶有发生。很多骨都可以发病，但长管状骨居多，特别是股骨和胫骨的近端。

2. 临床表现

持续性钝痛，夜间加重，为最常见主诉。浅表部位发病者大多可以触及骨性包快，压痛明显，偶见周围红肿。对非甾体抗炎药有很好的反应，本法也常用来做试验性诊断。肿瘤发生在深部骨或隐蔽部位，如股骨颈、转子间或椎弓时，钝痛为主，部位感不强。发生在肌肉发达区如大腿，常出现肌肉萎缩、力量减弱等症状。发生在脊柱者偶见姿态性畸形。这些症状的原因常与保护性失用、肌力不平衡有关，而保护性失用的原因仍然是疼痛。

3. 辅助检查

骨样骨瘤常称为骨皮质肿瘤，大多数主瘤体位于皮质内，影像可见小的圆形或椭圆形透亮区，直径很少超过 1 cm，称为瘤巢。周围包绕着致密的反应性硬化骨，反应骨范围有时很广，形成偌大的瘤节，有时瘤巢都很难发现。发生在骨内的反应性骨量明显减少，以至于不能被发现，确诊困难。骨内、隐蔽部位等发病者 CT 可显示一低密度灶，与反应骨间形成的反差较大，常能发现瘤体。

4. 鉴别诊断

影像学方面常与应力骨折、骨髓炎、骨岛、骨脓肿等有相似之处，鉴别要点是典型的发病部位和特异性痛，详细地病史询问很重要。

5. 治疗

手术切除是根治的有效方法，应注意选择有效的术中定位方法。切不可把反应骨当做肿瘤。瘤巢的位置往往在隆起的最高处。

6. 预后

预后良好。

三、骨软骨瘤

骨软骨瘤是一种位于骨表面的被覆软骨帽的骨性突起，为来源于软骨的一种良性肿瘤，又称外生骨疣。瘤体含有的髓腔与下面的骨连续。

1. 流行病学特点

骨软骨瘤是最常见的良性骨肿瘤，有报道统计占所有良性骨肿瘤的 35％，占所有被切除良性骨肿瘤的 8％。30 岁以前发病的占大多数。全身所有的骨都可发病，但以长管状骨的干骺端最多见，特别是股骨远端、胫骨近端和肱骨近端。手足的短管状骨也偶有见到。但甲下骨疣并非真正意义上的骨软骨瘤。发生在大的扁平骨者相对较少。脊柱的骨软骨瘤常见于附件。

2. 病因

骨软骨瘤的发生和形成研究一直比较活跃，近年来一些文献认为，在成年人零星和遗传性骨软骨瘤的软骨帽内 EXT_1 或 EXT_2 基因的失活支持本病的肿瘤性质。肿瘤细胞很像来自软骨板的软骨细胞。形成可能是生长板细胞遭到第 2 次的刺激，细胞失去了极性，经由薄弱的骨领向外生长而形成瘤节，由于细胞受到的刺激不同，又分成单发型和多发型。早年的 Virchow 和 Lichtenstein 等病理学家也有一些猜测，但尚无定论。

3. 临床表现

四肢的骨软骨瘤常以肿块、骨折、体检或其他偶然情况发现而就诊。发生在扁平骨者，以畸形就诊不在少数。由于肿瘤发生的不同部位，决定其可出现一组并发症，常较肿瘤直接的症状更明显，如长管状骨的管状化不良可出现干骺端变宽、续连；髂骨的骨软骨瘤长入骶髂关节，可造成关节分离而出现外观双侧不对称和跛行。肿瘤本身并无疼痛，出现疼痛者多由并发症引起，如脊椎骨附件的肿瘤长入椎管，造成脊髓或神经根的压迫，而出现钝痛或放射性痛，严重者还可以出现相应肌肉的麻痹。腓骨颈肿瘤压迫腓总神经，可出现足下垂等畸形。带蒂的肿瘤蒂部常出现骨折，不一定有严重的外伤史，可出现肿胀、压痛、功能受限，较浅表的还可以看到瘀血斑。中、晚期出现的疼痛除了骨折之外，还可能是恶变，应提高警惕。

骨软骨瘤的典型影像表现是在骺板附近，与关节相反方向的骨性突起，表面有透亮的软骨覆盖，瘤体可以是带蒂的梨状，广基底的瘤体和正常骨的界限不清，特别是干骺续连者，骨干和髁部移行不明显。瘤体骨松质区与下面的骨髓腔连续而无明显的界限。透亮带成年人超过 1 cm，儿童超过 3 cm，或软骨帽不规则、碎裂、钙化等，常提示恶变。

4. 鉴别诊断

多发性者有时应与多发性软骨瘤病相鉴别。

5. 治疗

彻底切除是常用的治疗方法。

6. 预后

不完整的切除可致复发。多次复发，应怀疑是否有恶变。单发型的 1%、多发型的 5% 可能恶变，可以恶变为周围型软骨肉瘤。

四、软骨瘤

软骨瘤包括内生软骨瘤和周围型软骨瘤，组织学征象显示为由透明软骨形成的一组良性肿瘤。分为内生型和周围型，同时伴有不同发病部位的临床症状。内生型位于髓腔内，以单发为主，多骨多发或单骨多发也能见到；周围型来源于骨膜，位于骨表面。

1. 流行病学特点

内生型占所有外科切除良性肿瘤的 10% ~ 25%，发病年龄 5 ~ 80 岁均可见到，20 ~ 50 岁较多见。两性几乎无差别。手的短管状骨发病约占 40%，近节指骨最多见，占 40% ~ 50%，末节指骨少见。足部的短管状骨发病仅占 6%，长管状骨约占 25%。肱骨的近端、胫骨的远端和股骨的上下端是继手部短管状骨之后的第二高发区，内生型很少发生在扁平骨，如骨盆、肩胛骨、肋骨、胸骨和椎骨，颅面骨更是罕见。

2. 临床表现

在手部短管状骨发病时，可见病变指肿胀、增粗、畸形，时有疼痛，活动不灵便，以至于关节功能受影响。偶见骨折者可出现急性症状。

3. 辅助检查

常见短管状骨低密度膨胀性改变，皮质变薄，病灶内不规则钙化影，偶见病理性骨折。长管状骨的近干骺端不规则的点片状、团状钙化，间杂不规则的低密度区。病变广泛者可致畸形和病理骨折。髓内瘤灶累及骨皮质，导致其变薄、消失和碎裂者，提示恶变。合并有骨膜软骨瘤时可出现外凸生长及肿瘤边缘不规则的钙化缘。

4. 鉴别诊断

骨的表皮样囊肿：末节指骨多见，边缘多规则，很少钙化。纤维结构不良的钙化分散，膨胀性弥漫，长骨软骨瘤膨胀较少见。股骨远端和胫骨近端的骨梗死应注意与长骨软骨瘤鉴别。前者常有激素应用史，较大量的饮酒史。影像常见鞘样改变，界限更清楚，并见多发。

5. 治疗

手术治疗。短管状骨内生软骨瘤以刮除植骨为主。周围型者可根据具体情况选择囊内、边缘或大块切除。有恶变倾向者，首先要活检确诊后再选择手术方法。

6. 预后

内生软骨瘤刮除植骨后很少复发，复发也常在多年后。周围型者手术适应证若选择适当，其复发率也不高。

五、滑膜软骨瘤病

滑膜软骨瘤病是一种良性肿瘤，属于成软骨细胞性肿瘤。呈现多个透明软骨结节，通常出现在具有滑膜组织的部位，如关节囊、滑液囊和腱鞘内。曾称滑膜骨软骨瘤病，它既不是滑膜肿瘤，又不是肿瘤样疾病。

1. 流行病学特点

20～50岁高发，男女发病率无区别。任何有滑膜的部位特别是关节都可发病，但以膝关节为主。完全位于关节外的病例，称为腱鞘滑膜软骨瘤病。

2. 病因

为滑膜深层未分化的间叶细胞向软骨分化形成的小节。多见于具有滑膜组织的关节囊、滑囊和腱鞘内，不是真正的肿瘤。小体与滑膜联系的蒂断裂后形成关节内游离体。

3. 临床表现

疼痛、肿胀、明显的结节，关节弹响，游离体可致关节交锁和运动受限，继发性出现骨关节炎。

4. 辅助检查

影像可以看到圆形的小肿块，周围钙化，关节内可以有积液。

5. 鉴别诊断

骨关节炎的增生骨赘、剥脱性骨软骨病和能产生关节内的游离体的疾病。其他症状如骨表面有退行性改变、神经性关节病为无痛的关节等，鉴别不困难。

6. 治疗

彻底的滑膜和瘤节切除。术中发现滑膜正常时，也可仅切除游离体。

7. 预后

预后良好，腱鞘滑膜类型复发率较高（15%～20%）。多次复发可以侵犯骨，转移仅在29%的病例中看到。

六、骨血管瘤

骨血管瘤是由海绵状、毛细血管型或静脉型的脉管组成的一种良性肿瘤，又称为血管畸形。

1. 流行病学特点

经过诊断的血管瘤占骨肿瘤的1%，实际发病率远高于此。30～50岁多见，女性多见。

脊椎骨高发，其次为颅面骨和长骨。

2. 临床表现

绝大部分的血管瘤无症状，较大者可见疼痛。生长超出寄宿骨的承受能力时，会出现病理骨折，如椎体和跟骨的压缩性骨折。椎体膨胀可出现椎管压迫症状、破裂乃至出血和椎管狭窄。

3. 辅助检查

不同的发病骨会出现不同的症状，总体以溶骨性破坏为主，常可见钙化。骨外观可膨胀，皮质变薄，高密度粗骨脊和溶骨兼杂是典型椎体血管瘤的栅栏状改变。椎管内突出者MRI 可明显看到。

4. 鉴别诊断

椎体血管瘤常需与骨髓瘤和转移癌鉴别。后两者常为多发。骨髓瘤多需进行特异性免疫蛋白的检测和骨穿的骨髓象最后确诊。转移癌的原发灶大多能找到。多种影像综合对比分析多能确定诊断。

5. 治疗

无症状不给予治疗，定期随访。有严重并发症者可做相应的切除或减压。介入等方法也可考虑。

6. 预后

预后大多良好。

（黄水兵）

第二节 恶性骨肿瘤

一、骨肉瘤

骨肉瘤作为骨恶性肿瘤的代表，历来受到关注，不同时代和不同版本分类所表述的差别很大，2013 年骨肿瘤的最新分类已将各型视为独立疾病。本节选择两种类型进行介绍。

（一）普通型骨肉瘤

普通型骨肉瘤是一种高级别的骨内恶性肿瘤。瘤细胞直接产生骨是其特点。肿瘤可以发生在正常骨，也可以继发于以前有一些情况的骨，如放疗后、佩吉特病、骨梗死和一些其他罕见疾病。

1. 流行病学特点

普通型骨肉瘤的高发年龄为 10 ~ 14 岁，第 2 个小高峰发生在较老的成年人，>40 岁的占 30%。有报道，0 ~ 24 岁为 4. 4/10 万，25 ~ 59 岁为 1. 7/10 万，>60 岁为 4. 2/10 万。继发于佩吉特病占 1%，放疗后的占 2. 7% ~ 5. 5%。其他原因还包括继发于骨梗死、一些骨的良性肿瘤（纤维结构不良、骨囊肿、脂肪硬化型黏液性纤维瘤）和金属假体置换等。

膝关节上下高发，股骨远端占 30%，胫骨近端占 15%。肱骨近端第三高发部位占15%。长骨的干骺端占 90%，可以侵犯骺板。骨干占 9%，很少在骨骺发病。发生在下颌骨、骨盆、胸骨和椎骨的多为中老年人。

2. 病因

原发的骨肉瘤确切原因不清楚，继发于骨的一些病变和良性肿瘤和放射线的照射是可见到的事实。

3. 临床表现

早期发现困难，多为偶然机会经影像学检查发现骨异常。以疼痛性肿块就诊的居多，此时 90% 的肿瘤已侵蚀到皮质外。多伴有关节积液、软组织肿胀、严重的夜痛和功能障碍。有报道此时约 75% 已有肺转移。临床 70% 以上的骨肉瘤碱性磷酸酶（ALP）增高。

4. 辅助检查

根据局部破坏的程度，可出现一系列溶骨性表现，骨膜反应较早期即可看到，类型包括 Codman 三角、日光放射状骨针、葱皮样改变等。CT 可清楚地看到骨肿瘤，MRI 可清楚地确定界限，对指导手术的切除范围有重要意义。

5. 鉴别诊断

骨肉瘤早期症状不典型时须与骨髓炎、骨化性肌炎、骨梗死等鉴别，最直接的确诊方法就是活检。

6. 治疗

化疗—手术—化疗的治疗模式使患者的生存期明显延长，截肢率明显下降。常用的一线药物包括大剂量的甲氨蝶呤（MTX）、多柔比星（阿霉素，ADM）、顺铂（CDDP）和异环磷酰胺（IFO）等。一般方法是应用一线药物两轮后评估疗效和手术，术后继续化疗。选择药物可参考术前化疗后的评估结果，必要时可调整用药。化疗时间半年到 1 年，甚至更长，现在有缩短化疗时间和用药次数的趋势，但证据不足，应持谨慎态度。

7. 预后

早年仅用截肢治疗时，80% 的患者死亡。而 20 世纪 70 年代之后，采用化疗、手术和化疗的方法，70% 的患者获得了长期生存。出现转移和复发的病例，生存率 <20%。

（二）骨旁骨肉瘤

骨旁骨肉瘤是源于骨表面外层的低级别的恶性骨原发性肿瘤，生长于骨的表面，也称邻皮质骨肉瘤。

1. 流行病学特点

骨表面骨肉瘤有 3 个亚型，骨旁骨肉瘤、骨膜骨肉瘤和高度恶性骨表面骨肉瘤。前者虽然在骨肉瘤中较少见，仅占 4%，但在骨表面骨肉瘤中最多见。20 ~ 30 岁发病的占 1/3。股骨远端后方为高发位置，约占 65%。其次是胫骨近端后方、肱骨的近端外侧等。扁平骨少见。

2. 临床表现

可偶然发现膝关节后方骨性肿块，较大者影响关节运动，但多无症状。恶性程度较高的，常出现疼痛、肿胀，挤压神经的有小腿和足的感觉异常等症状。

3. 辅助检查

骨旁骨肉瘤为成骨性改变，股骨远端或胫骨近端后方不规则高密度影，表面可具有软骨帽。CT 可清楚地看到骨皮质和肿瘤之间出现的骨膜透亮带。肿瘤可侵犯髓腔，侵犯髓腔常提示恶性程度增加。

4. 鉴别诊断

广基底的骨软骨瘤、骨化型肌炎等，但二者均不在腘窝高发。

5. 治疗

广泛切除肿瘤，瘤床化学灭活（常用碘酊）后植骨固定。将恶性程度高、髓腔破坏严重的瘤段截除，行人工关节置换术。未侵犯髓腔、镜下细胞恶性程度低、软骨成分多的不考虑化疗。否则，可参考普通型骨肉瘤处理，一般也不考虑术前化疗。

6. 预后

预后良好，5 年总存活率达 91%。侵犯骨髓者，术后复发的预后同高分级骨肉瘤，与普通型骨肉瘤类似，但比去分化型软骨肉瘤好。

二、软骨肉瘤

软骨肉瘤是一种具有多形性特征和临床表现的、由软骨基质产生的一组局部侵袭性或恶性肿瘤。分为原发性和继发性两大类型。按照发生部位分为发生在骨肉的中心型、骨外的周围型（多指骨软骨瘤恶变）和骨膜型。按照组织学分为普通型、间叶型、透明细胞型和去分化型。本节仅介绍原发中心型。

1. 流行病学特点

软骨肉瘤占原发恶性骨肿瘤的 20%，是除骨肉瘤和骨髓瘤之后第三高发骨恶性肿瘤，普通型和原发者占软骨肉瘤的 85%。原发型软骨肉瘤在成年人和老年人高发，大多数患者的年龄 >50 岁，高峰期 40~70 岁，男性多见。软骨肉瘤可以发生在来自软骨化骨的任何骨，骨盆最多见，其次是股骨近端、肱骨近端、股骨远端、胫骨近端和肋骨。约 75% 发生在躯干骨、股骨和肱骨，手足小骨占 1%。

2. 临床表现

软骨肉瘤最常见症状是肿胀和疼痛。发生在不同部位的病变还可以出现相应的压迫症状和运动功能的影响。根据病理组织学的不同表现，由一般到严重常分为三级。随着瘤细胞侵袭性不断增加，局部的破坏逐渐扩展和加重，临床症状也会不断加重。

3. 辅助检查

原发瘤常发生在长骨的干骺端和骨干，出现梭形膨胀和骨皮质变厚而粗糙，但缺乏骨膜反应。病灶内可出现颗粒状、结节样和球样钙化。缺乏钙化或钙化不完全的提示肿瘤的侵袭性更强，如去分化软骨肉瘤很少钙化。CT 可以提示基质钙化，MRI 检查可确定受累的范围和周围软组织情况，为确定切缘提供依据。

4. 组织学分级

组织学分级与治疗设计、病程和预后明显有关，是临床的重要参考指标。

一级：镜下瘤细胞增大增多，大小不一，可见双核细胞；影像学表现：骨皮质轻度膨胀。

二级：镜下黏液样，细胞明显异形，核大、深染、大量双核细胞，三核细胞可见，偶见核分裂；影像学表现：骨皮质浸润或破坏。

三级：大量的软骨细胞明显的非典型性增生，异形和深染明显，成巨核状，核仁怪异，核分裂可见；影像学表现：宿主骨广泛浸润破坏，并累及周围的软组织，使之浸润破坏。

5. 鉴别诊断

（1）长骨的软骨：瘤无痛，多见于儿童，成人后病变静止，骨皮质不破坏，界限清楚。

（2）成软骨性骨肉瘤：青春期发病，小儿软骨肉瘤则少见。

镜下鉴别，对于骨肉瘤，即使主要成分无软骨母细胞，也一定在见到成骨细胞分化的骨和骨样组织后方可诊断骨肉瘤。

（3）其他：软骨黏液性纤维瘤、恶性纤维组织细胞瘤、高恶性纤维肉瘤等，都须与软骨肉瘤相鉴别，要点是临床检查、影像诊断和组织学检查的三结合。

6. 治疗

广泛性和根治性切除为主，不除外截肢。保肢治疗时，肿瘤切除后，多需要人工关节置换。

7. 预后

预后与组织学分级相关。一级多不转移，预后较好；二级治愈率 60%；三级治愈率 40%。大约 10% 的复发肿瘤升级。2~3 级的 5 年生存率为 53%。

三、未分化高分级多形性肉瘤

未分化高分级多形性肉瘤（undifferentiated high‐grade pleomorphic sarcoma，UPS）被定义为瘤细胞呈多形性并弥漫分布的、缺乏特定分化方向的高度恶性骨肿瘤。也称恶性纤维组织细胞瘤（malignant fibrous histiocytoma，MFH）。

1. 流行病学特点

未分化高分级多形性肉瘤临床少见，占原发恶性骨肿瘤不足 2%，男多于女。10~80 岁均可发病，高峰期 40 岁以上，<20 岁的仅占 10%~15%。下肢骨最多见，股骨占 30%~45%，随后是胫骨和肱骨。数年前未分化高分级多形性肉瘤的诊断非常多，特别是软组织发病者，近年来以未分化高分级多形性肉瘤为主导命名之后，明显减少。

2. 病因

原发未分化高分级多形性肉瘤确切原因不详，过去的一些研究和论述基本被推翻。有文献报道，继发性未分化高分级多形性肉瘤达 28%，常见的有佩吉特病、骨梗死和放射后骨等。

3. 临床表现

大部分患者有疼痛，相应部位的肿胀等症状也可见到。

4. 辅助检查

髓腔内溶骨性破坏，呈侵袭性，边界不清，骨皮质破坏区可见软组织侵犯，以至于软组织肿块形成。偶见病理性骨折。

5. 治疗

广泛切除为首选，化疗对一些患者有效，可能会稳定病情。

6. 预后

高度恶性骨肿瘤，转移多见，常转移到肺，占 45%~50%。化疗后肿瘤有坏死的预后较好。有报道无转移的 5 年生存率为 50%。<40 岁、切缘理想的预后更好一些。

四、骨巨细胞瘤

骨巨细胞瘤是一种良性但局部侵袭性生长的原发骨肿瘤。由其间散布着大量的巨噬细胞和大的破骨细胞样巨细胞的单核细胞增殖组成。在巨细胞瘤中，还有一种一开始就可以确定的原发高度恶性骨肿瘤或继发于放疗后和其他外科治疗。它们分别称为原发恶性骨巨细胞瘤和继发恶性骨巨细胞瘤。

1. 流行病学特点

骨巨细胞瘤的发病率占所有骨肿瘤的 4%~5%。高峰发病期为 20~45 岁，虽然 10~20 岁发病占 10%，但是，骨巨细胞瘤很少发生在不成熟骨。女性高发。恶性骨巨细胞瘤不足 1%，也是女性多见。长骨端为其好发部位，如股骨远端、胫骨近端、桡骨远端和肱骨近端。脊柱也是一高发区，骶骨最常见，其后是腰、胸和颈椎。扁平骨少见，其中髂骨稍多。手足短管状骨发病不足 5%。

2. 病因

现在普遍认为，在巨细胞瘤中，为数众多的大的破骨细胞样的巨细胞不是肿瘤性的，而是一种自然反应。单核细胞有两种类型，不管是巨噬细胞样的破骨细胞前体，还是原始的间叶性的基质细胞，都对 NF-κB 配位体（RANKL）表达，很好地反映了分裂活性和呈现了骨巨细胞瘤的肿瘤性成分。在巨噬细胞集落刺激因子存在的情况下两种细胞表达 RANK，增殖的单核基质细胞诱导破骨细胞形成，RANKL 的依赖机制不可或缺。单核细胞也可表达（前）骨母细胞的标示物，包括碱性磷酸酶、RUNX2 和 Sp7 转录因子（Osterix）。

3. 临床表现

疼痛、肿胀和局部膨隆直至包块出现。继续发展，症状加重，局部骨皮质破裂后会出现软组织肿块、肿块破裂出血和进一步的病理性骨折。突出部位的肿瘤可以出现相应症状，如关节附近的肿瘤多见，最常见的是膝关节的功能障碍。脊柱肿瘤破入椎管，造成神经压迫，严重者不全截瘫或全截瘫也可看到。

4. 辅助检查

典型的 X 线表现是长骨端的溶骨性、偏心性、肥皂泡样改变。可发现各种类型的病理性骨折。大多无骨膜反应和钙化。CT 和 MRI 可清楚地看到囊性变区和骨外软组织的累及情况。

5. 鉴别诊断

骨巨细胞瘤的鉴别诊断包括 3 个方面，临床鉴别、影像鉴别和组织学鉴别。膝关节上下不单单是骨巨细胞瘤的高发部位，而是众多骨肿瘤的共同高发部位。镜下含有多核巨细胞的肿瘤或瘤样病变不在少数，特别是一组良性侵袭性肿瘤或瘤样病变，如非骨化性纤维瘤、骨化性纤维瘤、骨母细胞瘤、软骨母细胞瘤、软骨黏液样纤维瘤、孤立性骨囊肿、动脉瘤样骨囊肿、纤维异样增殖症、纤维棕色瘤以至于像骨肉瘤这样的恶性肿瘤等，都需要认真鉴别。认真进行临床检查，反复阅读影像资料，病理学除光镜外多种手段的应用，确诊不难，临床医生要用好三结合的手段。

6. 治疗

广泛的局部切除、反复的冲洗之后的化学处理很有必要。有学者使用的方法是碘酊反复涂抹，乙醇脱碘，生理盐水冲洗法，效果可靠，且安全、无毒性。破坏广泛的瘤段截除，人工假体置换多优于其他方法。恶性者破坏广泛的不除外截肢。关于刮除范围,以前对肿瘤的侵袭范围估计往往偏于保守,刮除时也同样,致使复发率很高。X 线片上看到的正常的骨松质未必可靠,与 MRI 比较后便可更清晰。术中将全部骨松质清除,鞘内灭活的复发率明显降低。

氨基双膦酸盐类药物已经形成常规使用,抗 RANKL 抗体(Denosumab)也有使用,这些都显示了能迟缓或遏制肿瘤的生长。RANKL 抗体治疗后可以明显看到巨细胞、单核细胞、丰富的编织骨和纤维组织的缺乏。

7. 预后

骨巨细胞瘤以良性侵袭性为主,有报道肺转移占 2%,多发生在确诊后的 3 ~ 4 年,一些可以自行消退,导致死亡的占少数。局部复发增加了转移的机会。刮除的复发率是 15% ~ 50%,多在 2 年内。大块切除复发率很低。

五、尤因肉瘤

WHO 对尤因肉瘤(Ewing sarcoma,ES)的定义:是一种小圆形细胞肉瘤,表现出特殊的分子发现物和不同程度的神经外胚层分化。

近年来由于病理组织学研究的不断深入,认为尤因肉瘤与外周原始神经外胚瘤(PNET)有关。Ewing-PNET-Askin 均为原始神经外胚层肿瘤,三者属同一肿瘤家族,即尤因肉瘤家族,为同一连续肿瘤谱系的不同阶段,在组织形态、免疫组化、超微结构、遗传学改变上存在重叠,但又有一定差别。ES 是未分化的 PNET-Askin 瘤(胸肺部恶性小细胞肿瘤),是部位特殊的 PNET。2013 年分类学的尤因肉瘤节,回避了这些关系,本节叙述尊重这种意见。

1. 流行病学特点

尤因肉瘤不常见,占所有恶性骨肿瘤的 6% ~ 8%,是儿童和青少年除了骨肉瘤之外第二高发的常见肉瘤。男性多见,80% 的患者发病在 20 岁以前,高峰年龄 10 ~ 20 岁。第一好发部位是长骨的骨干或干骺端偏向骨干侧,第二是骨盆和肋骨,其次是颅骨、椎骨、肩胛骨和手足的短管状骨。10% ~ 20% 发生在骨外。

2. 病因

病理性的 EWSR1-ETS 基因的融合。

3. 临床表现

尤因肉瘤常见的临床症状有严重的疼痛,病变区有或没有肿块,发热,病理性骨折,常有贫血。

4. 辅助检查

尤因肉瘤的影像学基调是溶骨性改变,界限不清,CT 有时会看到硬化。长管状骨干高发,最多见的是股骨。葱皮样的骨膜反应和虫蚀样的骨破坏是其特点。可伴有大的、界限不清的软组织肿块。MRI 可帮助确定软、硬组织的受累范围。

5. 鉴别诊断

骨肉瘤、骨的恶性淋巴瘤、骨转移癌均应鉴别。尤因肉瘤,特点较突出。较低的发病年龄,又可除外骨的恶性淋巴瘤、骨转移癌等这些较高龄高发的肿瘤。

6. 治疗

首先大剂量化疗使瘤体缩小，然后整块切除，切除不充分的部位增加外照射。这种方法明显优于单纯的放疗或化疗。

7. 预后

Linabery 等认为，用现代的治疗方法，2/3 的患者可以治愈。介入治疗的时机、转移和肿瘤大小、分期和解剖部位等都是重要的预后因素。

六、原发性非霍奇金淋巴瘤

原发性非霍奇金淋巴瘤是由恶性淋巴细胞组成的肿瘤，在骨内可出现一个或多个瘤结，没有超出区域外的任何淋巴结或其他结外病损。

1. 流行病学特点

骨的原发性非霍奇金淋巴瘤不常见，占所有恶性骨肿瘤的 7%，仅仅累及骨的淋巴瘤仅占结外淋巴瘤的 5%。任何年龄都可发病，最多见的是老年人，男多于女。在西方国家，骨原发的恶性淋巴瘤的 95% 以上是 B 细胞性淋巴瘤。而亚洲国家相对少多了。股骨是最常见的发病部位，约占 25%，脊柱和骨盆是另一高发区，手足小骨少见。在西方国家，有15% ~20% 的多骨病变，亚洲也不少。

2. 临床表现

骨痛是最主要的症状，一些患者有肿块、局部压痛、皮温增高等。脊柱受累者可出现神经症状。骨盆发病的肿瘤可以很大，但症状一般不重。患者很少出现全身症状或 B 细胞症状，如发热、盗汗。乳酸脱氢酶（LDH）升高。

3. 辅助检查

骨的原发性非霍奇金淋巴瘤影像学改变的幅度很大，缺乏特异性，可以从较小松质骨溶骨性灶，逐渐出现大片的虫蚀样改变，从最初的葱皮样骨膜反应到大范围的骨皮质破坏。针状骨膜反应为其特点，肿瘤的界限不清，可以出现病理性骨折和软组织肿块。

4. 鉴别诊断

长管状骨的单发病灶与嗜酸性肉芽肿需要鉴别，多发者与骨转移癌不易区别。活检是非常重要的鉴别手段。活检的组织量一定要够，生发组织最具代表性，较深在的部位可采取切取活检。

5. 治疗

放、化疗是首选的治疗方法。是否需要外科的干预，意见不一，可视具体情况而定。特殊部位可以和放疗联合使用，但不是首选。

6. 预后

骨的恶性淋巴瘤的预后与分型和分期有关，与治疗所采用的方法、化疗新药物的介入都有关。总的骨单发者 5 年存活率在 50% ~60%，长期生存的不同类型的有 20% 的报道。Alencar 等将利妥昔单抗和 CHOP 样方案联合化疗，使预后进一步改善，总生存率超过了 90%。

七、浆细胞骨髓瘤

浆细胞骨髓瘤（plasma cell myeloma，PCM）起源于骨髓，是由增殖的浆细胞组成的肿瘤。浆细胞骨髓瘤是一种最常见的多中心的疾病，最后出现多脏器的浸润。罕见与白血病有关联。

1. 流行病学特点

PCM 是一种最常见的原发于骨的淋巴细胞样肿瘤。50～70 岁高发，中位年龄男 68 岁，女 70 岁。40 岁以前发病的不足 10%。两性发病相当。PCM 累及的骨主要是造血的中轴骨，常见的有椎骨、肋骨、颅骨、盆骨、股骨、锁骨和肩胛骨。

2. 病因

浆细胞是人体免疫防御体系的一员，来源于 B 淋巴细胞，负责免疫球蛋白的合成。浆细胞主要位于淋巴结、脾、骨髓和胃肠道黏膜下层等部位。某些原因如感染等致敏后数量增多，相应地免疫球蛋白也增多，发挥免疫作用，随抗原作用逐渐平复而恢复正常。本病是在无抗原刺激状态下骨髓浆细胞异常增殖，产生大量、单一的免疫球蛋白。免疫球蛋白有多种类型，多发骨髓瘤以 IgG 居多，约占半数以上，其他类型依次为 IgA、IgD、IgM 和 IgE。血清中和尿中出现过量的单克隆免疫球蛋白和轻链或重链片段。患者在影像病灶出现之前，已有血清学的单克隆 r-峰值改变，临床前期和临床期 M 蛋白的显著相似提示，PCM 是一种由孤立病灶的单克隆肿瘤转化，并转移到其他骨和骨外部位。

3. 临床表现

PCM 的溶骨性损害可以引起骨痛、病理性骨折、高钙血症和贫血。胸腰椎受累出现的腰背痛最常见，有些患者最初以压缩性骨折就诊，当脊髓和神经根受累时，可以出现神经症状。由于肿瘤的扩散和骨折的影响，还可以出现骨外的症状。

4. 辅助检查

影像学检查可见浆细胞骨髓瘤以溶骨性的、穿凿状小圆形或椭圆形病灶为主，病灶之间虽可融合，但以分离者为多见，而转移癌则多见大病灶。浆细胞骨髓瘤长骨多见，很少有边缘硬化改变。病理性骨折长骨和扁平骨都可以见到，但以椎体的压缩性骨折最具代表，同时可以出现脊柱畸形，形成软组织肿块突入椎管，可引起神经症状，以致截瘫。

5. 鉴别诊断

PCM 最需要鉴别的是多发性骨转移癌，单从影像上看常不能确定。依据既往病史、临床检查、实验室检查综合分析，不难确诊。另外与淋巴瘤、甲状旁腺功能亢进也需要鉴别。在影像上还需注意老年人的严重的骨质疏松，特别是伴有多发性椎体压缩性骨折出现曲度畸形者。PCM 诊断的 3 个要点：血清中查出 M 蛋白、骨髓中异常浆细胞浸润和多发溶骨性病灶。

6. 治疗

本病以化疗和放疗为主。骨科治疗范围很小，常仅限于单发性者。对于多发性病变，姑息性的方法有时可以考虑，如预防长骨骨折的髓内钉固定，预防椎体压缩的骨水泥充填等。有截瘫出现或倾向的，前后路减压固定也可以使用，但应综合评价，预期疗效，严格掌握适应证。全身综合治疗应该交予血液科处置。

7. 预后

本病平均生存期是 3 年，约 10% 的患者生存期可达 10 年。化疗的缓解率为 32%～72%，中位缓解期为 21 个月。单发性者随着病程的发展，多病灶逐渐出现，但也有终身不出现其他病灶者，预后较好。

八、脊索瘤

胚胎时期残留的脊索组织主要位于中轴骨的两端，由这些残留组织分化而来的肿瘤称脊索瘤。脊索瘤有良、恶性之分。

1. 流行病学特点

以恶性脊索瘤为例，发病率为 0.08/10 万，男性发病率高于女性，男女之比 1.8：1，各个年龄段均可发病，但以 50~70 岁高发。肿瘤主要集中在颅骨的基底部、椎体和骶尾骨。儿童和青少年发病集中在颅底。

2. 临床表现

颅底脊索瘤的主要症状是头痛、颈痛、复视或面神经麻痹。发生在骶骨的可出现慢性腰痛，发生在尾骨的可出现尾骨痛。局部可触及肿块，可出现大小便的功能障碍。下肢也可以出现神经症状。

3. 辅助检查

脊索瘤受累区的溶骨性改变，多以中轴骨中心发病，然后向两侧侵袭的形式出现，常有不对称。CT 可清楚看到几个椎体的破坏连成一体，软组织肿块向前、后突，可形成盆腔脏器的推移和马尾神经的压迫。MRI 的矢状位片对确定肿瘤和前后重要结构的关系帮助很大。

4. 鉴别诊断

骶骨的骨巨细胞瘤是主要鉴别的瘤种。骨巨细胞瘤的发病明显年轻，影像的偏心性仍有迹象。骨巨细胞瘤可以合并动脉瘤样骨囊肿，这在脊索瘤中很少见到。年轻人骶骨的尤因肉瘤也需要鉴别。活组织检查是必需的确诊方法，CT 下穿刺的安全性和成功率均高。尤因肉瘤的化学治疗效果很好，而对脊索瘤往往无效。

5. 治疗

脊索瘤主要采用手术治疗，针对可疑切除不彻底的部位必要时可采用术后配合放疗。手术出血量很大，切缘多不理想，特别是瘤体巨大者。骶神经的损伤可能性最大。应争取保留 S_3 以上的神经，以保留大小便功能。膀胱和直肠的损伤也要尽量避免。靶向治疗没有绝对的适应证。

6. 预后

脊索瘤目前尚无理想的治疗方法，手术治疗复发率很高。总的中位生存期是 7 年，具体决定于肿瘤的大小和生长的位置。非颅底肿瘤的转移占 40%。去分化类型预后更差，肿瘤可以转移到肺、骨、淋巴结和皮下组织。

（庞良龙）

第三节　骨转移性肿瘤

原发于某器官或组织的恶性肿瘤（癌或肉瘤）通过血液循环或淋巴系统转移到骨骼，或转移至众多靶器官（其中包括骨）的肿瘤似乎都可以称为骨转移性肿瘤。由于来自内脏等器官的癌多见，故而通常称为骨转移癌；良性转移瘤偶可见到，主要指前者。

各种版本的分类中，乃至 WHO 的骨肿瘤分类中均未将其收入其中，原因不清楚。转移来的骨肿瘤，是否可以称其为骨肿瘤，一时还难下决断。可能在肿瘤的转移过程中，骨只是其中的靶器官之一。众多的原发瘤种，众多的靶器官，众多的机制和途径，共性的东西不多，而将其间的不同说清楚也难。然而，如此高的发病率，不能回避的肌骨系统特点，国内专著大都收录。

一、流行病学特点

骨转移性肿瘤的发病率是骨原发瘤的 30～40 倍，但关注度和疗效不理想。转移是恶性肿瘤被定义的必备特性之一，骨是最常见的靶组织之一。极少数良性肿瘤偶有此类表现，一般忽略不计。大约有 1/4 的癌症患者晚期会出现骨转移。其中最多见的来源是乳腺、前列腺、甲状腺、肾、支气管、膀胱和子宫颈等，发生率为 28%～85%。最多见的靶骨有脊椎骨、盆骨、股骨和肋骨。高发年龄为 38～60 岁。以前的资料有 25%～30% 的患者找不到原发灶，近年来，由于诊断手段的提高，这一数值明显减少。组织学检查有时也很难确定其来源。由于乳腺癌的女性高发和骨转移高发，厨房被动吸烟作为肺癌的发病原因之一不能除外，不能忽略总体女性的高发比例。

二、病因

说清楚转移瘤的形成是件非常困难的事情，要满足以下众多过程：瘤细胞脱落、移动，经毛细血管滤过，穿出血管壁驻留存活，获得新生血供（而非渗透性营养），细胞分裂、增殖，从而转移瘤形成。多年来的众多基础研究得到不断证实，如种子与土壤理论、毛细血管滤过理论、血管的胶原酶降解、血管发生素、新生血管的长入等，然而，还有更多的问题有待破解。

骨转移癌主要由血行播散而来，多集聚于成年后仍具有造血功能的红骨髓，这些红骨髓为瘤栓的集聚和生长提供良好的条件。这些骨松质区主要位于椎体、髂骨和长骨的干骺端。转移瘤的多发和大小不一的表现，提示播散和多次播散的可能。

Batson 静脉系统的存在，经常用来解释骨盆和脊柱部位转移瘤的高发。椎骨和硬膜周围的静脉系统没有静脉瓣膜结构，同时与上、下腔静脉又直接相关。当胸腹腔的压力变化时，这些静脉内的血流也会跟着发生变化，出现血流的缓慢、停滞、双向和涡流等，从而为瘤栓的附壁和增殖直至转移瘤的形成等一系列过程提供了条件。

骨转移瘤的影像学改变常被分成溶骨性、成骨性和混合性。一般认为，形成溶骨性的原因是局部破骨细胞的存在，瘤细胞分泌骨降解酶和其他原因产生的直接骨吸收；而成骨性是某些上皮癌细胞具有成骨潜能，刺激周围纤维基质产生成骨细胞，从而完成成骨过程。另外，瘤也可以直接刺激骨膜和骨小梁直接成骨。

三、临床表现

不典型疼痛是最常见的症状，可呈间歇性而被忽略，到中、晚期疼痛逐渐加重，部位固定，并可出现压痛。夜痛突出，一般的镇痛药无效是骨转移癌的特点之一。消瘦、贫血和恶病质多为晚期症状。以病理性骨折就诊者不在少数，同时出现骨折的症状。实验室检查可见血钙升高，成骨性改变时可见碱性磷酸酶升高。还有一些特异性较强的内容，如前列腺癌的酸性磷酸酶等。

四、辅助检查

1. X 线检查

普通 X 线片可见骨松质区模糊，骨小梁断裂、吸收以至于形成溶骨性病灶、病理性骨折，破裂处的软组织肿块形成。椎体的压缩性骨折很常见，后突严重者可出现神经症状，以脊柱的胸腰段转移癌多见。

2. MRI 检查

MRI 的矢状位片可清晰地看到椎管内侵犯，可以明确显示突破骨壁后的肿瘤与硬膜囊的关系，为手术治疗提供重要依据。成骨性改变主要是髓内出现不规则的密度增高影，可以单发，也可以多发，脊柱可以出现多阶段的多病灶。混合型为上述两者兼见。

3. 骨核素扫描（ECT）

对早期发现和判定病灶的数量有重要的作用。一般认为 ECT 要早于 X 线片 6 个月左右发现病灶。

4. PET-CT 检查

PET-CT 是一种全身检查的无损伤方法，它的优势是可以涵盖所有组织的扫查，临床使用在逐渐增多，但指导手术尚嫌不足。

五、鉴别诊断

因骨转移癌以多发病灶为其特点，故临床的鉴别也多关注于此。多发性骨髓瘤必须包括在内。对于单发病灶，结合临床表现、既往史、实验室检查和影像学检查综合分析，诊断不困难。一般而论，以骨病灶就诊的，大多有原发瘤证据，无须再诊断。

六、治疗

可分为抗骨破坏治疗、原发病治疗和转移区治疗。前者包括双膦酸盐类药物的静脉滴注，每疗程 3~4 周，同时给予钙剂和活性维生素 D_3。

原发病治疗以全身化疗为主，中医中药的治疗可以辨证施治，突出中医的特点和优势，而反对不问瘤种、分期的大量抗癌中药的堆积。重点应该放在以补气补血为主的扶正上，因为前期的化疗和或手术等使正气大量伤伐，再施以攻击的抗癌药效果更差，而这些抗癌药很难说有效。

局部治疗中放疗对单发病灶效果明显，特别是单发椎体转移产生的疼痛。多发病灶也有采用宽野或半身放疗的。目前较多采用的仍是分割方式，适形调强已普遍使用。有学者尝试采用单次大剂量或较大剂量的短疗程化疗，效果理想。

手术治疗以姑息性为主，包括预防性内固定、病理性骨折的姑息切除内固定，可稳定病灶，有利于其他治疗。早期截瘫的减压内固定，可使患者重新站立，改善生命晚期的生活质量。各种类型的椎体成形普遍开展，利用骨水泥固化过程中的热效应对瘤细胞产生毒性和抗击作用，固化后的强度有利于脊柱的稳定，改善生活状态。术后还要配合一些外固定支具，效果会更好。

七、预后

骨转移癌预后不好。一般认为骨转移癌患者的平均生存期为 6~12 个月。治疗明显优于放任者，长期生存者较少，肾癌骨转移生存期超过 5 年的也能见到。

（杨国君）

参考文献

[1] 张英泽，翁习生．骨科学[M]．北京：人民卫生出版社，2022.

[2] 王韬．现代创伤骨科学[M]．上海：上海科学技术文献出版社，2022.

[3] 孙伟，李子荣．关节外科诊治策略[M]．北京：科学出版社，2018.

[4] 胡瑞花．常见骨科临床疾病治疗进展[M]．上海：上海科学普及出版社，2022.

[5] 詹姆斯·P.斯坦纳德，安德鲁·H.施密特．创伤骨科手术学[M]．李旭，译．济南：山东科学技术出版社，2022.

[6] 山姆·威塞尔．威塞尔骨科手术学·关节重建外科[M]．张长青，译．上海：上海科学技术出版社，2022.

[7] 莫文．中医骨伤常见病证辨证思路与方法[M]．北京：人民卫生出版社，2020.

[8] 赵文海，詹红生．中医骨伤科学[M]．上海：上海科学技术出版社，2020.

[9] 郭维淮，郭艳幸．平乐正骨骨伤学[M]．北京：中国中医药出版社，2019.

[10] 赵文海，张俐，温建民．中医骨伤科学[M]．北京：人民卫生出版社，2017.

[11] 马克拉比·布林克尔．创伤骨科学精要[M]．章莹，夏虹，尹庆水，译．北京：科学出版社，2018.

[12] 李增春，陈峥嵘，严力生，等．现代骨科学[M]．北京：科学出版社，2018.

[13] 张光武．骨折、脱位、扭伤的救治[M]．郑州：河南科学技术出版社，2018.

[14] 邱贵兴．中华骨科学[M]．北京：人民卫生出版社，2017.

[15] 姜文晓．常见足踝损伤的诊疗及足踝关节镜技术[M]．北京：科技文献出版社，2017.

[16] 洪光祥．手外科手术要点难点及对策[M]．北京：科学出版社，2018.

[17] 艾尼·米吉提，沈洪涛，陈聪．临床骨科学[M]．厦门：厦门大学出版社，2020.

[18] 王一民，刘黎军，邓雪峰．实用创伤骨科学[M]．北京：科技文献出版社，2019.